Weltgesundheitsorganisation

Internationale Klassifikation psychischer Störungen

HUBER

Weltgesundheitsorganisation

Internationale Klassifikation psychischer Störungen

ICD-10 Kapitel V (F)
Diagnostische Kriterien
für Forschung und Praxis

4., überarbeitete Auflage

Herausgegeben von
H. Dilling/W. Mombour/M. H. Schmidt/
E. Schulte-Markwort

Verlag Hans Huber

Die Übersetzung der Diagnostischen Kriterien erfolgte durch E. Schulte-Markwort, H. J. Freyberger und W. Mombour erfolgte auf der Grundlage der Übersetzung der ICD-10, Kapitel V (F), Klinische Beschreibungen und diagnostische Leitlinien, sowie durch:

Klinik für Psychiatrie der medizinischen Universität zu Lübeck: H. Dilling, K. Dilling, V. Dittmann, H.J. Freyberger, E. Schulte-Markwort (Abschnitte Allgemeine Einleitung, Überblick, F1, F2, F3, F4)

Arbeitsgruppe des Max-Planck-Instituts für Psychiatrie, München: W. Mombour, M. Zaudig, J. Mittelhammer, W. Hiller, R. Rummler (Abschnitte F0, F5, F6)

Kinder- und Jugendpsychiatrische Klinik am Zentralinstitut für seelische Gesundheit, Mannheim: J. Niemeyer, M.H. Schmidt (Abschnitte F7, F8)

Klinik für Kinder- und Jugendpsychiatrie der Philipps-Universität Marburg: K. Quaschner, H. Remschmidt (Abschnitt F9)

Redaktion ab der 2. Auflage: H. Dilling

Die Klinik für Psychiatrie und Psychotherapie der Medizinischen Universität zu Lübeck ist allein verantwortlich für die Übersetzung.

Lektorat: Monika Eginger
Herstellung: Kurt Thönnes, die Werkstatt, Bern
Druckvorstufe: Satzspiegel, Nörten-Hardenberg
Umschlag: Atelier Mühlberg, Basel
Druck und buchbinderische Verarbeitung: Kösel, Krugzell
Printed in Germany

Bibliografische Information der Deutschen Bibliothek

Die Deutsche Bibliothek verzeichnet diese Publikation in der Deutschen Nationalbibliografie; detaillierte bibliografische Daten sind im Internet über *http://dnb.ddb.de* abrufbar.

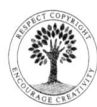

Dieses Werk, einschließlich aller seiner Teile, ist urheberrechtlich geschützt. Jede Verwertung außerhalb der engen Grenzen des Urheberrechtes ist ohne Zustimmung des Verlages unzulässig und strafbar. Das gilt insbesondere für Vervielfältigungen, Übersetzungen, Mikroverfilmungen sowie die Einspeicherung und Verarbeitung in elektronischen Systemen.

Anregungen und Zuschriften bitte an:
Verlag Hans Huber
Hogrefe AG
Länggass-Strasse 76
CH-3000 Bern 9
Tel: 0041 (0)31 300 4500
Fax: 0041 (0)31 300 4593
verlag@hanshuber.com
www.verlag-hanshuber.com

4., überarbeitete Auflage 2006
Vom Verlag Hans Huber publiziert mit Zustimmung der Weltgesundheitsorganisation.
Titel der englischen Originalausgabe: World Health Organization: Tenth Revision of the International Classification of Diseases, Chapter V(F): Mental and Behavioural Disorders. Diagnostic Criteria for Research.
© 1993 / 2000 / 2004 / 2006 by World Health Organization
ISBN-10:   3-456-84286-4
ISBN-13: 978-3-456-84286-8

Inhalt

Vorwort 6

Vorwort zur ersten deutschen Auflage 10

Vorwort zur englischen Ausgabe 15

Danksagungen 20

Anwendungshinweise 23

ICD-10 Kapitel V (F) und begleitende diagnostische Instrumente . . . 27

Übersicht über die Kategorien 29

Forschungskriterien 49

Anhang I: Vorläufige Kriterien für ausgewählte Störungen 205

Anhang II: Kulturspezifische Störungen 208

Liste der Experten 221

Liste der Koordinationszentren, Feldstudienzentren 223

Index 235

Vorwort

Nach der offiziellen Einführung der 10. Revision der Internationalen Klassifikation der Krankheiten (ICD-10) in Deutschland zum 1. Januar 2000 bekam die zweite Auflage der «Forschungskriterien» besondere Aktualität. Der Text wurde nochmals sorgfältig durchgesehen und mit dem englischen Original verglichen. Hieraus ergaben sich eine beträchtliche Anzahl von Korrekturen und Klarstellungen. Nach wie vor gilt, dass die «Leitlinien» eine Reihe von deutschsprachigen Zusätzen enthalten, während die «Diagnostischen Kriterien» den Text der englischen Ausgabe verkörpern. Durch *kursive Groteskschrift* gekennzeichnet wurden eine Reihe Änderungen und Hinzufügungen, die aus der «German Modification (GM)» vom Deutschen Institut für Medizinische Dokumentation und Information in Köln (DIMDI) übernommen wurden, ferner wenige Zusätze und Fußnoten der Herausgeber.

In den vorangegangenen Jahren haben sich die «Diagnostischen Kriterien» auch in der praktischen klinischen Arbeit bewährt, denn die Anwendung hat sich neben der ursprünglich anvisierten Forschung auf die tägliche Praxis erweitert, was auch darin zum Ausdruck kommt, dass sie im «Taschenführer zur Klassifikation psychischer Störungen» (Dilling und Freiberger 2006) enthalten sind, der für den Alltag in Klinik und Praxis gedacht ist. Dabei muss noch einmal daran erinnert werden, dass die Anwendung der «Kriterien» stets im Zusammenhang mit den «Leitlinien» erfolgen sollte, was in den «Anwendungshinweisen» genauer ausgeführt wird.

Das Literaturverzeichnis wird im Anschluss an dieses Vorwort durch eine Auswahl von Publikationen ergänzt, die seit 1994 erschienen sind.

Dem Verlag sage ich herzlichen Dank für die wertvollen Hilfen, insbesondere Frau Monika Eginger, der Lektorin für den Bereich Psychiatrie, sowie Frau Margrit Hallauer-Fenner für ihre ständige Unterstützung, und schließlich Herrn Kurt Thönnes für seine große Geduld, die vielen Erst- und Mehrfachkorrekturen entgegenzunehmen.

Horst Dilling

Ergänzende Literatur (1994–2006)

American Psychiatric Association (APA): Diagnostic and Statistical Manual of Mental Disorders. Fourth Edition. Text Revision. DSM-IV-TR.-APA: Arlington, VA 2000

Arbeitskreis OPD (Hrsg.): Operationalisierte psychodynamische Diagnostik – OPD. 3. Aufl. Hans Huber: Bern 2001

Bürgin D., Resch F., Schulte-Markwort M. (Hrsg.): OPD-KJ Operationalisierte psychodynamische Diagnostik im Kindes- und Jugendalter. Hans Huber: Bern 2003

Dilling H.: Psychiatrische Klassifikation. In: Helmchen H, Henn F, Lauter H, Sartorius N: Psychiatrie der Gegenwart. Band 2: Allgemeine Psychiatrie. 4. Auflage. Springer: Berlin, Heidelberg, 1999, S. 59–88

Dilling H.: Classification. In: Gelder MG, López-Ibor JJ, Andreasen N (Eds.): New Oxford Textbook of Psychiatry. Volume 1. Oxford University Press: Oxford, 2000, 109–133

Dilling H. (Hrsg.): Die vielen Gesichter des psychischen Leids. Das offizielle Fallbuch der WHO zur ICD-10 Kapitel V(F): Falldarstellungen von Erwachsenen. Hans Huber: Bern 2000

Dilling H.: Psychiatric Classification. In: Henn F., Sartorius N., Helmchen H., Lauter H. (Editors): Contemporary Psychiatry Vol 1 Part 2. Springer: Berlin Heidelberg New York, 2001, 31–49

Dilling H. (Hrsg.): Psychische Störungen in der primären Gesundheitsversorgung. Hans Huber: Bern 2001

Dilling H. (Hrsg.): Weltgesundheitsorganisation: Lexikon zur ICD-10–Klassifikation psychischer Störungen. Hans Huber: Bern 2002

Dilling H., Freyberger H. J. (Hrsg.): Weltgesundheitsorganisation: Taschenführer zur ICD-10 Klassifikation psychischer Störungen. 3. Aufl. Hans Huber: Bern 2006

Dilling H., Mombour W., Schmidt M. H. (Hrsg.): Weltgesundheitsorganisation: Internationale Klassifikation psychischer Störungen. ICD-10 Kapitel V(F). Klinisch-diagnostische Leitlinien. 5., durchgesehene und ergänzte Auflage. Hans Huber: Bern 2005

Dilling H., Schulte-Markwort E., Freyberger H. J. (Hrsg.): Von der ICD-9 zur ICD-10. Hans Huber: Bern, Göttingen, Toronto 1994

DIMDI (Deutsches Institut für medizinische Dokumentation und Information) (Hrsg.): Weltgesundheitsorganisation. Internationale statistische Klassifikation der Krankheiten und verwandter Gesundheitsprobleme. 10. Revision. ICD-10. Bd. 1–3. Hans Huber: Bern 1994

DIMDI (Hrsg.): ICD-10-SGBV. Internationale statistische Klassifikation der Krankheiten und verwandter Gesundheitsprobleme. 10. Revision – Ausgabe für die Zwecke des Fünften Buches Sozialgesetzbuch (SGBV). (Bd. 1: Systematisches Verzeichnis, Bd. 2: Regelwerk. Bd. 3: Alphabetisches Verzeichnis). Deutscher Ärzteverlag: Köln 1999

DIMDI (Hrsg.): ICD-10 GM. Version 2005. Systematisches Verzeichnis. Internationale statistische Klassifikation der Krankheiten und verwandter Gesundheitsprobleme, 10. Revision – German Modification. DIMDI: Köln 2004

Freyberger H. J., Dilling H., Stieglitz R. D.: ICD-10 Field Trial of the Diagnostic Criteria for Research in German-Speaking Countries. Psychopathology 5, 1996, 258–314

Freyberger H. J., Dilling H. (Hrsg.): Fallbuch Psychiatrie. Kasuistiken zum Kapitel V (F) der ICD-10. Hans Huber: Bern 1993

Kessler C., Freyberger H. J. (Hrsg.): Weltgesundheitsorganisation. Internationale Klassifikation neurologischer Erkrankungen. Neurologische Adaptation der ICD-10-Kapitel VI (G) Neurologische Erkrankungen. Hans Huber: Bern 2004

Lange W., Munk-Jørgensen P., Bertelsen A., Schürmann A., Michels R., Malchow C. P., Dilling H.: Comparison of Psychiatric ICD-10 Diagnoses in Denmark and Germany. *Psychopathology* 35, 2002, 36–47

Michels R., Siebel U., Freyberger H. J., Schönell H., Dilling H.: Evaluation of the Multiaxial System of ICD-10. Correlations between Multiaxial Assessment and Clinical Judgements of Aetiology, Treatment, Indication and Prognosis. *Psychopathology* 34, 2001, 69–74

Michels R., Siebel U., Freyberger H. J., Stieglitz R. D., Schaub R. T., Dilling H.: The Multiaxial System of ICD-10: Evaluation of a Preliminary Draft in a Multicentric Field Trial. Psychopathology 29, 1996, 347–356

Müssigbrodt H., Kleinschmidt S., Schürmann A., Freyberger H. J., Dilling H.: Psychische Störungen in der Praxis. Leitfaden zur Diagnostik und Therapie in der primären psychiatrisch-psychotherapeutischen Versorgung nach dem Kapitel V(F) der ICD-10 (PHC). 3. Vollständig überarbeitete Auflage. Hans Huber: Bern 2005

Müssigbrodt H., Michels R., Malchow C. P., Dilling H., Munk-Jørgensen P., Bertelsen A.: Use of the ICD-10 Classification in Psychiatry: An International Survey. *Psychopathology* 33, 2000, 94–99.

Poustka F., van Goor-Lambo G.: Fallbuch Kinder- und Jugendpsychiatrie. Hans Huber: Bern 2000

Remschmidt H., Schmidt M. H. (Hrsg.): Multiaxiales Klassifikationsschema für psychische Störungen des Kindes- und Jugendalters nach ICD-10 der WHO. 4. Aufl. Hans Huber: Bern 2001

Sartorius N.: Understanding the ICD-10 classification of mental disorders. Science Press: London 1995

Saß H., Wittchen H. U., Zaudig M.: American Psychiatric Association. Diagnostisches und Statistisches Manual Psychischer Störungen. Textrevision – DSM IV-TR. Hogrefe: Göttingen 2003

Schulte-Markwort M., Marutt K., Riedesser P.: Crosswalk ICD-10 – DSM IV. Hans Huber: Bern 2002

Stieglitz R. D., Baumann U., Freyberger H. J. (Hrsg.): Psychodiagnostik in klinischer Psychologie, Psychiatrie, Psychiatrie. 2. Aufl. Thieme: Stuttgart 2001

Üstün T. B., Bertelsen A., Dilling H., van Drimmelen J., Pull C., Okasha A., Sartorius N. (Eds.): ICD-10 Casebook: The Many Faces of Mental Disorders. Adult

Case Histories According to ICD-10. American psychiatric Press Inc: Washington D. C. 1996

Weltgesundheitsorganisation: SCAN – Schedules for Clinical Assessment in Neuropsychiatry. Deutsche Ausgabe. Hans Huber: Bern 1994

Weltgesundheitsorganisation: International Personality Disorder Examination – IPDE. ICD-10 Modul von A. W. Loranger. Deutsche Ausgabe: Mombour et al. (Hrsg.). Hans Huber: Bern 1996

World Health Organization: Diagnostic and Management Guidelines for Mental Disorders in Primary Care. ICD-10 Chapter V Primary Care Version. Hogrefe & Huber: Bern, Göttingen 1996

World Health Organization: Lexicon of alcohol and drug terms. WHO: Geneva 1994

World Health Organization: Lexicon of psychiatric and mental health terms. 2nd ed. WHO: Geneva 1994

World Health Organization: Lexicon of cross-cultural terms in mental health. WHO: Geneva 1997

World Health Organization: International Classification of Functioning, Disability and Health (ICF). WHO: Geneva 2001

Zaudig M., Wittchen H. U., Saß H.: DSM-IV und ICD-10 Fallbuch. Hogrefe: Göttingen 2000

Vorwort zur ersten deutschen Auflage (1994)

Mit diesem Band wird die deutsche Übersetzung der Forschungskriterien zum Kapitel V (F), psychische und Verhaltensstörungen, der 10. Revision der Internationalen Klassifikation der Krankheiten (ICD-10) vorgelegt. Die Forschungskriterien ergänzen die bereits in zweiter Auflage erschienenen «klinischen Beschreibungen und diagnostischen Leitlinien», die als ausführliche Fassung des Kapitels V für den klinischen Gebrauch bestimmt sind und dem Kliniker einen gewissen diagnostischen Spielraum gestatten, da sie für zahlreiche Störungen keine strikt formulierten diagnostischen Kriterien vorgeben. In den Leitlinien finden sich auch Ergänzungen der deutschen Herausgeber, z. B. bei den Kategorien F31 und F50. Die ICD-10-Forschungskriterien dagegen sind strenger und komplexer operationalisierte Kriterien, die für wissenschaftliche Untersuchungen zu einer Stichprobenhomogenisierung beitragen sollen. Daher wurde auf Ergänzungen in dieser Version verzichtet.

Dem Konzept einer «family of instruments» folgend, mit der den Gegebenheiten unterschiedlicher psychiatrischer Versorgungsbereiche und klassifikatorischer Notwendigkeiten Rechnung getragen werden soll, werden weitere Fassungen des Kapitels V und eine Reihe von Begleitinstrumenten folgen.

Im deutschsprachigen Raum wurden bzw. werden zusammenfassend folgende Fassungen, Begleitinstrumente und Materialien veröffentlicht:

(a) die bereits eingangs erwähnten klinisch-diagnostischen Leitlinien für den klinischen Gebrauch (4, 29)

(b) die hier vorgelegten Forschungskriterien (DCR) für die Verwendung in wissenschaftlichen Studien (31)

(c) eine Kurzfassung, die als ein Kapitel des Bandes I (Systematik) im Rahmen der Gesamtveröffentlichung der ICD-10 neben den somatischen Kapiteln erscheinen wird (1)

(d) eine Fassung zur Verwendung in der allgemeinmedizinischen bzw. primären psychiatrischen Versorgung (sog. Primary Health Care Classification – PHC; 32), die neben diagnostischen Hauptkategorien auch therapeutische Empfehlungen enthält

(e) ein multiaxiales System (33), in dem auf Achse I die psychiatrischen (Achse Ia) und somatischen (Achse Ib) Erkrankungen verschlüsselt werden. Auf der Achse II sollen im Rahmen einer einfachen Fremdbeurteilungsskala soziale Funktionseinschränkungen in verschiedenen Bereichen erfasst werden. Mit der Achse III sollen Faktoren der sozialen Umgebung und der individuellen Lebensbewältigung gemäß Kapitel XXI (Z) der ICD-10 klassifiziert werden, die zur Entstehung und Aufrechterhaltung psychischer Störungen beitragen

(f) ein Lexikon psychopathologischer Grundbegriffe, in dem die in der ICD-9 und ICD-10 verwendeten diagnosenrelevanten Termini definiert werden sollen (27, 28)

(g) eine psychiatrische Adaption, die neben einer möglichst umfassender Darstellung aller psychiatrisch relevanten Kategorien aus den somatischen Kapiteln der ICD-10 auch Referenztabellen enthalten soll, die eine Zuordnung von ICD-10 Kategorien zu anderen Diagnosenklassifikationen wie ICD-9 und DSM-III-R gestatten (34, 8, 9)

(h) standardisierte bzw. strukturierte diagnostische Erhebungsinstrumente mit denen unter verschiedenen methodischen Voraussetzungen z. T. polydiagnostische Klassifizierungen und computerisierte Expertensysteme verbunden sind (u.a. Schedules for Clinical Assessment in Neuropsychiatry (SCAN), 30, 15, 16, 24; Composite International Diagnostic Interview (CIDI), 19, 22, 25; International Personality Disorder Examination (IPDE),18, 35; Übersicht bei 23, außerdem 11, 36)

(i) ein ICD-10-Fallbuch mit psychiatrischen Kasuistiken zum Kapitel V (10)

Die Einführung dieser Fassungen und Instrumente ist mit einer umfangreichen Begleitforschung in zahlreichen Kliniken verbunden, die von der WHO zentral angeregt und koordiniert wird. Einige Studien halten sich eng an die Vorgaben der WHO, andere stellen eigenständige Weiterentwicklungen da: (vgl. 2, 3, 5, 6, 7, 12, 14, 16, 17, 20, 21, 22, 23, 36). Ziel dieser Untersuchungen ist es, die bisher vorliegenden Entwürfe der einzelnen Instrumente empirisch zu überprüfen und zu ihrer Verbesserung beizutragen.

Die Forschungskriterien selbst waren in einer vorläufigen Fassung Gegenstand einer internationalen multizentrischen Feldstudie, mit der eine Überprüfung der Akzeptanz der z. T. neu geschaffenen diagnostischen Kategorien, deren Passgenauigkeit und der Übereinstimmung zwischen Diagnostikern erfolgen sollte. Von der deutschsprachigen Arbeitsgruppe wurde diese Untersuchung unter Federführung der Klinik für Psychiatrie der Medizinischen Universität zu Lübeck in 34 teilnehmenden Zentren durchgeführt. Teilergebnisse der internationalen Studie und der Untersuchung in den deutschsprachigen Ländern wurden zwischenzeitlich bereits publiziert (7, 21). Auf Grund der Forschungsergebnisse der Begleitforschung wurden zahlreiche Änderungen an der vorläufigen Fassung vorgenommen und so der praktischen Überprüfung Rechnung getragen.

Der vorliegende Band stellt im Wesentlichen eine Übersetzung und keine Bearbeitung dar. Die Herausgeber und Übersetzer stimmen nicht in allen Einzelheiten mit dem neuen Klassifikationskonzept und den Forschungskriterien überein. Diese bilden einen Kompromiss zwischen den Erfordernissen verschiedener Sprach- und Kulturräume, der zwar zunächst teilweise kontrovers diskutiert wurde, aber jetzt auch im deutschen Sprachraum voll zu übernehmen ist.

H. Dilling (Lübeck)
W. Mombour (München)
M. H. Schmidt (Mannheim)
E. Schulte-Markwort (Lübeck)

Literatur (bis 1993/1994)

1 Bundesministerium für Gesundheit (1994): Internationale Klassifikation der Krankheiten, Verletzungen und Todesursachen (ICD) in der 10. Revision.
2 Dilling H., Dittmann V, Freyberger H. J. (Copy-Eds.) (1990a): ICD-10 Field Trial in German-speaking Countries. Pharmacopsychiatry 23 (suppl. IV): 135–216.
3 Dilling H., Dittmann V (1990b): Die psychiatrische Diagnostik nach der 10. Revision der Internationalen Klassifikation der Krankheiten (ICD-10). Nervenarzt 61: 259–270.
4 Dilling H., Mombour W, Schmidt M. H. (Hrsg., 1993): Internationale Klassifikation psychischer Störungen. ICD-10, Kapitel V (F), Klinisch-diagnostische Leitlinien. Hans Huber, Bern, 1993, 2. Auflage.
5 Dittmann V, Dilling H., Freyberger H. J. (Hrsg., 1992): Psychiatrische Diagnostik nach ICD-10 – klinische Erfahrungen bei der Anwendung. Ergebnisse der ICD-10-Merkmalslistenstudie. Huber, Bern.
6 Freyberger H. J., Dittmann V, Stieglitz R.-D., Dilling H. (1990): ICD-10 in der Erprobung: Ergebnisse einer multizentrischen Feldstudie in den deutschsprachigen Ländern. Nervenarzt 61: 271–275.
7 Freyberger H. J., Stieglitz R. D., Dilling H. (1992): Ergebnisse multizentrischer Diagnosenstudien zur Einführung des Kapitels V (F) der ICD-10. Fundamenta Psychiatrica 6: 121–127.
8 Freyberger H. J., Schulte-Markwort E., Dilling H. (1993a): Referenztabellen der WHO zum Kapitel V (F) der 10. Revision der Internationalen Klassifikation der Krankheiten (ICD-10): ICD-9 vs. ICD-10. Fortschritte der Neurologie und Psychiatrie 61: 109–127.
9 Freyberger H. J., Schulte-Markwort E., Dilling H. (1993b): Referenztabellen der WHO zum Kapitel V (F) der 10. Revision der Internationalen Klassifikation der Krankheiten (ICD-10): ICD-10 vs. ICD-9. Fortschritte der Neurologie und Psychiatrie 61: 128–143.

10 Freyberger H.J., Dilling H. (Hrsg., 1993): Fallbuch Psychiatrie. Kasuistiken zum Kapitel V (F) der ICD-10. Hans Huber, Bern.
11 Hiller W., Zaudig M., Mombour W. (1990): Internationale Diagnosen-Checklisten für DSM-III-R und ICD-10 (IDOL). Hans Huber, Bern 1994.
12 Hillig A., Olbrich R., Albus M., Philipp M. (1990): Eine multizentrische Interraterreliabilitätsstudie zur ICD-10. In: Lungershausen E., Kaschka W.P., Witkowski R.J. (Hrsg.): Affektive Psychosen. Schattauer, Stuttgart New York. 502–508.
13 Loranger A. W, Lehmann-Susmann V, Oldham J.M., Russakov L.M. (1987): The Personality Disorder Examination: A preliminary report. Journal of Personality Disorders 1: 1–13.
14 Maier W, Philipp M. (1990): Die Mainzer Verlaufstudie zur Validierung von ICD-10. In: Lungershausen E., Kaschka W.P., Witkowski R.J. (Hrsg.): Affektive Psychosen. Schattauer, Stuttgart New York. 497–501.
15 Maurer K., van Gülick-Bailer M. (1990): Vorläufige deutsche Übersetzung der «Schedules for Clinical Assessment in Neuropsychiatry (SCAN)». Mannheim: Zentralinstitut für Seelische Gesundheit (unveröffentlichtes Manuskript).
16 Maurer K., Hillig A., Freyberger H.J., Velthaus S. (1991). Erfahrungen mit dem PSE-10 und den «Schedules for Clinical Assessment in Neuropsychiatry (SCAN)» im Rahmen einer multizentrischen Feldstudie. Schweizer Archiv für Neurologie, Neurochirurgie und Psychiatrie 142: 225–235.
17 Mentrup E W, Schmidt M.H., Blanz B., Marcus A. (1993): Erste Erfahrungen mit der Anwendung der Forschungskriterien nach der ICD-10 in einer kinder- und jugend-psychiatrischen Klinik. Kindheit und Entwicklung 2: 163–165.
18 Mombour W. et al. (1993): Deutsche Übersetzung des International Personality Disorder Examination (IPDE Version 1.1). Unveröffentlichtes Manuskript, Max-Planck-Institut für Psychiatrie, München.
19 Robins L.N., Wing J.K., Helzer J.E. (1985): WHO ADAMHA Composite International Diagnostic Interview, revised 8/1/85. Geneva: World Health Organization.
20 Sartorius N., Kaelber C.T., Cooper J.E., Roper M.T., Rae D.S., Gulbinat W., Üstün T.B., Regier D.A. (1993): Progress toward achieving a common language in psychiatry. Results from the field trial of the Clinical Guidelines accompanying the WHO Classification of Mental and Behavioural Disorders in ICD-10. Archives of General Psychiatry 50: 115–124,
21 Schneider W, Freyberger H.J., Muhs A., Schüßler G. (Hrsg., 1993): Diagnostik und Klassifikation nach ICD-10, Kapitel V Eine kritische Auseinandersetzung. Ergebnisse der ICD-10-Forschungskriterienstudie aus dem Bereich Psychosomatik / Psychotherapie. Vandenhoeck & Ruprecht, Göttingen, 1993.
22 Semler G., Wittchen H.U., Joschke K., Zaudig M., von Geiso T., Kaiser S., von Cranach M., Pfister H. (1987): Test-Retest Reliability of a Standardized Psychiatric Interview (DIS/CIDI). European Archives of Psychiatry and Neurological Sciences 236: 214–222.
23 Stieglitz R.D., Dittmann V., Mombour W. (1992): Erfassungsmethoden und Instrumente zur ICD-10. Fundamenta Psychiatrica 6: 128–136.

24 Wing J. K., Babor T., Brugha T., Burke J., Cooper J. E., Giel R., Jablensky A., Regier D., Sartorius N. (1990): SCAN: Schedules for Clinical Assessment in Neuropsychiatry. Archives of General Psychiatry 47: 589–593.
25 Wittchen U., Semler G. (Hrsg., 1991): Composite International Diagnostic Interview. Interviewheft und Manual. Beltz Test, Weinheim.
26 World Health Organization (1990a). Composite International Diagnostic Interview (CIDI). WHO, Geneva.
27 World Health Organization (1991): Lexicon of Mental Health Terms. Vol. I – ICD-9. WHO, Geneva.
28 World Health Organization (im Druck): Lexicon of Mental Health Terms. Vol. II – ICD-10. WHO, Geneva.
29 World Health Organization (1992a): The ICD-10 Classification of Mental and Behavioural Disorders: Clinical Descriptions and Diagnostic Guidelines. WHO, Geneva.
30 World Health Organization (1992b): Schedules for Clinical Assessments in Neuropsychiatry. Interview and Manual. WHO, Geneva.
31 World Health Organization (1993a): The ICD-10 Classification of Mental and Behavioural Disorders: Diagnostic Criteria for Research (DCR). WHO, Geneva.
32 World Health Organization (1993b): The ICD-10 Classification of Mental and Behavioural Disorders: Primary Health Care Classification. 1993 Draft. WHO, Geneva.
33 World Health Organization (1993c): The ICD-10 Classification of Mental and Behavioural Disorders: Multiaxial Presentation. 1993 Draft. WHO, Geneva.
34 World Health Organization (1993d): The ICD-10 Classification of Mental and Behavioural Disorders: Psychiatric Adaption. 1993 Draft. WHO, Geneva.
35 World Health Organization (1993e): International Personality Disorder Examination (IPDE). Draft for Field Trials. WHO, Geneva.
36 Zaudig M., Mittelhammer J., Hiller W, Dichtl G., Mombour W. (1990): SIDAM – Strukturiertes Interview für die Diagnose der Demenz vom Alzheimer-Typ, der Multiinfarkt-Demenz und Demenzen anderer Ätiologie nach DSM-III-R, DSM-IV und ICD-10. Manual und Interview. Hans Huber, Bern (1990).

Vorwort zur englischen Ausgabe

In den frühen sechziger Jahren begann sich die Weltgesundheitsorganisation (WHO) im Rahmen ihres Programmes für seelische Gesundheit aktiv für eine Verbesserung der Diagnostik und Klassifikation psychischer Störungen zu engagieren. Zu diesem Zeitpunkt beraumte die WHO eine Reihe von Treffen an, um sich einen Überblick über das Wissen und die aktiv an dem Programm beteiligten Vertreter verschiedener Disziplinen und unterschiedlicher psychiatrischer Schulen aus allen Teilen der Welt zu verschaffen. Dies regte Forschungsvorhaben an, die sich mit den ausschlaggebenden Faktoren der diagnostischen Übereinstimmung und den Charakteristika von Klassifikationen beschäftigten und Verfahren für gemeinsame Beurteilungen, Video dokumentierte Interviews und andere sinnvolle Forschungsmethoden in diesem Bereich entwickelten und verbreiteten. Aus diesen umfassenden Beratungsprozessen ergaben sich zahlreiche Vorschläge für die Verbesserung der Klassifikation psychischer Störungen, die für die Entwürfe der 8. ICD-Revision verwendet wurden. Für die 8. Revision der Internationalen Klassifikation der Krankheiten wurde auch ein Glossar entwickelt, in dem der Inhalt jeder Kategorie psychischer Störungen beschrieben wurde. Die genannten Aktivitäten führten zur Bildung eines Netzwerks einzelner Personen und Zentren, die die Arbeit an den mit der Verbesserung der psychiatrischen Klassifikation verbundenen Problemen fortsetzten (1, 2).

In den siebziger Jahren kam es weltweit noch zu einer weiteren Zunahme des Interesses an verbesserter psychiatrischer Klassifikation. Zunehmende internationale Kontakte, verschiedene internationale Kollaborationsstudien und die Einführung neuer Therapieverfahren unterstützten diese Entwicklung. Einige nationale psychiatrische Gesellschaften förderten zur Verbesserung der diagnostischen Reliabilität die Entwicklung spezieller Klassifikationskriterien. Vor allem die American Psychiatric Association entwickelte und verbreitete die III. Revision des Diagnostischen und Statistischen Manuals und nahm operationalisierte Kriterien in dieses Klassifikationssystem auf.

1978 begann die WHO zusammen mit der amerikanischen Alcohol, Drug Abuse and Mental Health Administration (ADAMHA) ein langfristiges Forschungsprojekt, mit dem eine weitere Verbesserung der Diagnostik und Klassifikation psychischer Störungen, Alkohol- und Drogen-bezogener Probleme ermöglicht werden sollte (3). In einer Reihe von Arbeitstreffen kamen Wissenschaftler unterschiedlicher psychiatrischer Traditionen und Kulturen zusammen, um einen Überblick über den Wissensstand in bestimmten Bereichen zu gewinnen und Empfehlungen für die zukünftige Forschung zu entwickeln. In Kopenhagen wurde 1982 eine zentrale internationale Konferenz zur Diagnostik und Klassifikation abgehalten, auf der die erarbeiteten Empfehlungen zusammengefasst und ein Forschungsprogramm bzw. Leitlinien für die weitere Arbeit entwickelt wurden (4).

Zur Umsetzung der Kopenhagener Empfehlungen, wurden verschiedene Forschungsanstrengungen unternommen. Ein Ansatz, an dem Zentren aus 17 Ländern beteiligt waren, verfolgte das Ziel, ein Instrument für die epidemiologische Untersuchung psychischer Störungen in der Allgemeinbevölkerung verschiedener Länder zu entwickeln (Composite International Diagnostic Interview, CIDI) (5, 6). Ein anderer Forschungsansatz konzentrierte sich auf die Entwicklung eines Einschätzungsinstrumentes für Kliniker (Schedules for Clinical Assessment in Neuropsychiatry, SCAN) (7). Eine weitere Studie diente der Entwicklung eines Instruments zur Einschätzung von Persönlichkeitsstörungen in verschiedenen Ländern (International Personality Disorder Examination, IPDE) (8).

Außerdem wurden bzw. werden verschiedene Lexika vorbereitet mit eindeutigen Definitionen der in der 9. und 10. Revision der Internationalen Klassifikation der Krankheiten verwendeten Begriffe (9). Diese Projekte und die Arbeit an der Entwicklung der Leitlinien und Definitionen der psychischen und Verhaltensstörungen der 10. Revision der Internationalen Klassifikation der Krankheiten (ICD-10) (10) förderten sich gegenseitig. Die Umsetzung diagnostischer Kriterien in Items und diagnostische Algorithmen für die Einschätzungsinstrumente war einerseits bei der Erkennung und Beseitigung von Inkonsistenzen, mehrdeutigen Abschnitten und Überschneidungen nützlich. Die Verbesserung der ICD-10 half andererseits bei der Bearbeitung der Einschätzungsinstrumente. Das endgültige Ergebnis waren klar definierte Kriterien für die ICD-10 und Einschätzungsinstrumente, die eine Datenerhebung entsprechend den im Kapitel V (F) der ICD-10 enthaltenden Kriterien ermöglichen.

Die Kopenhagener Konferenz empfahl auch, zur Verdeutlichung der Entwicklung der neuen Klassifikation, die Standpunkte der verschiedenen traditionellen psychiatrischen Schulen zu veröffentlichen. Diese Empfehlung führte zu einigen wichtigen Veröffentlichungen, u.a. entstand ein Band mit Beiträgen über die Ursprünge der Klassifikation in der gegenwärtigen Psychiatrie (11).

Die Veröffentlichung der «Klinischen Beschreibungen und diagnostischen Leitlinien» war die erste einer Reihe vom Kapitel V (F) der ICD-10 (12) abgeleiteten Publikationen. Sie stellt den Höhepunkt einer internationalen Gemeinschaftsleistung zahlreicher Beteiligter über viele Jahre dar. Es gab verschiedene Fassungen dieses Dokumentes, die nach ausgiebigen Konsultationen zahlreicher Expertengruppen, nationaler und internationaler psychiatrischer Fachgesellschaften und einzelner Berater erarbeitet wurden. Mit der Fassung von 1987 wurden die Felduntersuchungen in etwa 40 Ländern durchgeführt, die größte Forschungsanstrengung, die jemals zur Verbesserung der psychiatrischen Diagnostik unternommen wurde (13, 14). Die Ergebnisse der Felduntersuchungen gingen in die letzte Korrektur der klinischen Leitlinien ein.

Der vorliegende Text wurde unter Mithilfe von Wissenschaftlern und Klinikern in 32 Ländern ebenfalls intensiv überprüft (15). Eine Namensliste von diesen und anderen, die die Texte ausarbeiteten und kommentierten, findet sich am Ende des Buches. Weitere Texte werden folgen: eine Version für Personal im allgemeinen Gesundheitswesen, ein multiaxiales System, eine Reihe von Veröffentlichungen, die sich detailliert mit bestimmten Problemen befassen (z. B. zur Einschätzung und Klassifikation der Intelligenzminderung) und Referenztabellen zur Identifikation korrespondierender Bezeichnungen in der ICD-10, ICD-9 und ICD-8 (15, 16).

Der richtige Gebrauch der Forschungskriterien wird im Kapitel «Anwendungshinweise» beschrieben. Im Anhang I sind Vorschläge für Forschungskriterien aufgeführt, die bei bestimmten wissenschaftlichen Untersuchungen oder in anderem Zusammenhang nützlich sein können, aber in der allgemeinen ICD-10 (außer im Index) nicht vorkommen.

Die Danksagung ist von besonderer Bedeutung. Sie enthält eine Übersicht über die vielen einzelnen Experten und Institutionen in der ganzen Welt, die aktiv an der Entwicklung der Klassifikation und der zahlreichen Begleittexte beteiligt waren. Alle großen psychiatrischen Traditionen und Schulen, die dieser Arbeit ihren einzigartigen internationalen Charakter verleihen, sind vertreten. Die Klassifikation und die Leitlinien wurden in vielen Sprachräumen entwickelt und getestet. Der mühevolle Prozess der Angleichung der Übersetzungen führte sicherlich zu einer Verbesserung der Eindeutigkeit, Klarheit und logischen Struktur des Textes.

Die Entwicklung der ICD-10 ist im wahrsten Sinne des Wortes das Ergebnis der Zusammenarbeit einer großen Zahl von Wissenschaftlern in vielen Ländern. Sie wurde in der Hoffnung entwickelt, dass sie für die Menschen, die weltweit mit psychisch Kranken und ihren Familien arbeiten, eine Hilfe sei.

Weiterentwicklungen und Vereinfachungen der Klassifikation psychischer Störungen werden mit der Zunahme unseres Wissens und unserer Erfahrung mit der vorliegenden Version möglich werden. Die Mühe, die Kommentare und Ergebnisse der Untersuchungen zu dieser Klassifikation zu sammeln und zu verarbeiten, wird auf den Zentren lasten, die während der Entwicklung der ICD-10 mit der WHO zusammengearbeitet haben. Ihre Adressen und ihre Direktoren sind unten aufgeführt und wir hoffen, dass sie auch in Zukunft an der Weiterentwicklung der WHO-Klassifikationen und den begleitenden Materialien mitarbeiten und die WHO in ihrer Arbeit so großzügig wie bisher unterstützen werden.

Die Feldstudienzentren haben zahlreiche Publikationen über ihre ICD-10-Studien veröffentlicht. Eine vollständige Liste dieser Veröffentlichungen und Kopien der Artikel können bei der Abteilung Mental Health der WHO, CH-1211 Genf 27, Schweiz, angefordert werden.

Eine Klassifikation ist eine Möglichkeit, die Welt zu einem bestimmten Zeitpunkt zu sehen. Es kann kein Zweifel daran bestehen, dass der wissenschaftliche Fortschritt und die Erfahrungen mit der Verwendung dieser Kriterien Revisionen und Verbesserungen notwendig werden lassen. Ich hoffe, diese Verbesserungen werden in demselben Geist freundlicher und produktiver weltweiter wissenschaftlicher Zusammenarbeit entstehen, wie die Entwicklung dieses Textes.

    Norman Sartorius
    ehemaliger Direktor der Abteilung Mental Health
    Weltgesundheitsorganisation WHO

Literatur

1 Kramer M. et al. (1979): The ICD-9 classification of mental disorders: A review of its development and contents. Acta psychiatrica scandinavia 59: 241–262.
2 Sartorius N. (1976): Classification: An international perspective. Psychiatric Annals 6: 22–35.
3 Jablensky A. et al.(1983): Diagnostics and classification of mental disorders and alcohol- and drug-related problems: a research agenda for the 1980s. Psychological Medicine 13: 907–921.
4 Mental disorders, alcohol- and drug-related problems: International perspectives an their diagnosis and classification. Amsterdam. Excerpta Medica, 1985 (International Congress Series, No. 669).
5 Robins L. et al. (1989): The Composite International Diagnostic Interview. Archives of General Psychiatry, 45: 1069–1077.
6 Composite International Diagnostic Interview 1.1. Washington, DC, American Psychiatric Press Inc., 1993.
7 Wing J. K. et al. (1990): SCAN: Schedules for Clinical Assessment in Neuropsychiatry. Archives of General Psychiatry 47: 589–593.
8 Loranger A. W. et al. (1991): The WHO/ADAMHA International Pilot Study of Personality Disorders: background and purpose. Journal of Personality Disorders 5(3): 296–306.
9 Lexicon of psychiatric and mental health terms. Volume 1, WHO, 1989 (zweite Auflage in Vorbereitung).
10 International Classification of Diseases and Related Health Problems. Tenth Revision. Geneva, World Health Organization, Vol. 1: Tabular list, 1992; Vol. 2: Instruction manual, 1993; Vol. 3 Index, in Vorbereitung.
11 Sartorius N. et al. (eds.) (1990): Sources and traditions of classification in psychiatry, Toronto, Hogrefe and Huber.
12 The ICD-10 Classification of Mental and Behavioural Disorders. Clinical descriptions and diagnostic guidelines. WHO, 1992.
13 Sartorius N. et al. (eds.) (1988): Psychiatric classification in an international perspective. British Journal of Psychiatry, 152 (Suppl.).
14 Sartorius N. et al. (1993): Progress towards achieving a common language in psychiatry: Results from field trials of the clinical guidelines accompanying the WHO Classification of Mental and Behavioural Disorders in ICD-10. Archives of General Psychiatry, 50: 115–124.
15 Sartorius N. (1991): The classification of mental disorders in the Tenth Revision of The International Classification of Diseases. European Journal of Psychiatry, 6: 315–322.
16 The ICD-10 Classification of Mental and Behavioral Disorders: Conversion tables between ICD-8, ICD-9 and ICD-10. Geneva, World Health Organization, 1992 (unpublished WHO document WHO/MNH/92.16, erhältlich bei: Division of Mental Health, World Health Organization, 1211 Geneva 27, Switzerland).

Danksagungen

An der Klassifikation der psychischen und Verhaltensstörungen der ICD-10 und den Begleittexten haben viele einzelne Wissenschaftler und Organisationen mitgearbeitet. Die Danksagung in den «Klinischen Beschreibungen und diagnostischen Leitlinien» (WHO 1992) enthält eine Liste von Wissenschaftlern und Klinikern aus 40 Ländern, die an der Entwicklung dieser Version beteiligt waren. Eine ähnliche Liste findet sich unten (Stand: 1. Auflage 1993). Es ist unmöglich, eine vollständige Liste all der Teilnehmer zu veröffentlichen, die an der Entwicklung und Prüfung der Texte mitgearbeitet haben. Wir haben versucht, alle diejenigen zu berücksichtigen, deren Beiträge für die verschiedenen Fassungen der «family of instruments» der ICD-10 zentrale Bedeutung hatten.

Dr. A. Jablensky, damals Senior Medical Officer bei der Weltgesundheitsorganisation, Abteilung psychische Gesundheit, koordinierte die ersten Vorarbeiten und leistete so einen besonders großen Beitrag zu der Entwicklung der Forschungskriterien.

Nachdem die Klassifikationsvorschläge gesammelt und von verschiedenen WHO-Expertenteams und vielen anderen Einzelpersonen, einschließlich den unten genannten, kommentiert worden waren, wurde eine verbesserte Version der Klassifikation für die Feldstudie erstellt. Die Feldstudien wurden entsprechend einem Protokoll der WHO, das mit Hilfe von Dr. J. E. Cooper und anderen, unten erwähnten Beratern, erstellt wurde, von einer großen Zahl teilnehmender Zentren ausgeführt, koordiniert von den Field Trial Coordinating Zentren (FTCCs). Die FTCCs (siehe Seite 224–238) fertigten auch Übersetzungen der ICD-10-Forschungskriterien in ihrer Sprache an.

Dr. N. Sartorius trug die Hauptverantwortung für die Arbeit an der Klassifikation der psychischen und Verhaltensstörungen in der ICD-10 und für die Erstellung der begleitenden Veröffentlichungen.

Dr. J. E. Cooper war der Hauptberater des Projekts und leistete mit seiner Unterstützung und Beratung dem WHO-Koordinationsteam unschätzbare Hilfe. Zu dem Team gehörten u.a. Frau Dr. J. von Drimmeln, die während des gesamten Entwicklungsprozesses der ICD-10 bei der WHO gearbeitet hat. Dr. B. Üstün lieferte besonders während der Feldstudien zu den Forschungskriterien und deren statistische Auswertung wertvolle Hinweise. Herr A. L'Hours, technischer Angestellter der Abteilung epidemiologischer und statistischer Dienst, war besonders hilfreich bei der Koordination der Entwicklung der gesamten ICD-10 und der Erstellung dieser Klassifikation. Frau J. Wilson bewältigte gewissenhaft und effizient die unzähligen administrativen Aufgaben der Feldstudien und anderer Projekte. Frau Ruthbeth Finerman, Anthropologieprofessorin, verdanken wir die Informationen, auf denen der Anhang II «Kulturspezifische Störungen» beruht.

Andere Berater, insbesondere Dr. A. Bertelsen, Dr. H. Dilling, Dr. J. López-Ibor, Dr. C. Pull, Dr. D. Regier, Dr. M. Rutter und Dr. N. Wig hatten nicht nur als Direktoren der FTCCs besonderen Anteil an diesem Projekt. Als Sachverständige gaben sie Informationen über spezielle Bereiche, vor allem aber auch Hinweise zu traditionellen psychiatrischen Besonderheiten in den von ihnen vertretenen Ländern.

Zu den Organisationen, deren Hilfe von besonderer Bedeutung für das Projekt war, gehört zum Beispiel die amerikanische Alcohol, Drug Abuse and Mental Health Administration (jetzt National Institutes of Health). Sie trug zur Verbesserung der ICD-10 bei und garantierte einen effektiven und produktiven Austausch zwischen den ICD-10- und DSM-IV-Arbeitsgruppen. Die enge Zusammenarbeit mit den Vorsitzenden und den Arbeitsgruppen des APA Vorbereitungsprojekts für das DSM-IV unter Leitung von Dr. A. Frances erlaubte einen intensiven Meinungsaustausch und trug zur Kompatibilität beider Texte bei. Intensive Hilfe leistete auch das WHO Beratungscomité der ICD-10 unter dem Vorsitz von Professor E. Strömgren. Die World Psychiatric Association (WP.) mit ihrer speziellen Klassifikationsarbeitsgruppe, die World Federation of Mental Health, die World Association of Psychosocial Rehabilitation, die World Association of Sozial Psychiatry, die World Federation of Neurologe, die International Union of Psychological Societies und die WHO Collaborating Centres for Research and Training in Mental Health in mehr als vierzig Ländern halfen bei der Sammlung von Kommentaren und Vorschlägen aus ihren Kulturbereichen.

Die Regierungen vieler WHO-Mitgliedsstaaten vor allem Belgien, die Bundesrepublik Deutschland, die Niederlande, Spanien und die USA unterstützten den Entwicklungsprozess der vorliegenden Klassifikation durch direkte Spenden an die WHO und durch finanzielle Unterstützung der beteiligten Zentren.

Direktoren der Koordinationszentren für die Feldstudien

Dr. A. Bertelsen, Institute of Psychiatric Demography, Psychiatric Hospital, University of Aarhus, Risskov, Denmark
Dr. D. Caetano, Department of Psychiatry, State University of Campinas, Campinas, Sao Paulo, Brazil

Dr. S. Channabasavanna, National Institute of Mental Health and Neurosciences, Bangalore, India

Dr. H. Dilling, Klinik für Psychiatrie der Medizinischen Universität zu Lübeck, Lübeck, Germany

Dr. M. Gelder, Department of Psychiatry, Oxford University Hospital, Warneford Hospital, Headington, Oxford, England

Dr. D. Kemali, University of Naples, First Faculty of Medicine, Institute of Psychiatry, Naples, Italy

Dr. J.J. López-Ibor Jr., López-Ibor Clinic, Puerto de Hierro, Madrid, Spain

Dr. G. Mellsop, The Wellington Clinical School, Wellington Hospital, Wellington, New Zealand

Dr. Y. Nakane, Department of Neuropsychiatry, Nagasaki University, School of Medicine, Nagasaki, Japan

Dr. A. Okasha, Department of Psychiatry, Ain-Shams-University, Cairo, Egypt

Dr. C. Pull, Department of Neuropsychiatry, Centre Hospitalier de Luxembourg, Luxembourg

Dr. D. Regier, Director, Division of Clinical Research, National Institute of Mental Health, Rockville, Md., USA

Dr. S. Tzirkin, All Union Research Centre of Mental Health, Institute of Psychiatry, Academy of Medical Sciences, Moscow, Russian Federation

Dr. Xu Tao -Yuan, Department of Psychiatry, Shanghai Psychiatric Hospital, Shanghai, China

Ehemalige Direktoren von Feldstudienzentren

Dr. J.E. Cooper, Department of Psychiatry, Queen's Medical Centre, Nottingham, England

Dr. R. Takahashi, Department of Psychiatry, Tokyo Medical and Dental University, Tokyo, Japan

Dr. N. Wig, Regional Advisor for Mental Health, World Health Organization, Regional Office for the Eastern Mediterranean, Alexandria, Egypt

Dr. Yang De-sen, Hunan Medical College, Changsha, Hunan, China

Anwendungshinweise

1. Die Forschungskriterien der ICD-10 wurden für den wissenschaftlichen Gebrauch entwickelt. Der Inhalt wurde vom Glossar des Kapitels V der ICD-10, Psychische und Verhaltensstörungen abgeleitet. Sie beinhalten spezifische Kriterien für die in den «Klinischen Beschreibungen und diagnostischen Leitlinien» enthaltenen Diagnosen, die für den allgemeinen klinischen Gebrauch und die Ausbildung von Psychiatern und anderen im Gesundheitswesen Tätigen entwickelt wurden (WHO 1992).
2. Obwohl die Forschungskriterien mit dem Glossar der ICD-10 und den Klinischen Beschreibungen und diagnostischen Leitlinien vollständig kompatibel sind, haben sie einen besonderen Aufbau und ein anderes Layout. Da die Forschungskriterien nicht allein verwendet werden dürfen, sollten sich die Anwender zuerst mit den «Klinischen Beschreibungen und diagnostischen Leitlinien» vertraut machen. In den Forschungskriterien sind die klinischen Konzepte, auf denen die Forschungskriterien beruhen, nicht enthalten. Ebensowenig sind allgemeine klinische Merkmale, die zwar für die Diagnosenstellung nicht essenziell, aber dennoch für Kliniker und Wissenschaftler relevant sein können, aufgeführt. Diese sind stattdessen in den «Klinischen Beschreibungen und diagnostischen Leitlinien» enthalten. Die einführenden Kapitel der «Klinischen Beschreibungen und diagnostischen Leitlinien» enthalten ebenfalls für Kliniker und Wissenschaftler relevante Kommentare und Informationen. Alle, die die Forschungskriterien verwenden, sollten also auch die «Klinischen Beschreibungen und diagnostischen Leitlinien» berücksichtigen.
3. Zusätzlich zu den offensichtlichen Unterschieden zwischen den Forschungskriterien und den «Klinischen Beschreibungen und diagnostischen Leitlinien» im Layout und in Details sollten für eine zufrieden stellende Anwendung der Forschungskriterien einige weitere Besonderheiten berücksichtigt werden.

    a. Wie andere für wissenschaftliche Zwecke veröffentlichte diagnostische Kriterien, sind die Forschungskriterien besonders restriktiv, damit ihre Anwendung die Auswahl von Patientengruppen erlaubt, die sich in Bezug auf klar definierte Symptome und andere Charakteristika ähneln. Dies erhöht die Wahrscheinlichkeit homogener Patientengruppen, begrenzt aber die Möglichkeit von Verallgemeinerungen. Wissenschaftler, die Grenzbereiche von Störungen untersuchen oder Unterschiede besser definieren wollen, sollten deshalb die Kriterien ergänzen, damit je nach den Anforderungen der Studie auch atypische Fälle berücksichtigt werden können.

b. Bis auf wenige Ausnahmen ist es nicht sinnvoll, spezielle Kriterien für die «sonstigen» bzw. anderen (.8) Kategorien der Gesamt–ICD-10 zu festzulegen; für die «nicht näher bezeichneten» (.9) Kategorien ist es per definitionem unangebracht. Der Anhang I enthält Kriterienvorschläge für einige Ausnahmen. Die Berücksichtigung im Anhang soll darauf hinweisen, dass trotz der gegenwärtig noch kontroversen oder provisorischen Stellung dieser Kategorien, weitere Forschungen dazu unterstützt werden sollten.

c. In ähnlicher Weise sind besonders strenge Ausschlusskriterien und Komorbiditätsregeln[1] für Forschungskriterien nicht sinnvoll, da unterschiedliche Forschungsprojekte entsprechend ihren Forschungszielen verschiedene Anforderungen an die Kriterien haben. Einige der häufigsten eindeutigen Ausschlusskriterien werden in den Forschungskriterien erwähnt als Erinnerung und Anwendungshilfe. Weitere sind in den «Klinischen Beschreibungen und diagnostischen Leitlinien» zu finden.

4. Die Forschungskriterien folgen der allgemeinen ICD–Regel, so weit wie möglich Wechselwirkungen mit der sozialen Rolle nicht als diagnostisches Kriterium zu verwenden. Unvermeidliche Ausnahmen betreffen die Demenz, die Schizophrenia simplex und die dissoziale Persönlichkeitsstörung. Nach der Entscheidung, diese Störungen in die Klassifikation aufzunehmen, wollte man die Konzepte nicht ändern; folgerichtig mussten die Beeinträchtigungen der sozialen Rolle in die diagnostischen Kriterien dieser Störungen übernommen werden. Ob diese Entscheidung gerechtfertigt war, werden die praktische Erfahrung und weitere Forschung erweisen.

Bei vielen kinder– und jugendpsychiatrischen Störungen werden verschiedene Formen von Störungen der sozialen Rolle und in den Beziehungen als diagnostische Kriterien aufgeführt. Auf den ersten Blick scheint dies der allgemeinen ICD–Regel, Wechselwirkungen mit den sozialen Rollen nicht als definierendes Charakteristikum einer Störung oder Krankheit zu berücksichtigen, zu widersprechen. Eine genauere Betrachtung der unter F8 und F9 klassifizierten Störungen zeigt aber, dass soziale Kriterien wegen der komplizierten und interaktiven Natur des Beobachtungsgegenstandes notwendig sind. Kinder reagieren oft mit allgemeiner Verstimmtheit und Niedergeschlagenheit. Sie entwickeln weniger spezifische Klagen und Symp-

---

[1] *Dennoch sollte zwischen Hauptdiagnosen (Aktual- sowie Basisdiagnose), Zusatzdiagnosen (z. B. im Zusammenhang mit der Hauptdiagnose oder somatischen Diagnosen) und Ergänzungsdiagnosen (von der Hauptdiagnose relativ unabhängig, z. B. Persönlichkeitsstörung) unterschieden werden.*

tome als solche, die charakteristisch sind für die Störungen der Erwachsenen. Viele der unter F8 und F9 klassifizierten Störungen sind Beziehungsstörungen und können nur mit der Darstellung der Rollenveränderung in Familie, Schule und gegenüber Gleichaltrigen beschrieben werden.
5. Aus denselben Gründen, wie unter 3. c angegeben, werden in den Forschungskriterien Definitionen zu Remission, Rückfall und Dauer von Krankheitsepisoden nur in Einzelfällen aufgeführt. Weitere Vorschläge werden im Lexikon zum Kapitel V der ICD-10 angegeben (Dilling 2002).
6. Mit der Kennzeichnung der Kriterien mit Buchstaben und Zahlen wird ihre Stellung innerhalb einer Hierarchie übergeordneter und spezieller Bedeutung angegeben. Allgemein gültige («generelle») Kriterien, die bei allen Störungen einer Gruppe erfüllt sein müssen, sind mit einem G und einer Zahl gekennzeichnet (z. B. die allgemeinen Kriterien für die verschiedenen Formen von Demenz oder die Hauptgruppen der Schizophrenie). Für einzelne Störungen obligatorische Kriterien werden nur mit Großbuchstaben (A, B, C etc.) bezeichnet. Mit Zahlen (1, 2, 3 etc.) und kleinen Buchstaben (a, b, c etc.) sind Gruppen und Subgruppen von Symptomen und Charakteristika versehen, von denen nur einige für die Diagnose erfüllt sein müssen. Wenn entweder das eine oder das andere von zwei Kriterien erfüllt sein muss, gilt immer, dass auch das Vorliegen beider Kriterien die Bedingungen für die Diagnosenstellung erfüllt. Damit wird die Verwendung von «und/oder» vermieden.
7. Wissenschaftler, die die Forschungskriterien bei Patienten mit neurologischen Krankheiten anwenden wollen, könnten an der von der WHO herausgebrachten ICD-10-NA, der Neurological Adaption, Interesse haben (WHO 1997).
8. In den zwei Anhängen der Forschungskriterien werden unsichere und provisorische wie auch kulturspezifische Störungen aufgeführt.
Anhang I enthält einige erst kürzlich wissenschaftlich untersuchte affektive Störungen sowie einige Persönlichkeitsstörungen, die in manchen Ländern im klinischen Alltag als hilfreich eingeschätzt werden, aus internationaler Sicht aber unsichere Entitäten darstellen. Ihre Berücksichtigung hier soll wissenschaftliche Untersuchungen über ihren Nutzen anregen.
Anhang II enthält provisorische Beschreibungen einiger im allgemeinen als «kulturspezifisch» angesehener Störungen. Es gibt Gründe, diese Störungen als kulturelle Varianten der im Kapitel V der ICD-10 bereits beschriebenen Störungen aufzufassen. Die vorliegenden reliablen klinischen Informationen sind aber noch zu spärlich, um diese Störungen endgültig definieren zu können. Die beträchtlichen praktischen Schwierigkeiten, Feldstudien an Personen mit diesen Störungen durchzuführen sind bekannt; dass diese Störungen aber hier dargestellt sind, mag als Anreiz für diejenigen Wissenschaftler wirken, die die betreffenden Sprachen und Kulturen kennen. Zusätzlich zu den Informationen im Anhang II finden sich im WHO-Lexikon (Dilling 2002) zahlreiche Begriffe aus der transkulturellen Psychiatrie.

9. Man beachte, dass «und» in den Überschriften der Kategorien wie «und/oder» verwendet wird.
10. In einigen Fällen wurde *kursive Groteskschrift* verwendet, um Textteile zu markieren, die sich nicht im Englischen Original der DCR finden. Überwiegend handelt es sich um diagnostische Begriffe, aber auch um einige stilistische Umbenennungen, die am wesentlichen Inhalt der Kriterien nichts verändern. Die Herausgeber haben so gut wie keine Änderungen eingefügt.

ICD-10 Kapitel V (F) und begleitende diagnostische Instrumente

Das Schedule for Clinical Assessment in Neuropsychiatry (SCAN), das Composite International Diagnostic Interview (CIDI) und die International Personality Disorder Examination (IPDE) wurden im Rahmen des gemeinsamen Projekts der WHO und der ADAHMA (Joint Projekt an Diagnosis and Classification of Mental Disorders, Alcohol- and Drug-related Problems) entwickelt. Nähere Informationen zu diesen Instrumenten sind bei der Abteilung Mental Health, WHO Headquarters in CH-12111 Genf 27, Schweiz, erhältlich.

Trainingsseminare für diese Instrumente wurden z. B. in folgenden Sprachen angeboten: Chinesisch, Dänisch, Deutsch, Englisch, Französisch, Griechisch, Hindi, Holländisch, Kanaresisch, Portugiesisch, Spanisch, Tamilisch und Türkisch.

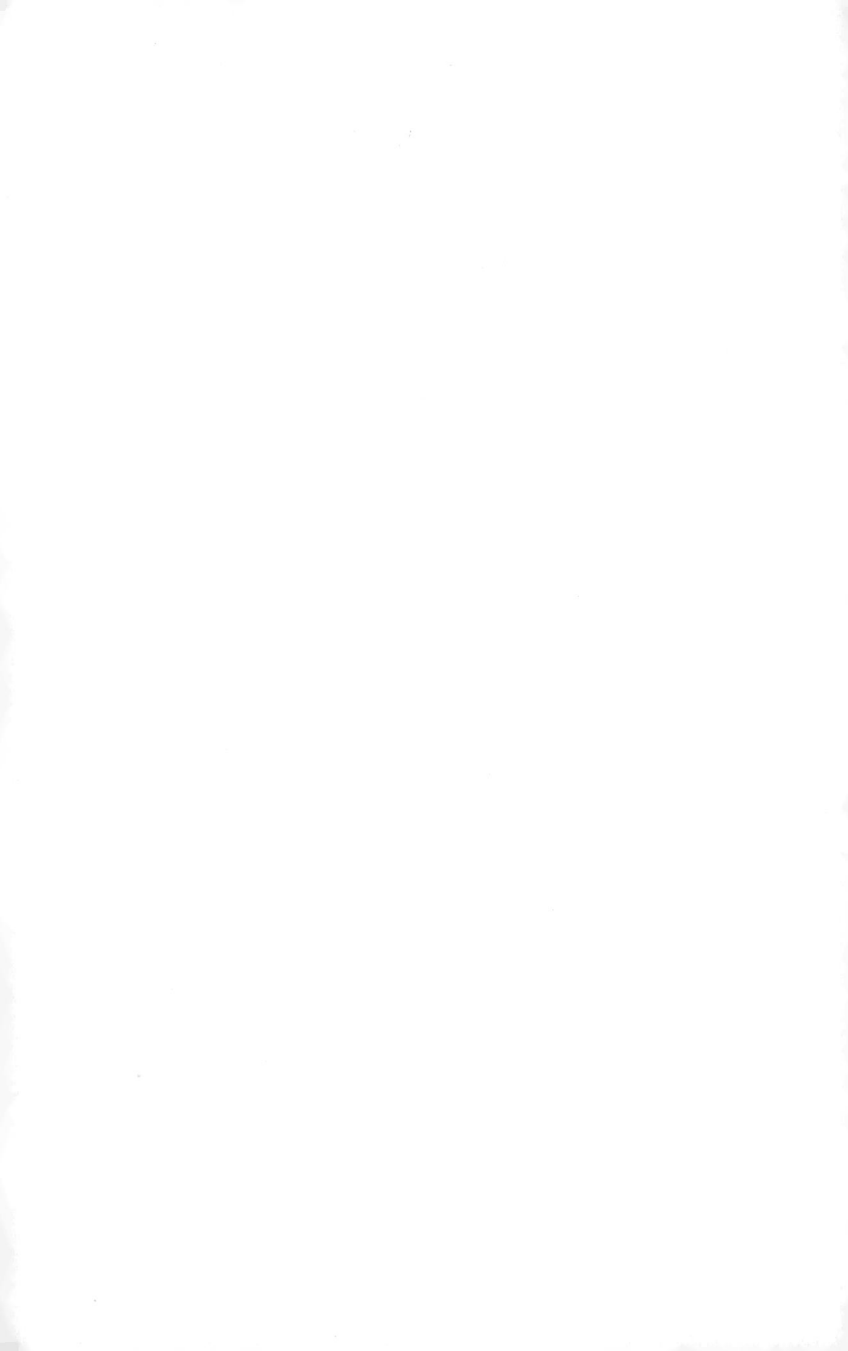

Übersicht über die Kategorien

F0 **Organische, einschließlich symptomatischer psychischer Störungen**

F00 **Demenz bei Alzheimer-Krankheit**
F00.0 Demenz bei Alzheimer-Krankheit mit frühem Beginn
F00.1 Demenz bei Alzheimer-Krankheit mit spätem Beginn
F00.2 Demenz bei Alzheimer-Krankheit, atypische oder gemischte Form
F00.9 nicht näher bezeichnete Demenz bei Alzheimer-Krankheit

F01 **vaskuläre Demenz**
F01.0 vaskuläre Demenz mit akutem Beginn
F01.1 Multiinfarktdemenz
F01.2 subkortikale vaskuläre Demenz
F01.3 gemischte (kortikale und subkortikale) vaskuläre Demenz
F01.8 sonstige vaskuläre Demenzformen
F01.9 nicht näher bezeichnete vaskuläre Demenz

F02 **Demenz bei sonstigen andernorts klassifizierten Krankheiten**
F02.0 Demenz bei Pick-Krankheit
F02.1 Demenz bei Creutzfeldt-Jakob-Krankheit
F02.2 Demenz bei Huntington-Krankheit
F02.3 Demenz bei Parkinson-Krankheit
F02.4 Demenz bei Krankheit durch das Humane-Immundefizienz-Virus (HIV)
F02.8 Demenz bei sonstigen andernorts klassifizierten Krankheiten

F03 **nicht näher bezeichnete Demenz**

Mit einer fünften Stelle kann die Demenz (F00–F03) wie folgt näher gekennzeichnet werden:
.x0 ohne zusätzliche Symptome
.x1 zusätzliche Symptome, vorwiegend wahnhaft
.x2 zusätzliche Symptome, vorwiegend halluzinatorisch
.x3 zusätzliche Symptome, vorwiegend depressiv
.x4 zusätzliche gemischte Symptome

Mit einer sechsten Stelle kann der Schweregrad der Demenz näher gekennzeichnet werden:
- .xx0 leicht
- .xx1 mittelgradig
- .xx2 schwer

F04 organisches amnestisches Syndrom, nicht durch Alkohol oder andere psychotrope Substanzen bedingt

F05 Delir, nicht durch Alkohol oder andere psychotrope Substanzen bedingt
- F05.0 Delir ohne Demenz
- F05.1 Delir bei Demenz
- F05.8 sonstige Delirformen
- F05.9 nicht näher bezeichnetes Delir

F06 sonstige psychische Störungen auf Grund einer Schädigung oder Funktionsstörung des Gehirns oder einer körperlichen Krankheit
- F06.0 organische Halluzinose
- F06.1 organische katatone Störung
- F06.2 organische wahnhafte (schizophreniforme) Störung
- F06.3 organische affektive Störungen
  - .30 organische manische Störung
  - .31 organische bipolare Störung
  - .32 organische depressive Störung
  - .33 organische gemischte affektive Störung
- F06.4 organische Angststörung
- F06.5 organische dissoziative Störung
- F06.6 organische emotional labile (asthenische) Störung
- F06.7 leichte kognitive Störung
  - .70 nicht in Verbindung mit einer Systemerkrankung
  - .71 in Verbindung mit einer Systemerkrankung
- F06.8 sonstige näher bezeichnete psychische Störungen auf Grund einer Schädigung oder Funktionsstörung des Gehirns oder einer körperlichen Krankheit
- F06.9 nicht näher bezeichnete psychische Störung auf Grund einer Schädigung oder Funktionsstörung des Gehirns oder einer körperlichen Krankheit

F07 Persönlichkeits- und Verhaltensstörungen auf Grund einer Krankheit, Schädigung oder Funktionsstörung des Gehirns
- F07.0 organische Persönlichkeitsstörung

F07.1	postenzephalitisches Syndrom
F07.2	organisches Psychosyndrom nach Schädelhirntrauma
F07.8	sonstige organische Persönlichkeits- und Verhaltensstörungen auf Grund einer Krankheit, Schädigung oder Funktionsstörung des Gehirns
F07.9	nicht näher bezeichnete organische Persönlichkeits- und Verhaltensstörung auf Grund einer Krankheit, Schädigung oder Funktionsstörung des Gehirns

F09 nicht näher bezeichnete organische oder symptomatische psychische Störung

Übersicht über die Kategorien

F1 **Psychische und Verhaltensstörungen durch psychotrope Substanzen .**

F10 Psychische und Verhaltensstörungen durch Alkohol

F11 Psychische und Verhaltensstörungen durch Opioide

F12 Psychische und Verhaltensstörungen durch Cannabinoide

F13 Psychische und Verhaltensstörungen durch Sedativa oder Hypnotika

F14 Psychische und Verhaltensstörungen durch Kokain

F15 Psychische und Verhaltensstörungen durch andere Stimulanzien einschließlich Koffein

F16 Psychische und Verhaltensstörungen durch Halluzinogene

F17 Psychische und Verhaltensstörungen durch Tabak

F18 Psychische und Verhaltensstörungen durch flüchtige Lösungsmittel

F19 Psychische und Verhaltensstörungen durch multiplen Substanzgebrauch und Konsum anderer psychotroper Substanzen

Mit der vierten, fünften und sechsten Stelle können die klinischen Zustandsbilder näher bezeichnet werden:

      F1x.0   akute Intoxikation *(akuter Rausch)*
         .00   ohne Komplikationen
         .01   mit Verletzungen oder anderen körperlichen Schäden
         .02   mit anderen medizinischen Komplikationen
         .03   mit Delir
         .04   mit Wahrnehmungsstörungen
         .05   mit Koma
         .06   mit Krampfanfällen
         .07   pathologischer Rausch
      F1x.1   schädlicher Gebrauch
      F1x.2   Abhängigkeitssyndrom
         .20   gegenwärtig abstinent
            .200 frühe Remission
            .201 Teilremission

	.202 Vollremission
.21	gegenwärtig abstinent, aber in beschützender Umgebung
.22	gegenwärtige Teilnahme an einem ärztlich überwachten Ersatzdrogenprogramm (kontrollierte Abhängigkeit)
.23	gegenwärtig abstinent, aber in Behandlung mit aversiven oder hemmenden Medikamenten
.24	gegenwärtiger Substanzgebrauch (aktive Abhängigkeit)
	.240 ohne körperliche Symptome
	.241 mit körperlichen Symptomen
.25	ständiger Substanzgebrauch
.26	episodischer Substanzgebrauch (z.B. Dipsomanie)
F1x.3	Entzugssyndrom
.30	ohne Komplikationen
.31	mit Krampfanfällen
F1x.4	Entzugssyndrom mit Delir
.40	ohne Krampfanfälle
.41	mit Krampfanfällen
F1x.5	psychotische Störung
.50	schizophreniform
.51	vorwiegend wahnhaft
.52	vorwiegend halluzinatorisch (einschließlich Alkoholhalluzinose)
.53	vorwiegend polymorph
.54	vorwiegend depressive psychotische Symptome
.55	vorwiegend manische psychotische Symptome
.56	gemischt
F1x.6	amnestisches Syndrom
F1x.7	Restzustand und verzögert auftretende psychotische Störung
.70	Nachhallzustände (Flashbacks)
.71	Persönlichkeits- oder Verhaltensstörung
.72	residualaffektives Zustandsbild
.73	Demenz
.74	andere anhaltende kognitive Beeinträchtigungen
.75	verzögert auftretende psychotische Störung
F1x.8	sonstige psychische und Verhaltensstörungen
F1x.9	nicht näher bezeichnete psychische und Verhaltensstörung

F2 Schizophrenie, schizotype und wahnhafte Störungen

F20 Schizophrenie
- F20.0 paranoide Schizophrenie
- F20.1 hebephrene Schizophrenie
- F20.2 katatone Schizophrenie
- F20.3 undifferenzierte Schizophrenie
- F20.4 postschizophrene Depression
- F20.5 schizophrenes Residuum
- F20.6 Schizophrenia simplex
- F20.8 sonstige Schizophrenieformen
- F20.9 nicht näher bezeichnete Schizophrenie

Mit der fünften Stelle kann der Verlauf kodiert werden:

- F20.x0 kontinuierlich
- F20.x1 episodisch, mit zunehmendem Residuum
- F20.x2 episodisch, mit stabilem Residuum
- F20.x3 episodisch remittierend
- F20.x4 unvollständige Remission
- F20.x5 vollständige Remission
- F20.x8 sonstige Verlaufsformen
- F20.x9 Verlauf unklar; Beobachtungszeitraum zu kurz

F21 schizotype Störung

F22 anhaltende wahnhafte Störungen
- F22.0 wahnhafte Störung
- F22.8 sonstige anhaltende wahnhafte Störungen
- F22.9 nicht näher bezeichnete anhaltende wahnhafte Störung

F23 akute vorübergehende psychotische Störungen
- F23.0 akute polymorphe psychotische Störung ohne Symptome einer Schizophrenie
- F23.1 akute polymorphe psychotische Störung mit Symptomen einer Schizophrenie
- F23.2 akute schizophreniforme psychotische Störung
- F23.3 andere akute vorwiegend wahnhafte psychotische Störung
- F23.8 sonstige akute vorübergehende psychotische Störungen
- F23.9 nicht näher bezeichnete akute vorübergehende psychotische Störung

Mit der fünften Stelle kann das Vorliegen oder Fehlen von akuter Belastung kodiert werden:

    F23.x0   ohne akute Belastung
    F23.x1   mit akuter Belastung

F24   **induzierte wahnhafte Störung**

F25   **schizoaffektive Störungen**
    F25.0   schizoaffektive Störung gegenwärtig manisch
    F25.1   schizoaffektive Störung gegenwärtig depressiv
    F25.2   gemischte schizoaffektive Störung
    F25.8   sonstige schizoaffektive Störungen
    F25.9   nicht näher bezeichnete schizoaffektive Störung

Mit der fünften Stelle können folgende Subtypen näher gekennzeichnet werden:

    F25.x0   ausschließlich gleichzeitig bestehende affektive und schizophrene Symptome
    F25.x1   gleichzeitig bestehende affektive und schizophrene Symptome, außerdem Persistieren schizophrener Symptome nach Abklingen der affektiven Symptome

F28   **sonstige nichtorganische psychotische Störungen**

F29   **nicht näher bezeichnete nichtorganische Psychose**

F3 Affektive Störungen

F30 manische Episode
F30.0 Hypomanie
F30.1 Manie ohne psychotische Symptome
F30.2 Manie mit psychotischen Symptomen
.20 mit synthymen psychotischen Symptomen
.21 mit parathymen psychotischen Symptomen
F30.8 sonstige manische Episoden
F30.9 nicht näher bezeichnete manische Episode

F31 bipolare affektive Störung
F31.0 bipolare affektive Störung, gegenwärtig hypomanische Episode
F31.1 bipolare affektive Störung, gegenwärtig manische Episode, ohne psychotische Symptome
F31.2 bipolare affektive Störung, gegenwärtig manische Episode, mit psychotischen Symptomen
.20 mit synthymen psychotischen Symptomen
.21 mit parathymen psychotischen Symptomen
F31.3 bipolare affektive Störung, gegenwärtig leichte oder mittelgradige depressive Episode
.30 ohne somatisches Syndrom
.31 mit somatischem Syndrom
F31.4 bipolare affektive Störung, gegenwärtig schwere depressive Episode, ohne psychotische Symptome
F31.5 bipolare affektive Störung, gegenwärtig schwere depressive Episode mit psychotischen Symptomen
.50 mit synthymen psychotischen Symptomen
.51 mit parathymen psychotischen Symptomen
F31.6 bipolare affektive Störung, gegenwärtig gemischte Episode
F31.7 bipolare affektive Störung, gegenwärtig remittiert
F31.8 sonstige bipolare affektive Störungen
F31.9 nicht näher bezeichnete bipolare affektive Störung

F32 depressive Episode
F32.0 leichte depressive Episode
.00 ohne somatisches Syndrom
.01 mit somatischem Syndrom
F32.1 mittelgradige depressive Episode
.10 ohne somatisches Syndrom
.11 mit somatischem Syndrom

	F32.2	schwere depressive Episode ohne psychotische Symptome
	F32.3	schwere depressive Episode mit psychotischen Symptomen
	.30	mit synthymen psychotischen Symptomen
	.31	mit parathymen psychotischen Symptomen
	F32.8	sonstige depressive Episoden
	F32.9	nicht näher bezeichnete depressive Episode

F33 rezidivierende depressive Störung

- F33.0 rezidivierende depressive Störung, gegenwärtig leichte Episode
  - .00 ohne somatisches Syndrom
  - .01 mit somatischem Syndrom
- F33.1 rezidivierende depressive Störung, gegenwärtig mittelgradige Episode
  - .10 ohne somatisches Syndrom
  - .11 mit somatischem Syndrom
- F33.2 rezidivierende depressive Störung, gegenwärtig schwere Episode ohne psychotische Symptome
- F33.3 rezidivierende depressive Störung, gegenwärtig schwere Episode mit psychotischen Symptomen
  - .30 mit synthymen psychotischen Symptomen
  - .31 mit parathymen psychotischen Symptomen
- F33.4 rezidivierende depressive Störung, gegenwärtig remittiert
- F33.8 sonstige rezidivierende depressive Störungen
- F33.9 nicht näher bezeichnete depressive Störung

F34 anhaltende affektive Störungen

- F34.0 Zyklothymia
- F34.1 Dysthymia
- F34.8 sonstige anhaltende affektive Störungen
- F34.9 nicht näher bezeichnete anhaltende affektive Störung

F38 andere affektive Störungen

- F38.0 andere einzelne affektive Störungen
  - .00 gemischte affektive Episode
- F38.1 andere rezidivierende affektive Störungen
  - .10 rezidivierende kurze depressive Störung
- F38.8 sonstige näher bezeichnete affektive Störungen

F39 nicht näher bezeichnete affektive Störungen

F4 Neurotische, Belastungs- und somatoforme Störungen

F40 phobische Störungen
F40.0 Agoraphobie
.00 ohne Panikstörung
.01 mit Panikstörung
F40.1 soziale Phobien
F40.2 spezifische (isolierte) Phobien
F40.8 sonstige phobische Störungen
F40.9 nicht näher bezeichnete phobische Störung

F41 sonstige Angststörungen
F41.0 Panikstörung (episodisch paroxysmale Angst)
.00 mittelgradige Panikstörung
.01 schwere Panikstörung
F41.1 generalisierte Angststörung
F41.2 Angst und depressive Störung, gemischt
F41.3 sonstige gemischte Angststörungen
F41.8 sonstige näher bezeichnete Angststörungen
F41.9 nicht näher bezeichnete Angststörung

F42 Zwangsstörung
F42.0 vorwiegend Zwangsgedanken oder Grübelzwang
F42.1 vorwiegend Zwangshandlungen (Zwangsrituale)
F42.2 Zwangsgedanken und -handlungen, gemischt
F42.8 sonstige Zwangsstörungen
F42.9 nicht näher bezeichnete Zwangsstörung

F43 Reaktionen auf schwere Belastung und Anpassungsstörungen
F43.0 akute Belastungsreaktion
.00 leicht
.01 mittelgradig
.02 schwer
F43.1 posttraumatische Belastungsstörung
F43.2 Anpassungsstörungen
.20 kurze depressive Reaktion
.21 längere depressive Reaktion
.22 Angst und depressive Reaktion, gemischt
.23 mit vorherrschender Störung anderer Gefühle
.24 mit vorherrschender Störung des Sozialverhaltens
.25 mit gemischter Störung von Gefühlen und Sozialverhalten
.28 mit sonstigen näher bezeichneten vorherrschenden Symptomen

| | F43.8 | sonstige Reaktionen auf schwere Belastung |
| | F43.9 | nicht näher bezeichnete Reaktion auf schwere Belastung |

F44 dissoziative Störungen (Konversionsstörungen)
- F44.0 dissoziative Amnesie
- F44.1 dissoziative Fugue
- F44.2 dissoziativer Stupor
- F44.3 Trance und Besessenheitszustände
- F44.4 dissoziative Bewegungsstörungen
- F44.5 dissoziative Krampfanfälle
- F44.6 dissoziative Sensibilitäts- und Empfindungsstörungen
- F44.7 dissoziative Störungen (Konversionsstörungen), gemischt
- F44.8 sonstige dissoziative Störungen (Konversionsstörungen)
  - .80 Ganser Syndrom
  - .81 Multiple Persönlichkeitsstörung
  - .82 vorübergehende dissoziative Störungen (Konversionsstörungen) des Kindes- und Jugendalters
  - .88 sonstige näher bezeichnete dissoziative Störungen (Konversionsstörungen)
- F44.9 nicht näher bezeichnete dissoziative Störung (Konversionsstörung)

F45 somatoforme Störungen
- F45.0 Somatisierungsstörung
- F45.1 undifferenzierte Somatisierungsstörung
- F45.2 hypochondrische Störung
  - *.20 hypochondrische Störung (im engeren Sinne)*
  - *.21 Dysmorphophobie*
- F45.3 somatoforme autonome Funktionsstörung
  - .30 Herz und kardiovaskuläres System
  - .31 oberer Gastrointestinaltrakt
  - .32 unterer Gastrointestinaltrakt
  - .33 respiratorisches System
  - .34 urogenitales System
  - .38 sonstige Organe oder Organsysteme
- F45.4 anhaltende somatoforme Schmerzstörung
- F45.8 sonstige somatoforme Störungen
- F45.9 nicht näher bezeichnete somatoforme Störung

F48 sonstige neurotische Störungen
- F48.0 Neurasthenie
- F48.1 Depersonalisations-, Derealisationssyndrom
- F48.8 sonstige näher bezeichnete neurotische Störungen
- F48.9 nicht näher bezeichnete neurotische Störung

Übersicht über die Kategorien

F5 Verhaltensauffälligkeiten in Verbindung mit körperlichen Störungen und Faktoren

F50 **Essstörungen**
- F50.0 Anorexia nervosa
  - .00 *ohne aktive Maßnahmen zur Gewichtsabnahme*
  - .01 *mit aktiven Maßnahmen zur Gewichtsabnahme*
- F50.1 atypische Anorexia nervosa
- F50.2 Bulimia nervosa
- F50.3 atypische Bulimia nervosa
- F50.4 Essattacken bei sonstigen psychischen Störungen
- F50.5 Erbrechen bei psychischen Störungen
- F50.8 sonstige Essstörungen
- F50.9 nicht näher bezeichnete Essstörung

F51 **nichtorganische Schlafstörungen**
- F51.0 nichtorganische Insomnie
- F51.1 nichtorganische Hypersomnie
- F51.2 nichtorganische Störung des Schlaf-Wach-Rhythmus
- F51.3 Schlafwandeln (Somnambulismus)
- F51.4 Pavor nocturnus
- F51.5 Albträume
- F51.8 sonstige nichtorganische Schlafstörungen
- F51.9 nicht näher bezeichnete nichtorganische Schlafstörung

F52 **nichtorganische sexuelle Funktionsstörungen**
- F52.0 Mangel oder Verlust von sexuellem Verlangen
- F52.1 sexuelle Aversion und mangelnde sexuelle Befriedigung
  - .10 sexuelle Aversion
  - .11 mangelnde sexuelle Befriedigung
- F52.2 Versagen genitaler Reaktionen
- F52.3 Orgasmusstörung
- F52.4 Ejaculatio praecox
- F52.5 nichtorganischer Vaginismus
- F52.6 nichtorganische Dyspareunie
- F52.7 gesteigertes sexuelles Verlangen
- F52.8 sonstige nichtorganische sexuelle Funktionsstörungen
- F52.9 nicht näher bezeichnete nichtorganische sexuelle Funktionsstörung

F53 **psychische und Verhaltensstörungen im Wochenbett, nicht andernorts klassifiziert**
    F53.0   leichte psychische und Verhaltensstörungen im Wochenbett, nicht andernorts klassifiziert
    F53.1   schwere psychische und Verhaltensstörungen im Wochenbett, nicht andernorts klassifiziert
    F53.8   sonstige psychische und Verhaltensstörungen im Wochenbett, nicht andernorts klassifiziert
    F53.9   nicht näher bezeichnete psychische Störung im Wochenbett

F54 **psychische Faktoren und Verhaltenseinflüsse bei andernorts klassifizierten Krankheiten**

F55 **schädlicher Gebrauch von nicht abhängigkeitserzeugenden Substanzen**
    F55.0   Antidepressiva
    F55.1   Laxantien
    F55.2   Analgetika
    F55.3   Antazida
    F55.4   Vitamine
    F55.5   Steroide oder Hormone
    F55.6   näher bezeichnete pflanzliche oder Naturheilmittel
    F55.8   sonstige nicht abhängigkeitserzeugende Substanzen
    F55.9   nicht näher bezeichnet

F59 **nicht näher bezeichnete Verhaltensauffälligkeit mit körperlichen Störungen und Faktoren**

Übersicht über die Kategorien

F6 Persönlichkeits- und Verhaltensstörungen

F60 spezifische Persönlichkeitsstörungen
F60.0 paranoide Persönlichkeitsstörung
F60.1 schizoide Persönlichkeitsstörung
F60.2 dissoziale Persönlichkeitsstörung
F60.3 emotional instabile Persönlichkeitsstörung
.30 impulsiver Typ
.31 Borderline-Typ
F60.4 histrionische Persönlichkeitsstörung
F60.5 anankastische Persönlichkeitsstörung
F60.6 ängstliche (vermeidende) Persönlichkeitsstörung
F60.7 abhängige *(asthenische)* Persönlichkeitsstörung
F60.8 sonstige spezifische Persönlichkeitsstörungen
F60.9 nicht näher bezeichnete Persönlichkeitsstörung

F61 kombinierte und andere Persönlichkeitsstörungen
F61.0 kombinierte Persönlichkeitsstörungen
F61.1 störende Persönlichkeitsänderungen

F62 andauernde Persönlichkeitsänderungen, nicht Folge einer Schädigung oder Krankheit des Gehirns
F62.0 andauernde Persönlichkeitsänderung nach Extrembelastung
F62.1 andauernde Persönlichkeitsänderung nach psychischer Krankheit
F62.8 sonstige andauernde Persönlichkeitsänderungen
.80 Persönlichkeitsänderung bei chronischem Schmerzsyndrom
.88 sonstige andauernde Persönlichkeitsänderung
F62.9 nicht näher bezeichnete andauernde Persönlichkeitsänderung

F63 abnorme Gewohnheiten und Störungen der Impulskontrolle
F63.0 pathologisches Spielen
F63.1 pathologische Brandstiftung (Pyromanie)
F63.2 pathologisches Stehlen (Kleptomanie)
F63.3 Trichotillomanie
F63.8 sonstige abnorme Gewohnheiten und Störungen der Impulskontrolle
F63.9 nicht näher bezeichnete abnorme Gewohnheit oder Störung der Impulskontrolle

F64 Störungen der Geschlechtsidentität
F64.0 Transsexualismus
F64.1 Transvestitismus unter Beibehaltung beider Geschlechtsrollen
F64.2 Störung der Geschlechtsidentität des Kindesalters
F64.8 sonstige Störungen der Geschlechtsidentität
F64.9 nicht näher bezeichnete Störung der Geschlechtsidentität

F65 Störungen der Sexualpräferenz
F65.0 Fetischismus
F65.1 fetischistischer Transvestitismus
F65.2 Exhibitionismus
F65.3 Voyeurismus
F65.4 Pädophilie
F65.5 Sadomasochismus
F65.6 multiple Störungen der Sexualpräferenz
F65.8 sonstige Störungen der Sexualpräferenz
F65.9 nicht näher bezeichnete Störung der Sexualpräferenz

F66 psychische und Verhaltensstörungen in Verbindung mit der sexuellen Entwicklung und Orientierung
F66.0 sexuelle Reifungskrise
F66.1 ichdystone Sexualorientierung
F66.2 sexuelle Beziehungsstörung
F66.8 sonstige psychische und Verhaltensstörungen in Verbindung mit der sexuellen Entwicklung und Orientierung
F66.9 nicht näher bezeichnete psychische und Verhaltensstörungen in Verbindung mit der sexuellen Entwicklung und Orientierung

F68 andere Persönlichkeits- und Verhaltensstörungen bei Erwachsenen
F68.0 Entwicklung körperlicher Symptome aus psychischen Gründen
F68.1 absichtliches Erzeugen oder Vortäuschen von körperlichen oder psychischen Symptomen oder Behinderungen (artifizielle Störung)
F68.8 sonstige näher bezeichnete andere Persönlichkeits- und Verhaltensstörungen

F69 nicht näher bezeichnete Persönlichkeits- und Verhaltensstörung bei Erwachsenen

F7 Intelligenzminderung

F70 leichte Intelligenzminderung

F71 mittelgradige Intelligenzminderung

F72 schwere Intelligenzminderung

F73 schwerste Intelligenzminderung

F74 dissoziierte Intelligenz

F78 andere Intelligenzminderung

F79 nicht näher bezeichnete Intelligenzminderung

Mit der vierten Stelle kann das Ausmaß der begleitenden Verhaltensstörung näher gekennzeichnet werden:

      F7x.0   keine oder geringfügige Verhaltensstörung
      F7x.1   deutliche Verhaltensstörung, die Beobachtung oder Behandlung erfordert
      F7x.8   sonstige Verhaltensstörungen
      F7x.9   Verhaltensstörung nicht erwähnt

F8 Entwicklungsstörungen

F80 umschriebene Entwicklungsstörungen des Sprechens und der Sprache
F80.0 Artikulationsstörung
F80.1 expressive Sprachstörung
F80.2 rezeptive Sprachstörung
F80.3 erworbene Aphasie mit Epilepsie (Landau-Kleffner-Syndrom)
F80.8 sonstige Entwicklungsstörungen des Sprechens und der Sprache
F80.9 nicht näher bezeichnete Entwicklungsstörung des Sprechens und der Sprache

F81 umschriebene Entwicklungsstörungen schulischer Fertigkeiten
F81.0 *Lese- und Rechtschreibstörung*
F81.1 isolierte Rechtschreibstörung
F81.2 Rechenstörung
F81.3 kombinierte Störung schulischer Fertigkeiten
F81.8 sonstige Entwicklungsstörungen schulischer Fertigkeiten
F81.9 nicht näher bezeichnete Entwicklungsstörung schulischer Fertigkeiten

F82 umschriebene Entwicklungsstörung der motorischen Funktionen
F82.0 der Grobmotorik
F82.1 der Fein- und Graphomotorik
F82.2 der Mundmotorik
F82.3 der motorischen Funktionen, nicht näher bezeichnet

F83 kombinierte umschriebene Entwicklungsstörungen

F84 tiefgreifende Entwicklungsstörungen
F84.0 frühkindlicher Autismus
F84.1 atypischer Autismus
.10 mit atypischem Erkrankungsalter
.11 mit atypischer Symptomatologie
.12 mit atypischem Erkrankungsalter und atypischer Symptomatologie
F84.2 Rett-Syndrom
F84.3 andere desintegrative Störung des Kindesalters

F84.4 überaktive Störung mit Intelligenzminderung und Bewegungsstereotypien
F84.5 Asperger-Syndrom
F84.8 sonstige tiefgreifende Entwicklungsstörungen
F84.9 nicht näher bezeichnete tiefgreifende Entwicklungsstörung

F88 andere Entwicklungsstörungen

F89 nicht näher bezeichnete Entwicklungsstörung

F9 Verhaltens- und emotionale Störungen mit Beginn in der Kindheit und Jugend

F90 **hyperkinetische Störungen**
F90.0 einfache Aktivitäts- und Aufmerksamkeitsstörung
F90.1 hyperkinetische Störung des Sozialverhaltens
F90.8 sonstige hyperkinetische Störungen
F90.9 nicht näher bezeichnete hyperkinetische Störung

F91 **Störungen des Sozialverhaltens**
F91.0 auf den familiären Rahmen beschränkte Störung des Sozialverhaltens
F91.1 Störung des Sozialverhaltens bei fehlenden sozialen Bindungen
F91.2 Störung des Sozialverhaltens bei vorhandenen sozialen Bindungen
F91.3 Störung des Sozialverhaltens mit oppositionellem, aufsässigen Verhalten
F91.8 sonstige Störungen des Sozialverhaltens
F91.9 nicht näher bezeichnete Störung des Sozialverhaltens

F92 **kombinierte Störung des Sozialverhaltens und der Emotionen**
F92.0 Störung des Sozialverhaltens mit depressiver Störung
F92.8 sonstige kombinierte Störungen des Sozialverhaltens und der Emotionen
F92.9 nicht näher bezeichnete kombinierte Störung des Sozialverhaltens und der Emotionen

F93 **emotionale Störungen des Kindesalters**
F93.0 emotionale Störung mit Trennungsangst des Kindesalters
F93.1 phobische Störung des Kindesalters
F93.2 Störung mit sozialer Ängstlichkeit des Kindesalters
F93.3 emotionale Störung mit Geschwisterrivalität
F93.8 sonstige emotionale Störungen des Kindesalters
.80 generalisierte Angststörung des Kindesalters
F93.9 nicht näher bezeichnete emotionale Störung des Kindesalters

F94 **Störungen sozialer Funktionen mit Beginn in der Kindheit und Jugend**
F94.0 elektiver Mutismus
F94.1 reaktive Bindungsstörung des Kindesalters

F94.2 Bindungsstörung des Kindesalters mit Enthemmung
F94.8 sonstige Störungen sozialer Funktionen im Kindesalter
F94.9 nicht näher bezeichnete Störung sozialer Funktionen im Kindesalter

F95 Ticstörungen
F95.0 vorübergehende Ticstörung
F95.1 chronische motorische oder vokale Ticstörung
F95.2 kombinierte, vokale und multiple motorische Tics (Tourette-Syndrom)
F95.8 sonstige Ticstörungen
F95.9 nicht näher bezeichnete Ticstörung

F98 andere Verhaltens- und emotionale Störungen mit Beginn in der Kindheit und Jugend
F98.0 nichtorganische Enuresis
.00 nur Enuresis nocturna
.01 nur Enuresis diurna
.02 Enuresis nocturna et diurna
F98.1 nichtorganische Enkopresis
.10 mangelhafte Entwicklung der physiologischen Darmkontrolle
.11 Absetzen normaler Faeces an unpassenden Stellen bei adäquater physiologischer Darmkontrolle
.12 Einkoten bei sehr flüssigen Faeces (z. B. Überlaufeinkoten bei Retention)
F98.2 Fütterstörung im Säuglings- und Kindesalter
F98.3 Pica im Kindesalter
F98.4 stereotype Bewegungsstörungen
.40 ohne Selbstverletzungen
.41 mit Selbstverletzungen
.42 gemischt
F98.5 Stottern
F98.6 Poltern
F98.8 sonstige näher bezeichnete Verhaltens- und emotionale Störungen mit Beginn in der Kindheit und Jugend
F98.9 nicht näher bezeichnete Verhaltens- und emotionale Störung mit Beginn in der Kindheit und Jugend

F99 Nicht näher bezeichnete psychische Störung

F0 Organische, einschließlich symptomatischer psychischer Störungen

Demenz

G1. Nachweis aller folgenden Bedingungen:

1. Eine **Abnahme des Gedächtnisses,** die am deutlichsten beim Lernen neuer Information und in schwereren Fällen auch bei der Erinnerung früher erlernter Informationen auffällt. Die Beeinträchtigung betrifft verbales und nonverbales Material. Die Abnahme sollte objektiv verifiziert werden durch eine Fremdanamnese, sowie möglichst durch eine neuropsychologische Untersuchung oder quantifizierte kognitive Verfahren. Der Schweregrad sollte folgendermaßen abgeschätzt werden (die leichte Beeinträchtigung gilt dabei als «Schwellenwert» für die Diagnose):

   Leichte Beeinträchtigung: Ein Grad des Gedächtnisverlustes, der die täglichen Aktivitäten zwar beeinträchtigt, aber nicht so schwerwiegend ist, dass ein unabhängiges Leben unmöglich wird. In der Hauptsache ist das Lernen neuen Materials betroffen. Zum Beispiel haben die Betroffenen Schwierigkeiten bei der Aufnahme, dem Speichern und Wiedergeben von alltäglichen Dingen, z. B. wo etwas hingelegt wurde, soziale Verabredungen oder kürzlich von Familienmitgliedern mitgeteilte Informationen.

   Mittelgradige Beeinträchtigung: Ein Ausmaß an Gedächtnisstörung, das eine ernste Behinderung für ein unabhängiges Leben darstellt. Nur gut gelerntes oder sehr vertrautes Material wird behalten. Neue Informationen werden nur gelegentlich und sehr kurz behalten. Die Betroffenen sind nicht in der Lage, sich an grundlegende Informationen darüber, wo sie leben, was sie vor kurzem getan haben, oder an Namen vertrauter Personen zu erinnern.

   Schwere Beeinträchtigung: Schwerer Gedächtnisverlust mit vollständiger Unfähigkeit, neue Informationen zu behalten. Nur Fragmente von früher Gelerntem bleiben übrig. Die Betroffenen erkennen nicht einmal mehr enge Verwandte.

2. Eine **Abnahme anderer kognitiver Fähigkeiten,** charakterisiert durch eine Verminderung der Urteilsfähigkeit und des Denkvermögens, wie z. B. der Fähigkeit zu planen und zu organisieren und der Informationsverarbeitung. Dies sollte, wenn möglich, durch eine Fremdanamnese und eine neuropsychologische Untersuchung oder quantifizierte objektive Verfahren nachgewiesen werden. Die Verminderung der früher höheren Leistungsfähigkeit sollte nachgewiesen werden. Der Schweregrad der intellektuellen Beeinträchtigung sollte folgendermaßen abgeschätzt werden (die leichte Beeinträchtigung gilt dabei als «Schwellenwert» für die Diagnose):

Leichte Beeinträchtigung: Die Abnahme kognitiver Fähigkeiten beeinträchtigt die Leistungsfähigkeit im täglichen Leben, macht die Betroffenen aber nicht von anderen abhängig. Komplizierte tägliche Aufgaben oder Freizeitbeschäftigungen können nicht ausgeführt werden.

Mittelgradige Beeinträchtigung: Die Abnahme der kognitiven Fähigkeiten führt dazu, dass die Betroffenen nicht ohne Hilfe eines anderen im täglichen Leben, wie z. B. mit dem Einkaufen sowie im Umgang mit Geld, zurechtkommen. Zuhause werden nur einfache Tätigkeiten beibehalten. Die Tätigkeiten werden zunehmend eingeschränkt und kaum durchgehalten.

Schwere Beeinträchtigung: Der kognitive Abbau ist durch das Fehlen oder das so gut wie vollständige Fehlen nachvollziehbarer Gedankengänge charakterisiert.

Der Gesamtschweregrad der Demenz wird am besten bestimmt durch das Ausmaß der Gedächtnis- *oder* der anderen kognitiven Leistungseinbußen, je nachdem welche Beeinträchtigung schwerwiegender ist (z. B. eine leichte Beeinträchtigung der Gedächtnisleistung und eine mittelschwere Beeinträchtigung der intellektuellen Fähigkeiten zeigen eine Demenz mittleren Schweregrades an).

G2. Um G1. eindeutig nachweisen zu können, muss die Wahrnehmung der Umgebung ausreichend lange erhalten geblieben sein (d. h. Fehlen einer Bewusstseinstrübung, wie in F05, Kriterium A., definiert). Bestehen gleichzeitig delirante Episoden, sollte die Diagnose Demenz aufgeschoben werden.

G3. Die Verminderung der Affektkontrolle und des Antriebs oder eine Veränderung des Sozialverhaltens manifestiert sich in mindestens einem der folgenden Merkmale:

1. emotionale Labilität

2. Reizbarkeit
3. Apathie
4. Vergröberung des Sozialverhaltens.

G4. Für eine sichere klinische Diagnose sollte G1 mindestens sechs Monate vorhanden sein. Wenn der Verlauf seit dem manifesten Krankheitsbeginn kürzer ist, kann die Diagnose nur vorläufig gestellt werden.

Kommentar: Die Diagnose wird außerdem durch den Nachweis eines Abbaus weiterer höherer kortikaler Funktionen wie Aphasie, Agnosie und Apraxie gestützt.

Die Beurteilung von unabhängigem Leben und der Entwicklung von Hilfsbedürftigkeit (u. a.) bedarf der Berücksichtigung kultureller Erwartungen und Zusammenhänge.

Für die Demenz wird hier eine Mindestdauer von sechs Monaten gefordert, um Verwechslungen mit reversiblen Zuständen mit identischen Verhaltensmustern zu vermeiden (z. B. traumatisches subdurales Hämatom (S06.5), Normaldruck-Hydrozephalus (G91.2) und diffuse oder fokale Gehirnverletzungen (S06.2, S06.3)).

Eine *fünfte Stelle* kann zur Kennzeichnung begleitend auftretender Symptome der Demenz, Kategorien F00–F03 (F00 Demenz bei Alzheimer Krankheit, F01 vaskuläre Demenz, F02 Demenz bei andernorts klassifizierten Krankheiten und F03 nicht näher bezeichnete Demenz) wie folgt verwendet werden:

.x0 *ohne zusätzliche Symptome*
.x1 *zusätzliche Symptome, vorwiegend wahnhaft*
.x2 *zusätzliche Symptome, vorwiegend halluzinatorisch*
.x3 *zusätzliche Symptome, vorwiegend depressiv*
.x4 *zusätzliche gemischte Symptome.*

Mit einer *sechsten* Stelle kann der Schweregrad der Demenz näher gekennzeichnet werden:

.xx0 *leicht*
.xx1 *mittelgradig*
.xx2 *schwer.*

Wie bereits oben erwähnt, richtet sich der Gesamtschweregrad der Demenz nach dem Niveau der Gedächtnis- *oder* der intellektuellen Leistung, je nachdem welche schwerer beeinträchtigt ist.

F00* Demenz bei Alzheimer-Krankheit (G30⁺)

A. Die allgemeinen Kriterien für eine Demenz (G1.–G4.) müssen erfüllt sein.

B. In der Anamnese, bei der körperlichen Untersuchung oder auf Grund spezieller Untersuchungen gibt es keinen Hinweis auf eine andere Ursache der Demenz (z. B. zerebrovaskuläre Erkrankung, HIV Krankheit, Normaldruck-Hydrozephalus, Parkinson- oder Huntington-Krankheit), eine Systemerkrankung (z. B. Hypothyreose, Vitamin B12- oder Folsäuremangel, Hyperkalzämie) oder auf einen Alkohol oder Substanzmissbrauch.

Kommentar: Die Diagnose wird gesichert durch den postmortalen Nachweis über das Altersmaß hinausgehender neurofibrillärer Verklumpungen und neuritischer Plaques.

Die folgenden Merkmale stützen die Diagnose, sind aber nicht notwendig: Beteiligung kortikaler Funktionen, nachgewiesen durch Aphasie, Agnosie oder Apraxie; Abnahme von Motivation und Antrieb, was zu Apathie und einem Mangel an Spontanität führt; Reizbarkeit und Störung des Sozialverhaltens; Nachweis einer zerebralen Atrophie auf Grund spezieller Untersuchungen, besonders, wenn eine Zunahme im Zeitverlauf nachweisbar ist.

In fortgeschrittenen, schweren Fällen können parkinsonähnliche extrapyramidale Veränderungen, Logoklonie und epileptische Anfälle auftreten.

Beschreibung von Merkmalen möglicher Subgruppen:

Da es möglicherweise Subgruppen gibt, wird vorgeschlagen, die folgenden charakteristischen Merkmale als Basis für eine weitere Klassifikation festzuhalten: Alter bei Ersterkrankung, Ausmaß der Progredienz, Konfiguration der klinischen Merkmale, besonders das relative Vorherrschen (oder Fehlen) von Temporal-, Parietal- oder Frontallappensymptomatik; jede neuropathologische und neurochemische Abweichung und ihr Muster.

Die Einteilung der Demenz vom Alzheimer Typ kann zurzeit auf zwei Arten vorgenommen werden: Erstens kann die Alzheimer-Krankheit anhand des Krankheitsbeginnes, als früh oder spät beginnend bezeichnet werden, mit einem Trennpunkt bei 65 Jahren; oder zweitens je nachdem, ob die Symptome der Betroffenen zum Syndrom des früh oder spät beginnenden Typus passen.

Es sollte beachtet werden, dass es wahrscheinlich keine strenge Trennung zwischen dem früh und spät beginnenden Typus gibt. Der früh beginnende

Typus kann im späteren Leben auftreten, so wie der spät beginnende Typus gelegentlich vor dem 65. Lebensjahr auftreten kann.

Die folgenden Kriterien sollen F00.0 und F00.1 differenzieren. Dabei ist aber zu bedenken, dass diese Unterteilung immer noch kontrovers diskutiert wird.

F00.0* Demenz bei Alzheimer-Krankheit mit frühem Beginn (G30.0+)

1. Die Kriterien für die Demenz bei Alzheimer-Krankheit (F00) müssen erfüllt sein und der Krankheitsbeginn liegt vor dem 65. Lebensjahr.

2. Außerdem muss mindestens eine der folgenden Bedingungen erfüllt sein:

   a. Nachweis eines relativ plötzlichen Beginns und einer raschen Progredienz
   b. Zusätzlich zur Gedächtnisstörung eine amnestische oder sensorische Aphasie, Agraphie, Alexie, Akalkulie oder Apraxie (als Hinweis auf das Vorliegen einer temporalen, parietalen und/oder frontalen Beteiligung).

F00.1* Demenz bei Alzheimer-Krankheit mit spätem Beginn (G30.1+)

1. Die Kriterien für die Demenz bei Alzheimer-Krankheit (F00) müssen erfüllt sein und der Krankheitsbeginn liegt bei 65 Jahren oder darüber.

2. Außerdem muss mindestens eine der folgenden Bedingungen erfüllt sein:

   a. Nachweis eines sehr langsamen Beginns und einer allmählichen Progredienz (die Geschwindigkeit der letzteren wird nur retrospektiv nach einem Verlauf von drei oder mehr Jahren deutlich)
   b. Vorherrschen der Gedächtnisstörung (G1.1) gegenüber der intellektuellen Beeinträchtigung (G1.2) (siehe allgemeine Kriterien für Demenz).

F00.2* Demenz bei Alzheimer-Krankheit, atypische oder gemischte Form (G30.8+)

Der Begriff und der Kode sollte für Demenzen verwandt werden, die deutlich atypische Merkmale zeigen oder Kriterien vom früh und spät beginnenden Typ der Alzheimer-Krankheit erfüllen. Auch gemischte Demenzen, Alzheimer-Demenz und vaskuläre Demenz, sollen hier verschlüsselt werden.

F00.9* nicht näher bezeichnete Demenz bei Alzheimer-Krankheit (G30.9+)

F0 organische Störungen

F01 vaskuläre Demenz

G1. Die allgemeinen Kriterien für eine Demenz (G1.–G4.) müssen erfüllt sein.

G2. Ungleiche Verteilung der Defizite höherer kognitiver Funktionen, von denen einige betroffen, andere relativ verschont sind. So kann das Gedächtnis eindeutig eingeschränkt sein, während das Denken, Urteilen und die Informationsverarbeitung nur mäßig beeinträchtigt sind.

G3. Nachweis einer fokalen Hirnschädigung, die durch ein oder mehrere der folgenden Merkmale angezeigt wird:

1. einseitige spastische Hemiparese der Gliedmaßen
2. einseitig gesteigerte Muskeleigenreflexe
3. positiver Babinskireflex
4. Pseudobulbärparalyse.

G4. Eindeutiger Nachweis einer zerebrovaskulären Krankheit aus der Anamnese, auf Grund von Untersuchungen oder besonderen Tests, die für die Demenz verantwortlich gemacht werden kann (z. B. Insultanamnese, Nachweis einer zerebralen Infarzierung).

Folgende Kriterien können zur Unterteilung der vaskulären Demenz verwendet werden. Es ist aber zu bedenken, dass die Brauchbarkeit dieser Unterscheidung nicht allgemein akzeptiert wird.

F01.0 vaskuläre Demenz mit akutem Beginn

A. Die allgemeinen Kriterien für eine vaskuläre Demenz (F01) müssen erfüllt sein.

B. Die Demenz entwickelt sich plötzlich (d. h. gewöhnlich innerhalb eines Monats, aber nicht über einen Zeitraum von drei Monaten hinaus) nach einer Reihe von Schlaganfällen oder seltener nach einem einzelnen größeren Hirninfarkt.

F01.1 Multiinfarktdemenz

A. Die allgemeinen Kriterien für eine vaskuläre Demenz (F01) müssen erfüllt sein.

B. Der Beginn erfolgt allmählich (d. h. innerhalb von drei bis sechs Monaten) nach mehreren kleineren ischämischen Episoden.

Kommentar: Es wird eine Häufung von Infarkten im Hirngewebe angenommen. Zwischen den ischämischen Episoden können Phasen von aktueller klinischer Besserung vorkommen.

F01.2 subkortikale vaskuläre Demenz

A. Die allgemeinen Kriterien für eine vaskuläre Demenz (F01) müssen erfüllt sein.

B. Arterieller Hypertonus (Bluthochdruck) in der Anamnese.

C. Auf Grund klinischer Untersuchung und spezieller Untersuchungsmethoden Nachweis einer vaskulären Krankheit im Marklager der Hemisphären ohne Schädigung der Hirnrinde.

F01.3 gemischte kortikale und subkortikale vaskuläre Demenz

Gemischte, kortikale und subkortikale Elemente der vaskulären Demenz werden auf Grund der klinischen Merkmale, der Untersuchungsergebnisse, einschließlich der Sektion, oder beidem vermutet.

F01.8 sonstige vaskuläre Demenzformen

F01.9 nicht näher bezeichnete vaskuläre Demenz

F02* Demenz bei andernorts klassifizierten Krankheiten

F02.0* Demenz bei Pick-Krankheit (G31.0⁺)

A. Die allgemeinen Kriterien für eine Demenz (G1.–G4.) müssen erfüllt sein.

B. Langsamer Beginn mit fortschreitendem Abbau.

C. Vorwiegen von Frontalhirnsymptomen, nachgewiesen durch zwei oder mehr der folgenden Merkmale:

1. emotionale Verflachung
2. Vergröberung des Sozialverhaltens
3. Enthemmung
4. Apathie oder Ruhelosigkeit
5. Aphasie.

D. In den frühen Stadien relativer Erhalt des Gedächtnisses und der Parietallappenfunktionen.

F02.1* Demenz bei Creutzfeldt-Jacob-Krankheit (A81.0⁺)

A. Die allgemeinen Kriterien für eine Demenz (G1.–G4.) müssen erfüllt sein.

B. Sehr rasch progrediente Demenz mit Desintegration aller höheren zerebralen Funktionen.

C. Es treten eines oder mehrere der folgenden neurologischen Symptome und Anzeichen, gewöhnlich nach oder zusammen mit Beginn der Demenz, auf:

1. Pyramidenbahnzeichen
2. extrapyramidale Symptome
3. zerebelläre Symptome
4. Aphasie
5. Sehstörungen.

Kommentar: Das typische Terminalstadium ist ein akinetisches, mutistisches Zustandsbild. Eine amyothrophische Variante kann vorkommen, bei der die neurologischen Symptome dem Beginn der Demenz vorausgehen. Die Wahrscheinlichkeit der Diagnose wird durch ein charakteristisches Elektroenzephalogramm (periodische Spikes bei langsamer niedergespannter Hintergrundaktivität) erhöht, wenn es zusammen mit den oben beschrieben klinischen Zeichen auftritt. Die Diagnose kann jedoch nur durch eine neuropathologische Untersuchung (Neuronenverlust, Astrozytose und spongiöse Veränderungen) gesichert werden. Diese sollte wegen der Infektionsgefahr nur unter speziellen Vorsichtsmaßnahmen durchgeführt werden.

F02.2* Demenz bei Chorea Huntington (G10⁺)

A. Die allgemeinen Kriterien für eine Demenz (G1.–G4.) müssen erfüllt sein.

B. Die subkortikalen Funktionen sind gewöhnlich zuerst betroffen und ihr Ausfall dominiert das Bild der Demenz. Charakteristisch dafür sind zum Beispiel die Denkverlangsamung, die Bewegungsabnahme und die Persönlichkeitsveränderung mit Apathie oder Depression.

C. Vorliegen von unwillkürlichen choreatiformen Bewegungen, typischerweise im Gesicht, mit den Händen und Schultern oder im Gangbild. Die Betroffenen können versuchen, diese zu verbergen, indem sie sie in willkürliche Aktionen verwandeln.

D. In der Familienanamnese kommt eine Huntington-Krankheit bei einem Elternteil oder einem Geschwister vor, oder die weitere Familienanamnese macht diese Krankheit wahrscheinlich.

E. Fehlen klinischer Merkmale, die eine andere Erklärung für die abnormen Bewegungen darstellen könnten.

Komm*entar:* Zusätzlich zu diesen unwillkürlichen choreatiformen Bewegungen kann sich eine extrapyramidale Rigidität oder eine Spastik mit pyramidalen Zeichen entwickeln.

F02.3* Demenz bei primärem Parkinson-Syndrom (G20⁺)

A. Die allgemeinen Kriterien für eine Demenz (G1.–G4.) müssen erfüllt sein.

B. Vorliegen einer Parkinson-Krankheit.

C. Die kognitiven Beeinträchtigungen sind nicht als Folge der Antiparkinsonmedikation zu verstehen.

D. In der Anamnese, der körperlichen Untersuchung oder auf Grund spezieller Untersuchungen gibt es keinen Hinweis auf eine andere Ursache der Demenz, einschließlich anderer zerebraler Krankheiten, Verletzungen oder Funktionsstörungen (z. B. zerebrovaskuläre Krankheit, HIV-Krankheit, Normaldruck-Hydrozephalus, Chorea Huntington), auf eine

Systemerkrankung (z. B. Hypothyreose, Vitamin B12- oder Folsäuremangel, Hyperkalzämie) oder auf einen Alkohol- oder Substanzmissbrauch.

Wenn die Kriterien für eine Demenz bei Alzheimer-Krankheit mit spätem Beginn (F00.1) ebenfalls erfüllt sind, sollte die Kategorie F00.1 zusammen mit der Kodierung G20, Parkinson-Krankheit, verwendet werden.

F02.4* Demenz bei HIV-Krankheit (Humane-Immundefizienz-Viruskrankheit) (B22.0⁺)

A. Die allgemeinen Kriterien für eine Demenz (G1.–G4.) müssen erfüllt sein.

B. Diagnose einer HIV-Infektion.

C. In der Anamnese, der körperlichen Untersuchung oder auf Grund spezieller Untersuchungen gibt es keinen Hinweis auf eine andere Ursache der Demenz, einschließlich anderer zerebraler Krankheiten, Verletzungen oder Funktionstörungen (z. B. Alzheimer-Krankheit, zerebrovaskuläre Krankheit, Normaldruck-Hydrozephalus, Parkinson- oder Huntington-Krankheit), auf eine Systemerkrankung (z. B. Hypothyreose, Vitamin B12- oder Folsäuremangel, Hyperkalzämie) oder auf einen Alkohol- oder Substanzmissbrauch.

F02.8* Demenz bei sonstigen, näher bezeichneten, andernorts klassifizierten Krankheiten

Eine Demenz kann sich als Ausdruck oder Folge einer Vielzahl zerebraler und sonstiger somatischer Zustände entwickeln. Zur Spezifizierung der Ätiologie sollte der ICD-10 Kode der zugrundeliegenden Störung hinzugefügt werden (Beispiele s. Klinisch-diagnostische Leitlinien).

F03 nicht näher bezeichnete Demenz

Diese Kategorie soll verwendet werden, wenn die allgemeinen Kriterien für eine Demenz erfüllt sind, es aber nicht möglich ist, sich auf eine spezifische Untergruppe (F00.0–F02.9) festzulegen.

F04 Organisches amnestisches Syndrom, nicht durch Alkohol oder andere psychotrope Substanzen bedingt

A. Gedächtnisstörungen in zwei Bereichen:

   1. Störung des Kurzzeitgedächtnisses (beeinträchtigtes Lernen neuen Materials) in einem das tägliche Leben beeinflussenden Ausmaß
   2. verminderte Fähigkeit, sich an vergangene Erlebnisse zu erinnern.

B. Fehlen

   1. einer Störung des Immediatgedächtnisses (der unmittelbaren Wiedergabe) (geprüft z. B. durch Zahlennachsprechen)
   2. von Bewusstseinstrübung und Auffassungsstörungen, wie in F05, Kriterium A. definiert
   3. eines allgemeinen Abbaus intellektueller Fähigkeiten (Demenz).

C. Objektiver (auf Grund körperlicher, neurologischer und laborchemischer Untersuchungen) und/oder anamnestischer Nachweis eines Insultes oder einer Gehirnerkrankung (die besonders bilateral dienzephale und mediotemporale Strukturen betrifft, außer einer Alkoholenzephalopathie), die für die unter A. beschriebenen klinischen Manifestationen verantwortlich gemacht werden kann.

Kommentar: Zusätzliche Merkmale, einschließlich Konfabulationen, affektive Veränderungen (Apathie, Entschlusslosigkeit) und Mangel an Einsichtsfähigkeit sind hilfreiche zusätzliche Hinweise auf die Diagnose, aber nicht immer vorhanden.

F05 Delir, nicht durch Alkohol oder andere psychotrope Substanzen bedingt

A. Bewusstseinsstörung (Bewusstseinstrübung), d. h. verminderte Klarheit in der Umgebungswahrnehmung, mit einer reduzierten Fähigkeit, die Aufmerksamkeit zu fokussieren, aufrechtzuerhalten und umzustellen.

B. Störung der Kognition, manifestiert durch die zwei folgenden Merkmale:

   1. Beeinträchtigung des Immediatgedächtnisses (der unmittelbaren Wiedergabe) und des Kurzzeitgedächtnisses bei relativ intaktem Langzeitgedächtnis
   2. Desorientierung zu Zeit, Ort oder Person.

C. Mindestens eine der folgenden psychomotorischen Störungen:

   1. rascher, nicht vorhersagbarer Wechsel zwischen Hypo- und Hyperaktivität
   2. verlängerte Reaktionszeit
   3. vermehrter oder verminderter Redefluss
   4. verstärkte Schreckreaktion.

D. Störung des Schlafs oder des Schlaf-Wach-Rhythmus, mindestens durch eins der folgenden Merkmale manifestiert:

   1. Schlafstörung, in schweren Fällen völlige Schlaflosigkeit, mit oder ohne Schläfrigkeit am Tage oder Umkehr des Schlaf-Wach-Rhythmus
   2. nächtliche Verschlimmerung der Symptome
   3. unangenehme Träume oder Albträume, die nach dem Erwachen als Halluzinationen oder Illusionen weiterbestehen können.

E. Plötzlicher Beginn und Änderung der Symptomausprägung im Tagesverlauf

F. Objektiver Nachweis auf Grund der Anamnese, der körperlichen, neurologischen und laborchemischen Untersuchungen einer zugrundeliegenden zerebralen oder systemischen Krankheit (außer einer durch psychotrope Substanzen bedingten), die für die klinischen Symptome A. bis E. verantwortlich gemacht werden kann.

Kommentar: Affektive Störungen wie Depression, Angst oder Furcht, Reizbarkeit, Euphorie, Apathie oder staunende Ratlosigkeit, Wahrnehmungsstörungen (Illusionen oder Halluzinationen, meist optische) und flüchtige Wahnideen sind typisch, aber für die Diagnose nicht spezifisch.

Mit der vierten Stelle soll kodiert werden, ob das Delir eine Demenz überlagert oder nicht:

F05.0   Delir ohne Demenz

F05.1   Delir bei Demenz

F05.8   sonstige Delirformen

F05.9   nicht näher bezeichnetes Delir

F06 andere psychische Störungen auf Grund einer Schädigung oder Funktionsstörung des Gehirns oder einer körperlichen Krankheit

G1. Objektiver Nachweis (auf Grund körperlicher, neurologischer und laborchemischer Untersuchungen) und/oder Anamnese einer zerebralen Krankheit, Schädigung oder Funktionsstörung oder einer systemischen Krankheit, von der bekannt ist, dass sie eine zerebrale Funktionsstörung verursachen kann, einschließlich Hormonstörungen (außer durch Alkohol- oder psychotrope Substanzen bedingte Krankheiten) und Effekte, die durch nicht psychoaktive Substanzen bedingt sind.

G2. Ein wahrscheinlicher Zusammenhang zwischen der Entwicklung (oder einer deutlichen Verschlechterung) der zugrundeliegenden Krankheit, Schädigung oder Funktionsstörung und der psychischen Störung, deren Symptome gleichzeitig oder verzögert auftreten.

G3. Rückbildung oder deutliche Besserung der psychischen Störung nach Rückbildung oder Besserung der vermutlich zu Grunde liegenden Ursache.

G4. Kein ausreichender oder überzeugender Beleg für eine andere Verursachung der psychischen Störung, wie z. B. eine sehr belastete Familienanamnese für eine klinisch gleiche oder ähnliche Störung.

Wenn die Kriterien G1., G2., und G4. zutreffen, ist eine vorläufige Diagnose gerechtfertigt; wird zusätzlich G3. nachgewiesen, kann die Diagnose als sicher gelten..

F06.0 organische Halluzinose

A. Die allgemeinen Kriterien für F06 müssen erfüllt sein.

B. Das klinische Bild wird von ständigen oder immer wieder auftretenden (meist optischen oder akustischen) Halluzinationen dominiert.

C. Auftreten der Halluzinationen bei klarer Bewusstseinslage.

Kommentar: Es kann eine wahnhafte Verarbeitung der Halluzinationen, ebenso wie eine vollständige oder teilweise erhaltene Einsichtsfähigkeit vorliegen. Diese Merkmale sind für die Diagnose nicht entscheidend.

F06.1 organische katatone Störung

A. Die allgemeinen Kriterien für F06 müssen erfüllt sein.

B. Eines der folgenden Kriterien muss erfüllt sein:

1. Stupor, d. h. ausgeprägte Verminderung oder Fehlen willkürlicher Bewegungen und der Sprache, sowie der normalen Reaktionen auf Licht, Geräusche und Berührung, bei erhaltenem normalen Muskeltonus, statischer Haltung und Atmung (oft mit Einschränkung der koordinierten Augenbewegungen)
2. Negativismus (aktiver Widerstand gegen passive Bewegungen der Glieder oder des Körpers) oder rigide Haltungsstereotypien.

C. Katatone Erregung (starke Hypermotilität von chaotischer Qualität mit oder ohne Tendenz zur Fremdgefährdung).

D. Rascher und unvorhersagbarer Wechsel von Stupor und Erregung.

Kommentar: Die Sicherheit der Diagnose steigt bei Vorliegen weiterer katatoner Phänomene wie z. B. Stereotypien, wächserner Biegsamkeit und Impulshandlungen. Ein Delir sollte sorgfältig ausgeschlossen werden. Es ist allerdings noch nicht bekannt, ob eine organische katatone Störung immer bei klarer Bewusstseinslage auftritt oder ob sie eine atypische Manifestation eines Delirs darstellt, bei dem die Kriterien A., B. und D. nur schwach ausgeprägt sind und das Kriterium C. ganz im Vordergrund steht.

F06.2 organische wahnhafte (schizophreniforme) Störungen

A. Die allgemeinen Kriterien für F06 müssen erfüllt sein.

B. Das klinische Bild wird durch Wahnideen bestimmt (Verfolgungswahn, Wahn körperlicher Veränderung, Krankheits-, Todes- und Eifersuchtswahn), die einen unterschiedlichen Grad an Systematisierung aufweisen.

C. Das Bewusstsein ist klar und das Gedächtnis intakt.

Kommentar: Weitere Merkmale vervollständigen das klinische Bild, sind aber nicht immer vorhanden: Halluzinationen (alle Qualitäten), schizophrene Denkstörungen, isolierte katatone Symptome wie Stereotypien, Negativismus oder Impulshandlungen.

Das klinische Bild kann die symptomatologischen Kriterien für eine Schizophrenie (F20), eine anhaltende wahnhafte Störung (F22) oder eine akute vorübergehende psychotische Störung (F23) erfüllen. Wenn das Zustandsbild jedoch auch die allgemeinen Kriterien für eine wahrscheinlich organische Ätiologie erfüllt, wie in der Einleitung dieses Abschnittes F06 beschrieben, sollte es hier klassifiziert werden. Grenzwertige oder nicht spezifische Befunde, wie erweiterte Hirnventrikel oder «weiche» neurologische Befunde sind keine ausreichende Basis für das Kriterium F06 G1.

F06.3 organische affektive Störungen

A. Die allgemeinen Kriterien für F06 müssen erfüllt sein.

B. Die Kriterien für eine affektive Störung F30 bis F32 müssen erfüllt sein.

Die Diagnose einer affektiven Störung wird durch die fünfte Stelle differenziert:

  F06.30 *organische manische Störung*
  F06.31 *organische bipolare Störung*
  F06.32 *organische depressive Störung*
  F06.33 *organische gemischte affektive Störung.*

F06.4 organische Angststörung

A. Die allgemeinen Kriterien für F06 müssen erfüllt sein.

B. Die Kriterien für F41.0 oder F41.1 müssen erfüllt sein.

F06.5 organische dissoziative Störung

A. Die allgemeinen Kriterien für F06 müssen erfüllt sein.

B. Die Kriterien für eine der Kategorien F44.0 bis F44.8 müssen erfüllt sein.

F06.6 organische emotional labile (asthenische) Störung

A. Die allgemeinen Kriterien für F06 müssen erfüllt sein.

B. Das klinische Bild wird durch Affektlabilität bestimmt (unkontrollierter, unbeständiger und wechselnder Ausdruck von Emotionen).

C. Es bestehen verschiedene unangenehme körperliche Empfindungen wie Schwindel, akute und chronische Schmerzen.

Kommentar: Ermüdbarkeit und Lustlosigkeit (Asthenie) sind häufig vorhanden, aber nicht entscheidend für die Diagnose.

F06.7 leichte kognitive Störung

Kommentar: Die Bedeutung dieser Störung wird untersucht. Die speziellen Forschungskriterien müssen als vorläufig angesehen werden. Die Störung wurde aber hier aufgenommen, um weitere Informationen zu erlangen, die ihre Differenzierung von Störungen wie der Demenz (F00–F03), dem organischen amnestischen Syndrom (F04), dem Delir (F05) und einzelnen Störungen in F07 erlauben.

A. Die allgemeinen Kriterien für F06 müssen erfüllt sein.

B. Vorliegen einer Störung kognitiver Funktionen während der meisten Zeit innerhalb von mindestens zwei Wochen, berichtet von den Betroffenen selbst oder einem sicher informierten Dritten. Die Störung äußert sich in Schwierigkeiten auf einem der folgenden Gebiete:

　1. Gedächtnis (besonders Wiedererinnern) oder Lernen von neuem Material
　2. Aufmerksamkeit oder Konzentration
　3. Denken (z. B. Verlangsamung bei Problemlösung oder Abstraktion)
　4. Sprache (z. B. Verständnis, Wortfindung)
　5. visuell-räumliche Funktion.

C. Abweichungen oder Ausfälle in neuropsychologischen Tests oder quantifizierten kognitiven Untersuchungen.

D. Keines der Kriterien B.1.–5. ist so schwerwiegend, dass die Diagnose einer Demenz (F00–F03), eines organischen amnestischen Syndroms

(F04), eines Delirs (F05), eines postenzephalitischen Syndroms (F07.1), eines organischen Psychosyndroms nach Schädelhirntrauma (F07.2) oder einer sonstigen anhaltenden kognitiven Störung auf Grund psychotroper Substanzen (F1x.74) gestellt werden kann.

Kommentar: Wird das allgemeine Kriterium G1. für F06 erfüllt, weil eine zerebrale Funktionsstörung vorliegt, dann ist dies meist die Ursache der leichten kognitiven Störung. Wird das Kriterium G1. erfüllt, weil eine Systemerkrankung vorliegt, ist es oft nicht gerechtfertigt, einen direkten kausalen Zusammenhang herzustellen. Dennoch kann es auch unter solchen Bedingungen hilfreich sein, die «begleitende» somatische Erkrankung zu nennen, ohne damit einen kausalen Zusammenhang herzustellen.

Eine fünfte Stelle kann wie folgt verwendet werden:

F06.70 *nicht in Verbindung mit einer Systemerkrankung*
F06.71 *in Verbindung mit einer Systemerkrankung.*

Die Systemerkrankung sollte mit der entsprechenden ICD-10 Kodierung versehen werden.

F06.8 sonstige näher bezeichnete psychische Störungen auf Grund einer Schädigung oder Funktionsstörung des Gehirns oder einer körperlichen Krankheit

Beispiele sind vorübergehende oder leichte affektive Zustandsbilder, wie sie z. B. unter der Behandlung mit Steroiden und Antidepressiva auftreten, und die nicht die Kriterien einer organischen affektiven Störung (F06.3) erfüllen.

F06.9 nicht näher bezeichnete psychische Störung auf Grund einer Schädigung oder Funktionsstörung des Gehirns oder einer körperlichen Krankheit

F0 organische Störungen

F07 Persönlichkeits- und Verhaltensstörungen auf Grund einer Krankheit, Schädigung und Funktionsstörung des Gehirns

G1. Objektiver Nachweis (auf Grund körperlicher, neurologischer und laborchemischer Untersuchungen) und/oder Anamnese einer zerebralen Krankheit, Schädigung oder Funktionsstörung.

G2. Fehlen von Bewusstseinstrübung oder ausgeprägten Gedächtnisstörungen.

G3. Kein ausreichender oder überzeugender Beleg für eine andere Verursachung der Persönlichkeits- und Verhaltensstörung, die die Einordnung im Kapitel F6 rechtfertigen würde.

F07.0 organische Persönlichkeitsstörung

A. Die allgemeinen Kriterien für F07 müssen erfüllt sein.

B. Mindestens drei der folgenden Merkmale müssen über einen Zeitraum von sechs oder mehr Monaten bestehen:

1. andauernd reduzierte Fähigkeit, zielgerichtete Aktivitäten durchzuhalten, besonders wenn es sich um längere Zeiträume handelt und darum, Befriedigungen aufzuschieben
2. eine oder mehrere der folgenden affektiven Veränderungen:
   a. emotionale Labilität (unkontrollierter, unbeständiger und wechselnder Ausdruck von Emotionen)
   b. Euphorie und flache, inadäquate Scherzhaftigkeit, den Umständen nicht angemessen
   c. Reizbarkeit und/ oder Ausbrüche von Wut und Aggression
   d. Apathie
3. ungehemmte Äußerung von Bedürfnissen oder Impulsen, ohne Berücksichtigung der Konsequenzen oder der sozialen Konventionen (die Betroffenen können unsoziale Handlungen begehen, wie Stehlen, unangemessene sexuelle Annäherungsversuche und gieriges Essen oder die Körperpflege extrem vernachlässigen)
4. kognitive Störungen, typischerweise in Form von:
   a. ausgeprägtem Misstrauen und paranoiden Ideen
   b. exzessiver Beschäftigung mit einem einzigen Thema, wie Religion oder die strenge Einteilung des Verhaltens anderer in «richtig» und «falsch»
5. auffällige Veränderungen der Sprachproduktion und des Redeflusses

mit Umständlichkeit, Begriffsunschärfe, zähflüssigem Denken und «Schreibsucht»
6. verändertes Sexualverhalten (Hyposexualität oder Änderungen der sexuellen Präferenz).

Nähere Beschreibung möglicher Subtypisierungen:

Option 1: Ein deutliches Vorherrschen von 1. und 2.d. kann einen pseudoretardierten oder apathischen Typ kennzeichnen, ein Vorherrschen von 1., 2.c. und 3. einen pseudopsychopathischen Typ und die Kombination von 4., 5. und 6. wird als charakteristisch für das limbisch-epileptische Persönlichkeitssyndrom angesehen. Keine dieser Einheiten ist bis jetzt ausreichend validiert worden, um eine separate Beschreibung zu rechtfertigen.

Option 2: Wenn gewünscht, können folgende Subtypen näher gekennzeichnet werden: labiler, enthemmter, aggressiver, apathischer, paranoider, gemischter oder sonstiger Typus.

F07.1 postenzephalitisches Syndrom

A. Die allgemeinen Kriterien für F07 müssen erfüllt sein.

B. Mindestens eins der folgenden residualen neurologischen Symptome:

 1. Lähmung
 2. Taubheit
 3. Aphasie
 4. konstruktive Apraxie
 5. Akalkulie.

C. Das Syndrom ist reversibel und dauert selten länger als vierundzwanzig Monate.

Kommentar: Kriterium C stellt den entscheidenden Unterschied zur organischen Persönlichkeitsstörung dar (F07.0).

Residualsymptome und Verhaltensänderungen nach einer viralen oder bakteriellen Enzephalitis sind unspezifisch und rechtfertigen die klinische Diagnose nicht. Dazu gehören: ein allgemeines Krankheitsgefühl, Apathie oder Reizbarkeit, gewisse Verminderungen kognitiver Funktionen (Lernstörungen), Störungen des Schlaf-Wach-Rhythmus oder ein verändertes Sexualverhalten.

F07.2 organisches Psychosyndrom nach Schädelhirntrauma

Kommentar: Der nosologische Status dieses Syndroms ist unsicher und das Kriterium G1. der Einleitung dieses Abschnittes (F07) ist nicht immer nachweisbar. Für diejenigen, die sich wissenschaftlich mit diesem Syndrom befassen, wird die Anwendung folgender Kriterien vorgeschlagen:

A. Die allgemeinen Kriterien für F07 müssen erfüllt sein.

B. Anamnese eines Schädeltraumas mit Bewusstlosigkeit, das dem Beginn der Symptome bis zu vier Wochen vorausgeht (objektive Nachweise für eine Gehirnschädigung anhand eines Elektroencephalogramms, mit bildgebenden Verfahren und im Okulonystagmogramm können fehlen).

C. Mindestens drei der folgenden Merkmale:

 1. Klagen über unangenehme Empfindungen und Schmerzen, wie Kopfschmerzen, Schwindel (meist ohne Merkmale einer typischen Vertigo), allgemeines Krankheitsgefühl, ausgeprägte Erschöpfung oder Geräuschempfindlichkeit
 2. affektive Veränderungen wie Reizbarkeit, emotionale Labilität, beides leicht durch emotionale Erregung und Stress provozierbar, Depression und/oder Angst eines gewissen Schweregrades
 3. subjektive Klagen oder Schwierigkeiten bei der Konzentration und dem geistigen Leistungsvermögen, Gedächtnisstörungen, ohne deutlichen objektiven Nachweis einer eindeutigen Beeinträchtigung (z. B. durch psychologische Tests)
 4. Schlafstörungen
 5. verminderte Alkoholtoleranz
 6. Beschäftigung mit den oben genannten Symptomen und Angst vor einer bleibenden Hirnschädigung bis zum Ausmaß von hypochondrischen, überwertigen Ideen und der Annahme einer Krankenrolle.

F07.8 sonstige organische Persönlichkeits- und Verhaltensstörungen auf Grund einer Krankheit, Schädigung oder Funktionsstörung des Gehirns

Krankheiten, Schädigungen oder Funktionsstörungen des Gehirns können sehr viele verschiedene kognitive, affektive, Persönlichkeits- und Verhaltensstörungen zur Folge haben, von denen einige nicht in einer der oben angegebenen Kategorien (F07.0–F07.2) zu klassifizieren sind. Solange die nosologische Stellung dieser provisorischen Syndrome unsicher ist, sollten sie unter «sonstige» klassifiziert werden. Mit einer *fünften Stelle* können, wenn notwendig, einzelne Entitäten näher bezeichnet werden.

F07.9 nicht näher bezeichnete organische Persönlichkeits- und Verhaltensstörung auf Grund einer Krankheit, Schädigung oder Funktionsstörung des Gehirns

F09 nicht näher bezeichnete organische oder symptomatische psychische Störung

F1 Psychische und Verhaltensstörungen durch psychotrope Substanzen

F10 Störungen durch Alkohol

F11 Störungen durch Opioide

F12 Störungen durch Cannabinoide

F13 Störungen durch Sedativa oder Hypnotika

F14 Störungen durch Kokain

F15 Störungen durch andere Stimulanzien einschließlich Koffein

F16 Störungen durch Halluzinogene

F17 Störungen durch Tabak

F18 Störungen durch flüchtige Lösungsmittel

F19 Störungen durch multiplen Substanzgebrauch und Konsum anderer psychotroper Substanzen

F1x.0 akute Intoxikation *(akuter Rausch)*

G1. Deutlicher Nachweis des kürzlich erfolgten Konsums einer oder mehrerer Substanzen in einer für die vorliegende Intoxikation ausreichend hohen Dosis.

G2. Symptome oder Anzeichen für eine Intoxikation, vereinbar mit den unten näher ausgeführten bekannten Wirkungen der in Frage kommenden Substanz oder Substanzen und von ausreichendem Schweregrad, um Störungen von klinischer Relevanz des Bewusstseins, der Kognition, der Wahrnehmung, der Affekte oder des Verhaltens zu verursachen.

G3. Die Symptome und Anzeichen sind nicht erklärbar durch eine vom Substanzgebrauch unabhängige körperliche Krankheit, und sie sind nicht besser erklärbar durch eine andere psychische oder Verhaltensstörung.

Akute Intoxikationen treten oft bei Personen auf, die zusätzlich weitere alkohol- oder substanzbedingte Probleme haben. Liegen solche Störungen, wie z. B. schädlicher Gebrauch (F1x.1), Abhängigkeitssyndrom (F1x.2) oder eine psychotische Störung (F1x.5) vor, sollen diese ebenfalls kodiert werden.

Anmerkung: Bei über einen Rausch hinausgehenden Intoxikationen Kodierung unter T40, T41, T43, T44, T50, T51, T52 oder T65

Die folgenden fünften Stellen dienen der Kennzeichnung von Komplikationen bei einer akuten Intoxikation:

F1x.00 *ohne Komplikationen* (Symptome wechselnden Schweregrades, meist dosisabhängig)
F1x.01 *mit Verletzungen oder anderen körperlichen Schäden*
F1x.02 *mit anderen medizinischen Komplikationen* (z. B. Hämatemesis, Aspiration von Erbrochenem)
F1x.03 *mit Delir*
F1x.04 *mit Wahrnehmungsstörungen*
F1x.05 *mit Koma*
F1x.06 *mit Krampfanfällen*
F1x.07 *pathologischer Rausch* (gilt nur für Alkohol).

F10.0 akute Alkoholintoxikation *(akuter Alkoholrausch)*

A. Die allgemeinen Kriterien für eine akute Intoxikation (F1x.0) sind erfüllt.

B. Funktionsgestörtes Verhalten, deutlich an mindestens einem der folgenden Merkmale:

 1. Enthemmung
 2. Streitlust
 3. Aggressivität
 4. Affektlabilität
 5. Aufmerksamkeitsstörung
 6. Einschränkung der Urteilsfähigkeit
 7. Beeinträchtigung der persönlichen Leistungsfähigkeit.

C. Mindestens eins der folgenden Anzeichen:

 1. Gangunsicherheit
 2. Standunsicherheit
 3. verwaschene Sprache
 4. Nystagmus
 5. Bewusstseinsminderung (z. B. Somnolenz, Koma)

6. Gesichtsröte (Erröten)
7. konjunktivale Injektion.

Kommentar: Eine schwere akute Alkoholintoxikation kann mit Hypotonie, Hypothermie und einem abgeschwächten Würgreflex einhergehen.
(Kodierung auch unter T51)

Der Blutalkoholspiegel kann mit den Kodierungen Y90.0 Y90.8 näher gekennzeichnet werden. Mit der Kodierung Y91 kann der Schweregrad klinisch gekennzeichnet werden, wenn der Blutalkoholspiegel nicht erhältlich ist.

F10.07 *pathologische Alkoholintoxikation (pathologischer Rausch)*

A. Die allgemeinen Kriterien für eine akute Intoxikation (F1x.0) sind erfüllt, mit der Ausnahme, dass die pathologische Alkoholintoxikation nach einer Trinkmenge auftritt, die bei den meisten Menschen keine Intoxikation hervorruft.

B. Verbale Aggressivität oder körperliche Gewalttätigkeit, die für die betreffende Person in nüchternem Zustand untypisch ist.

C. Auftreten sehr bald (meist innerhalb weniger Minuten) nach Alkoholkonsum.

D. Kein Hinweis auf eine organische zerebrale oder eine andere psychische Störung.

Kommentar: Dies ist eine seltene Störung. Die Bedeutung dieser Kategorie wird untersucht. Die angegebenen Forschungskriterien sind als provisorisch anzusehen. Der Blutalkoholspiegel liegt, wenn er erhältlich ist, unter den bei einer akuten Intoxikation bei den meisten Menschen nachweisbaren Spiegeln, meist unter 0,5 ‰.

F11.0 akute Opioidintoxikation

A. Die allgemeinen Kriterien für eine akute Intoxikation (F1x.0) sind erfüllt.

B. Funktionsgestörtes Verhalten, deutlich an mindestens einem der folgenden Merkmale:

1. Apathie und Sedierung
2. Enthemmung
3. psychomotorische Verlangsamung
4. Aufmerksamkeitsstörung
5. Einschränkung der Urteilsfähigkeit

6. Beeinträchtigung der persönlichen Leistungsfähigkeit.

C. Mindestens eins der folgenden Anzeichen:

1. Schläfrigkeit
2. verwaschene Sprache
3. Pupillenverengung (Ausnahme: Pupillenerweiterung bei Anoxie nach schwerer Überdosierung)
4. Bewusstseinsminderung (z. B. Stupor, Koma).

Kommentar: Eine schwere akute Opioidintoxikation kann einhergehen mit einer Atemdepression (und Hypoxie), Hypotonie und Hypothermie.
(Kodierung auch unter T40)

F12.0 akute Cannabinoidintoxikation

A. Die allgemeinen Kriterien für eine akute Intoxikation (F1x.0) sind erfüllt.

B. Funktionsgestörtes Verhalten oder Wahrnehmungsstörungen, deutlich an mindestens einem der folgenden Merkmale:

1. Euphorie und Enthemmung
2. Angst oder Agitiertheit
3. Misstrauen oder paranoide Vorstellungen
4. verlangsamtes Zeiterleben (Gefühl, die Zeit vergeht sehr langsam oder Gefühl des Gedankenrasens)
5. Einschränkung der Urteilsfähigkeit
6. Aufmerksamkeitsstörung
7. Beeinträchtigung der Reaktionszeit
8. akustische, optische oder taktile Illusionen
9. Halluzinationen bei erhaltener Orientierung
10. Depersonalisation
11. Derealisation
12. beeinträchtigte persönliche Leistungsfähigkeit.

C. Mindestens eins der folgenden Anzeichen:

1. Appetitsteigerung
2. Mundtrockenheit
3. konjunktivale Injektion
4. Tachykardie

F13.0 akute Sedativa- oder Hypnotikaintoxikation

A. Die allgemeinen Kriterien für eine akute Intoxikation (F1x.0) sind erfüllt.

B. Funktionsgestörtes Verhalten, deutlich an mindestens einem der folgenden Merkmale:

1. Euphorie und Enthemmung
2. Apathie und Sedierung
3. beleidigendes Verhalten oder Aggressivität
4. Affektlabilität
5. Aufmerksamkeitsstörung
6. anterograde Amnesie
7. gestörte Psychomotorik
8. beeinträchtigte persönliche Leistungsfähigkeit.

C. Mindestens eins der folgenden Anzeichen:

1. Gangunsicherheit
2. Standunsicherheit
3. verwaschene Sprache
4. Nystagmus
5. Bewusstseinsminderung (z. B. Stupor, Koma)
6. erythematöse Hautschädigungen oder Blasen.

Kommentar: Eine schwere Sedativa-/Hypnotikaintoxikation kann mit Hypotonie, Hypothermie und einem abgeschwächten Würgreflex einhergehen.
(Kodierung auch unter T42)

F14.0 akute Kokainintoxikation

A. Die allgemeinen Kriterien für eine akute Intoxikation (F1x.0) sind erfüllt.

B. Funktionsgestörtes Verhalten oder Wahrnehmungsstörungen, deutlich an mindestens einem der folgenden Merkmale:

1. Euphorie und Gefühl von gesteigerter Energie
2. erhöhte Vigilanz
3. grandiose Überzeugungen oder Aktionen
4. beleidigendes Verhalten oder Aggressivität
5. Streitlust
6. Affektlabilität
7. repetitives, stereotypes Verhalten
8. akustische, optische oder taktile Illusionen

F1 Störungen durch psychotrope Substanzen

    9. Halluzinationen gewöhnlich bei erhaltener Orientierung
  10. paranoide Vorstellungen
  11. beeinträchtigte persönliche Leistungsfähigkeit.

C. Mindestens zwei der folgenden Anzeichen:

    1. Tachykardie (manchmal Bradykardie)
    2. kardiale Arrhythmie
    3. Hypertonie (manchmal Hypotonie)
    4. Schweißausbrüche und Kälteschauer
    5. Übelkeit oder Erbrechen
    6. Gewichtsverlust
    7. Pupillenerweiterung
    8. psychomotorische Unruhe (manchmal Verlangsamung)
    9. Muskelschwäche
  10. Schmerzen in der Brust
  11. Krampfanfälle.

Kommentar: Die Beeinträchtigung der persönlichen Leistungsfähigkeit wird schnell an den sozialen Interaktionen der Kokainkonsumenten deutlich, sie reicht von extremer Geselligkeit bis zu sozialem Rückzug.

F15.0 akute Intoxikation durch andere Stimulanzien (einschließlich Koffein)

A. Die allgemeinen Kriterien für eine akute Intoxikation (F1x.0) sind erfüllt.

B. Funktionsgestörtes Verhalten oder Wahrnehmungsstörungen, deutlich an mindestens einem der folgenden Merkmale:

    1. Euphorie und Gefühl von gesteigerter Energie
    2. erhöhte Vigilanz
    3. grandiose Überzeugungen oder Aktionen
    4. beleidigendes Verhalten oder Aggressivität
    5. Streitlust
    6. Affektlabilität
    7. repetitives, stereotypes Verhalten
    8. akustische, optische oder taktile Illusionen
    9. Halluzinationen gewöhnlich bei erhaltener Orientierung
  10. paranoide Vorstellungen
  11. beeinträchtigte persönliche Lebensumstände.

C. Mindestens zwei der folgenden Anzeichen:

1. Tachykardie (manchmal Bradykardie)
2. kardiale Arrhythmie
3. Hypertonie (manchmal Hypotonie)
4. Schweißausbrüche und Kälteschauer
5. Übelkeit oder Erbrechen
6. Gewichtsverlust
7. Pupillenerweiterung
8. psychomotorische Unruhe (manchmal Verlangsamung)
9. Muskelschwäche
10. Schmerzen in der Brust
11. Krampfanfälle.

Kommentar: Die Beeinträchtigung der persönlichen Leistungsfähigkeit wird schnell an den sozialen Interaktionen der Konsumenten deutlich, sie reicht von extremer Geselligkeit bis zu sozialem Rückzug.

F16.0 akute Halluzinogenintoxikation

A. Die allgemeinen Kriterien für eine akute Intoxikation (F1x.0) sind erfüllt.

B. Funktionsgestörtes Verhalten oder Wahrnehmungsstörungen, deutlich an mindestens einem der folgenden Merkmale:

1. Angst und Furchtsamkeit
2. akustische, optische oder taktile Illusionen oder Halluzinationen bei voll erhaltener Vigilanz und gesteigerter Aufmerksamkeit
3. Depersonalisation
4. Derealisation
5. paranoide Vorstellungen
6. Beziehungsideen
7. Affektlabilität
8. Hyperaktivität
9. Impulshandlungen
10. Aufmerksamkeitsstörung
11. beeinträchtigte persönliche Leistungsfähigkeit.

C. Mindestens zwei der folgenden Anzeichen:

1. Tachykardie
2. Palpitationen
3. Schweißausbrüche und Kälteschauer
4. Tremor
5. Verschwommensehen

6. Pupillenerweiterung
7. mangelnde Koordination.

F17.0 akute Nikotinintoxikation (Tabak)

A. Die allgemeinen Kriterien für eine akute Intoxikation (F1x.0) sind erfüllt.

B. Funktionsgestörtes Verhalten oder Wahrnehmungsstörungen, deutlich an mindestens einem der folgenden Merkmale:

1. Insomnie
2. bizarre Träume
3. Affektlabilität
4. Derealisation
5. beeinträchtigte persönliche Leistungsfähigkeit.

C. Mindestens eins der folgenden Anzeichen:

1. Übelkeit oder Erbrechen
2. Schweißausbrüche
3. Tachykardie
4. kardiale Arrhythmie.

F18.0 akute Lösungsmittelintoxikation

A. Die allgemeinen Kriterien für eine Intoxikation (F1x.0) sind erfüllt.

B. Funktionsgestörtes Verhalten mit mindestens einem der folgenden Merkmale:

1. Apathie und Lethargie
2. Streitlust
3. beleidigendes Verhalten oder Aggressivität
4. Affektlabilität
5. eingeschränkte Urteilsfähigkeit
6. Aufmerksamkeits- und Gedächtnisstörung
7. psychomotorische Verlangsamung
8. beeinträchtigte persönliche Leistungsfähigkeit.

C. Mindestens eins der folgenden Anzeichen:

1. Gangunsicherheit
2. Standunsicherheit
3. verwaschene Sprache
4. Nystagmus

5. Bewusstseinsminderung (z. B. Stupor, Koma)
6. Muskelschwäche
7. Verschwommensehen oder Doppelbilder.

Kommentar: Akute Intoxikationen durch inhalierte Substanzen, die keine Lösungsmittel sind, sollen ebenfalls hier verschlüsselt werden.

Schwere Lösungsmittelintoxikationen können mit Hypotonie, Hypothermie und einem abgeschwächten Würgreflex einhergehen. *(Kodierung auch unter T52)*

F19.0 akute Intoxikation bei multiplem Substanzgebrauch und bei Konsum sonstiger psychotroper Substanzen

Diese Kategorie soll verwendet werden, wenn Hinweise darauf bestehen, dass die Intoxikation durch sonstige Substanzen (z. B. Phencyclidin) hervorgerufen wurde oder wenn bei multiplem Konsum psychotroper Substanzen unklar ist, welche Substanz die Intoxikation verursacht hat.

F1x.1 schädlicher Gebrauch

A. Deutlicher Nachweis, dass der Substanzgebrauch verantwortlich ist (oder wesentlich dazu beigetragen hat) für die körperlichen oder psychischen Schäden, einschließlich der eingeschränkten Urteilsfähigkeit oder des gestörten Verhaltens, das zu Behinderung oder zu negativen Konsequenzen in den zwischenmenschlichen Beziehungen führen kann.

B. Die Art der Schädigung sollte klar festgestellt und bezeichnet werden können.

C. Das Gebrauchsmuster besteht mindestens seit einem Monat oder trat wiederholt in den letzten zwölf Monaten auf.

D. Auf die Störung treffen die Kriterien einer anderen psychischen oder Verhaltensstörung bedingt durch dieselbe Substanz, zum gleichen Zeitpunkt nicht zu (außer akute Intoxikation F1x.0).

F1x.2 Abhängigkeitssyndrom

A. Drei oder mehr der folgenden Kriterien sollten zusammen mindestens einen Monat lang bestanden haben. Falls sie nur für eine kürzere Zeit gemeinsam aufgetreten sind, sollten sie innerhalb von zwölf Monaten wiederholt bestanden haben.

1. Ein starkes Verlangen oder eine Art Zwang, die Substanz zu konsumieren.
2. Verminderte Kontrolle über den Substanzgebrauch, d.h. über Beginn, Beendigung oder die Menge des Konsums, deutlich daran, dass oft mehr von der Substanz konsumiert wird oder über einen längeren Zeitraum als geplant oder an dem anhaltenden Wunsch oder an erfolglosen Versuchen, den Substanzkonsum zu verringern oder zu kontrollieren.
3. Ein körperliches Entzugssyndrom (siehe F1x.3 und F1x.4), wenn die Substanz reduziert oder abgesetzt wird, mit den für die Substanz typischen Entzugssymptomen oder auch nachweisbar durch den Gebrauch derselben oder einer sehr ähnlichen Substanz, um Entzugssymptome zu mildern oder zu vermeiden.
4. Toleranzentwicklung gegenüber den Wirkungen der Substanz. Für eine Intoxikation oder um den gewünschten Effekt zu erreichen, müssen größere Mengen der Substanz konsumiert werden, oder es treten bei fortgesetztem Konsum derselben Menge deutlich geringere Effekte auf.
5. Einengung auf den Substanzgebrauch, deutlich an der Aufgabe oder Vernachlässigung anderer wichtiger Vergnügen oder Interessensbereiche wegen des Substanzgebrauchs; oder es wird viel Zeit darauf verwandt, die Substanz zu beschaffen, zu konsumieren oder sich davon zu erholen.
6. Anhaltender Substanzgebrauch trotz eindeutig schädlicher Folgen (siehe F1x.1), deutlich an dem fortgesetzten Gebrauch, obwohl der Betreffende sich über die Art und das Ausmaß des Schadens bewusst ist oder bewusst sein könnte.

Die Diagnose Abhängigkeitssyndrom kann mit der fünften und sechsten Stelle weiter differenziert werden:

F1x.20 *gegenwärtig abstinent*
F1x.200 frühe Remission
F1x.201 Teilremission
F1x.202 Vollremission
F1x.21 *gegenwärtig abstinent, aber in beschützender Umgebung* (z. B. Krankenhaus, in therapeutischer Gemeinschaft, im Gefängnis usw.)
F1x.22 *gegenwärtige Teilnahme an einem ärztlich überwachten Ersatzdrogenprogramm (kontrollierte Abhängigkeit)* (z. B. Methadon, Nikotinkaugummi oder -pflaster)
F1x.23 *gegenwärtig abstinent, aber in Behandlung mit aversiven oder hemmenden Medikamenten* (z. B. Disulfiram oder Naltrexon)

F1x.24 *gegenwärtiger Substanzgebrauch (aktive Abhängigkeit)*
F1x.240 ohne körperliche Symptome
F1x.241 mit körperlichen Symptomen

Der Verlauf der Abhängigkeit kann, wenn gewünscht, näher gekennzeichnet werden:

F1x.25 *ständiger Substanzgebrauch*
F1x.26 *episodischer Substanzgebrauch (z. B. Dipsomanie).*

F1x.3 Entzugssyndrom

G1. Nachweis des Absetzens oder Reduzierens einer Substanz, nach wiederholtem Konsum dieser Substanz, der meist langanhaltend und/oder in hoher Menge erfolgte.

G2. Symptome und Anzeichen, die den bekannten Merkmalen eines Entzugssyndroms der betreffenden Substanz(en) (siehe unten) entsprechen.

G3. Die Symptome oder Anzeichen sind nicht durch eine vom Substanzgebrauch unabhängige körperliche Krankheit zu erklären und nicht besser auf eine andere psychische oder Verhaltensstörung zurückzuführen.

Die Diagnose Entzugssyndrom kann mit der fünften Stelle weiter differenziert werden:

F1x.30 *ohne Komplikationen*
F1x.31 *mit Krampfanfällen.*

F10.3 Alkoholentzugssyndrom

A. Die allgemeinen Kriterien für ein Entzugssyndrom (F1x.3) sind erfüllt.

B. Drei der folgenden Symptome:

    1. Tremor der vorgehaltenen Hände, der Zunge oder der Augenlider
    2. Schwitzen
    3. Übelkeit, Würgen und Erbrechen
    4. Tachykardie oder Hypertonie
    5. psychomotorische Unruhe
    6. Kopfschmerzen
    7. Insomnie
    8. Krankheitsgefühl oder Schwäche

9. vorübergehende optische, taktile oder akustische Halluzinationen oder Illusionen
10. Krampfanfälle (Grand mal).

Kommentar: Besteht ein Delir, sollte die Diagnose Alkoholentzugssyndrom mit Delir («Delirium tremens») (F10.4) gestellt werden.

F11.3 Opioidentzugssyndrom

A. Die allgemeinen Kriterien für ein Entzugssyndrom (F1x.3) sind erfüllt. (Ein Opioidentzugssyndrom kann auch nach Gabe eines Opiatantagonisten nach einer nur kurzen Opioideinnahme auftreten).

B. Drei der folgenden Symptome:

1. Verlangen (Craving) nach einem Opiat
2. Rhinorrhoe oder Niesen
3. Tränenfluss
4. Muskelschmerzen oder -krämpfe
5. abdominelle Spasmen
6. Übelkeit oder Erbrechen
7. Diarrhoe
8. Pupillenerweiterung
9. Piloerektion oder wiederholte Schauer
10. Tachykardie oder Hypertonie
11. Gähnen
12. unruhiger Schlaf.

F12.3 Cannabisentzugssyndrom

Hinweis: Dies ist ein schlecht definiertes Syndrom, für das zurzeit keine definitiven diagnostischen Kriterien angegeben werden können. Es tritt nach Absetzen von Cannabis auf, der längere Zeit in hoher Dosierung konsumiert wurde. Es soll von einigen Stunden bis zu sieben Tagen dauern.

An Symptomen und Anzeichen kommen u.a. Angst, Reizbarkeit, Tremor der vorgehaltenen Hände, Schwitzen und Muskelschmerzen vor.

F13.3 Sedativa- oder Hypnotikaentzugssyndrom

A. Die allgemeinen Kriterien für ein Entzugssyndrom (F1x.3) sind erfüllt.

B. Drei der folgenden Symptome:

1. Tremor der vorgestreckten Hände, der Zunge oder Augenlider

2. Übelkeit oder Erbrechen
3. Tachykardie
4. Hypotonie beim (Auf)Stehen
5. psychomotorische Unruhe
6. Kopfschmerzen
7. Insomnie
8. Krankheitsgefühl oder Schwäche
9. vorübergehende optische, taktile oder akustische Halluzinationen oder Illusionen
10. paranoide Vorstellungen
11. Krampfanfälle (Grand mal).

Kommentar: Besteht ein Delir, sollte die Diagnose Sedativa-/Hypnotikaentzugssyndrom mit Delir (F13.4) gestellt werden.

F14.3 Kokainentzugssyndrom

A. Die allgemeinen Kriterien für ein Entzugssyndrom (F1x.3) sind erfüllt.

B. Affektstörung (z. B. Traurigkeit oder Anhedonie).

C. Zwei der folgenden Symptome:

1. Lethargie und Müdigkeit
2. psychomotorische Verlangsamung oder Unruhe
3. Verlangen (Craving) nach Kokain
4. Appetitsteigerung
5. Insomnie oder Hypersomnie
6. bizarre oder unangenehme Träume.

F15.3 Entzugssyndrom nach Konsum von anderen Stimulanzien (einschließlich Koffein)

A. Die allgemeinen Kriterien für ein Entzugssyndrom (F1x.3) sind erfüllt.

B. Affektstörung (z. B. Traurigkeit oder Anhedonie).

C. Zwei der folgenden Symptome:

1. Lethargie und Müdigkeit
2. psychomotorische Verlangsamung oder Unruhe
3. Verlangen (Craving) nach stimulierenden Substanzen
4. Appetitsteigerung
5. Insomnie oder Hypersomnie
6. bizarre oder unangenehme Träume.

F16.3 Halluzinogenentzugssyndrom

Hinweis: Es gibt kein erkennbares Halluzinogenentzugssyndrom.

F17.3 Nikotinentzugssyndrom (Tabak)

A. Die allgemeinen Kriterien für ein Entzugssyndrom (F1x.3) sind erfüllt.

B. Zwei der folgenden Symptome:

   1. Verlangen (Craving) nach Tabak (oder nach anderen Nikotin enthaltenden Produkten)
   2. Krankheitsgefühl oder Schwäche
   3. Angst
   4. dysphorische Stimmung
   5. Reizbarkeit oder Ruhelosigkeit
   6. Insomnie
   7. Appetitsteigerung
   8. vermehrter Husten
   9. Ulzerationen der Mundschleimhaut
   10. Konzentrationsschwierigkeiten.

F18.3 Lösungsmittelentzugssyndrom

Hinweis: Für die Formulierung von Forschungskriterien sind die Informationen über Entzugssyndrome von Lösungsmitteln nicht ausreichend.

F19.3 Entzugssyndrom bei multiplem Substanzgebrauch

F1x.4 Entzugssyndrom mit Delir

A. Die allgemeinen Kriterien für ein Entzugssyndrom (F1x.3) sind erfüllt.

B. Die allgemeinen Kriterien für ein Delir (F05) sind erfüllt.

Die Diagnose Entzugssyndrom mit Delir kann mit der folgenden fünften Stelle weiter differenziert werden:

F1x.40   *ohne Krampfanfälle*
F1x.41   *mit Krampfanfällen*

F1x.5 psychotische Störung

A. Beginn von psychotischen Symptomen während des Substanzgebrauches oder innerhalb von zwei Wochen nach Substanzgebrauch.

B. Dauer der psychotischen Symptome länger als 48 Stunden.

C. Dauer der Störung nicht länger als 6 Monate.

Die Diagnose einer psychotischen Störung kann mit der folgenden fünften Stelle differenziert werden:

F1x.50 *schizophreniform*
F1x.51 *vorwiegend wahnhaft*
F1x.52 *vorwiegend halluzinatorisch* (einschließlich Alkoholhalluzinose)
F1x.53 *vorwiegend polymorph*
F1x.54 *vorwiegend depressive psychotische Symptome*
F1x.55 *vorwiegend manische psychotische Symptome*
F1x.56 *gemischt*

Für Forschungszwecke ist es empfehlenswert, den Übergang der Störung von einem nicht psychotischen zu einem eindeutig psychotischen Zustand näher zu kennzeichnen:

abrupt (Beginn innerhalb von 48 Stunden)
akut (Beginn nach mehr als 48 Stunden, aber innerhalb von zwei Wochen).

F1x.6 amnestisches Syndrom

A. Gedächtnisstörungen in den beiden Bereichen:

1. Eine Störung des Kurzzeitgedächtnisses (vermindertes Lernen von neuem Material), in einem das tägliche Leben beeinträchtigenden Ausmaß; und
2. verminderte Fähigkeit, sich an vergangene Ereignisse zu erinnern.

B. Fehlen (oder relatives Fehlen) folgender Merkmale:

1. Störung des Immediatgedächtnisses (geprüft z. B. mit Zahlennachsprechen)
2. Bewusstseinstrübung und Aufmerksamkeitsstörung, wie unter F05, Kriterium A., beschrieben
3. allgemeiner intellektueller Verfall (Demenz).

C. Kein objektiver Nachweis (anhand körperlicher, neurologischer und laborchemischer Untersuchungen) und/oder Anamnese einer Störung oder Krankheit des Gehirns (insbesondere einer, die bilateral diencephale und mediotemporale Strukturen betrifft) außer einer substanzbedingten Störung, die für die klinischen Symptome, wie unter A. beschrieben, verantwortlich gemacht werden kann.

F1x.7 Restzustand und verzögert auftretende psychotische Störung

A. Beschwerden und Störungen, die die Kriterien für die unten angegebenen einzelnen Syndrome erfüllen, sollten in einem deutlichen Zusammenhang mit dem Substanzgebrauch stehen. Folgt der Beginn der Beschwerden oder Störungen dem Alkoholkonsum oder Substanzgebrauch, muss ein eindeutiger Nachweis für einen Zusammenhang vorliegen.

Kommentar: Im Hinblick auf die erhebliche Variationsbreite in dieser Kategorie sollten die Charakteristiken von Restzuständen oder die Beschwerden deutlich in Bezug auf ihre Art, Schwere und Dauer dokumentiert werden. Für Forschungszwecke sollten alle Einzelheiten genau beschrieben werden.

Eine fünfte Stelle kann, wenn nötig, wie folgt verwandt werden:

F1x.70 *Nachhallzustände (Flashbacks)*

F1x.71 *Persönlichkeits- oder Verhaltensstörung*

B. Die allgemeinen Kriterien für F07 (Persönlichkeits- und Verhaltensstörungen infolge einer Krankheit, Schädigung oder Funktionsstörung des Gehirns) müssen erfüllt sein.

F1x.72 *residualaffektives Zustandsbild*

B. Die Kriterien für F06.3 (organische affektive Störung) müssen erfüllt sein.

F1x.73 *Demenz*

B. Die allgemeinen Kriterien für Demenz (F0) müssen erfüllt sein.

F1x.74 *andere anhaltende kognitive Beeinträchtigungen*

B. Die Kriterien für F06.7, leichte kognitive Störung, müssen erfüllt sein, außer dem Ausschluss psychotroper Substanzen (Kriterium D.).

F1x.75 *verzögert auftretende psychotische Störung*

B. Die allgemeinen Kriterien für F1x.5 müssen erfüllt sein, außer der Angabe zum Beginn (Kriterium A.). Die Störung beginnt mehr als zwei Wochen, aber nicht mehr als sechs Wochen nach dem Substanzgebrauch.

F1x.8 sonstige psychische und Verhaltensstörungen[1]

F1x.9 nicht näher bezeichnete psychische und Verhaltensstörung

---

[1] *z. B. F1x.80 Niedrigdosisabhängigkeit bei Sedativa oder Hypnotica (low dose dependence syndrome); F1x.81 gefährlicher Gebrauch*

F2 Schizophrenie, schizotype und wahnhafte Störungen

F20 Schizophrenie

Unter dieser Kategorie werden die häufigen Schizophrenieformen, einige seltenere Varianten der Schizophrenie und eng verwandte Störungen beschrieben.

F20.0–F20.3

Allgemeine Kriterien für die paranoide, die hebephrene, die katatone und die undifferenzierte Schizophrenie:

G1. Entweder mindestens eines der Syndrome, Symptome und Anzeichen aufgelistet unter 1. oder mindestens zwei unter 2. sollten in der meisten Zeit innerhalb von mindestens einem Monat während einer psychotischen Episode vorhanden sein (oder während einiger Zeit an den meisten Tagen).

   1. Mindestens eines der folgenden Merkmale:
      a Gedankenlautwerden, Gedankeneingebung, Gedankenentzug oder Gedankenausbreitung
      b Kontrollwahn, Beeinflussungswahn; Gefühl des Gemachten, deutlich bezogen auf Körper- oder Gliederbewegungen oder bestimmte Gedanken, Tätigkeiten oder Empfindungen; Wahnwahrnehmung
      c kommentierende oder dialogische Stimmen, die über das Verhalten des Patienten reden oder untereinander über ihn diskutieren oder andere Stimmen, die aus bestimmten Körperteilen kommen
      d anhaltender kulturell unangemessener, bizarrer und völlig unrealistischer Wahn, wie der, das Wetter kontrollieren zu können oder mit Außerirdischen in Verbindung zu stehen.
   2. *Oder* mindestens zwei der folgenden Merkmale:
      a Anhaltende Halluzinationen jeder Sinnesmodalität, täglich während mindestens eines Monats, begleitet von flüchtigen oder un-

F2 Schizophrenie und wahnhafte Störungen

deutlich ausgebildeteten Wahngedanken ohne deutlichen affektiven Inhalt oder begleitet von lang anhaltenden überwertigen Ideen
b Neologismen, Gedankenabreißen oder Einschiebungen in den Gedankenfluss, was zu Zerfahrenheit oder Danebenreden führt
c katatone Symptome wie Erregung, Haltungsstereotypien oder wächserne Biegsamkeit (Flexibilitas cerea), Negativismus, Mutismus und Stupor
d «negative» Symptome wie auffällige Apathie, Sprachverarmung, verflachte oder inadäquate Affekte und emotionale Reaktionen. (Es muss sichergestellt sein, dass diese Symptome nicht durch eine Depression oder eine neuroleptische Medikation verursacht werden.)

G2. *Ausschlussvorbehalt:*

1. Wenn die Patienten ebenfalls die Kriterien für eine manische Episode (F30) oder eine depressive Episode (F32) erfüllen, müssen die oben unter G1. und G2. aufgelisteten Kriterien *vor* der affektiven Störung aufgetreten sein.
2. Die Störung kann nicht einer organischen Gehirnerkrankung (im Sinne von F00–F09) oder einer Alkohol- oder Substanzintoxikation (F1x.0), einem Abhängigkeitssyndrom (F1x.2) oder einem Entzugssyndrom (F1x.3, F1x.4) zugeordnet werden.

Kommentar: Beim Nachweis der abnormen subjektiven Erfahrungen und Verhaltensweisen sollten falsch positive Beurteilungen sorgfältig vermieden werden, vor allem wenn kulturell oder durch Subkulturen beeinflusste Ausdrucks- und Verhaltensweisen bzw. eine verminderte Intelligenz eine Rolle spielen.

Im Hinblick auf die große Variationsbreite des Verlaufs einer schizophrenen Störung ist es, vor allem für die Forschung, wünschenswert, den *Verlauf* mit der *fünften Stelle* zu differenzieren. Der Verlauf sollte nur nach einem Beobachtungszeitraum von mindestens einem Jahr kodiert werden (bei Remission siehe Anmerkung 5. in den Anwendungshinweisen).

Verlaufsbilder:

F20.x0 *kontinuierlich:* keine Symptomremission im Beobachtungszeitraum
F20.x1 *episodisch, mit zunehmendem Residuum:* zunehmende Entwicklung «negativer» Symptome in den Krankheitsintervallen
F20.x2 *episodisch, mit stabilem Residuum:* anhaltende, aber nicht zunehmende «negative» Symptome in den Krankheitsintervallen
F20.x3 *episodisch, remittierend:* vollständige oder praktisch vollständige Remission zwischen den psychotischen Episoden

F20.x4 *unvollständige Remission*
F20.x5 *vollständige Remission*
F20.x8 *sonstige Verlaufsformen*
F20.x9 *Verlauf unsicher, Beobachtungszeitraum zu kurz.*

F20.0 paranoide Schizophrenie

A. Die allgemeinen Kriterien für eine Schizophrenie (F20.0–F20.3) müssen erfüllt sein.

B. Wahnphänomene oder Halluzinationen müssen vorherrschen (Verfolgungswahn, Beziehungswahn, Abstammungswahn, Sendungswahn, coenästhetischer oder Eifersuchtswahn; drohende oder befehlende Stimmen, Geruchs- und Geschmackshalluzinationen, sexuelle oder andere körperliche Sensationen).

C. Ein verflachter oder inadäquater Affekt, katatone Symptome oder Zerfahrenheit dominieren das klinische Bild nicht. Diese Phänomene können jedoch in leichter Form vorhanden sein.

F20.1 hebephrene Schizophrenie

A. Die allgemeinen Kriterien für eine Schizophrenie (F20.0–F20.3) müssen erfüllt sein.

B. Kriterium 1. oder 2. muss erfüllt sein:

 1. eindeutige und anhaltende Verflachung oder Oberflächlichkeit des Affekts
 2. eindeutige und anhaltende Inadäquatheit oder Unangebrachtheit des Affekts.

C. Kriterium 1. oder 2. muss erfüllt sein:

 1. zielloses und unzusammenhängendes Verhalten, statt Zielstrebigkeit
 2. eindeutige Denkstörungen, die sich als unzusammenhängende, weitschweifige oder zerfahrene Sprache äußern.

D. Halluzinationen oder Wahnphänomene bestimmen das klinische Bild nicht, können jedoch in leichter Form vorhanden sein.

F20.2 katatone Schizophrenie

A. Die allgemeinen Kriterien für eine Schizophrenie (F20.0–F20.3) müssen möglichst erfüllt sein, auch wenn dies zu Beginn der Störung bei nicht kommunikationsfähigen Personen nicht feststellbar ist.

F2 Schizophrenie und wahnhafte Störungen

B. Mindestens zwei Wochen lang müssen eins oder mehrere der folgenden katatonen Merkmale vorhanden sein:

1. Stupor (eindeutige Verminderung der Reaktionen auf die Umgebung, sowie Verminderung spontaner Bewegungen und Aktivität) oder Mutismus
2. Erregung (anscheinend sinnlose motorische Aktivität, die nicht durch äußere Reize beeinflusst ist)
3. Haltungsstereotypien (freiwilliges Einnehmen und Beibehalten unsinniger und bizarrer Haltungen)
4. Negativismus (anscheinend unmotivierter Widerstand gegenüber allen Aufforderungen oder Versuchen, bewegt zu werden; oder statt dessen Bewegungen in gegensinniger Richtung)
5. Kataleptische Starre (Beibehaltung einer rigiden Haltung gegenüber Versuchen, bewegt zu werden)
6. wächserne Biegsamkeit, Verharren der Glieder oder des Körpers in Haltungen, die von außen auferlegt sind
7. Befehlsautomatismus (automatische Befolgung von Anweisungen).

F20.3 undifferenzierte Schizophrenie

A. Die allgemeinen Kriterien für Schizophrenie (F20.0–F20.3) müssen erfüllt sein.

B. Kriterium 1. oder 2. muss erfüllt sein:

1. Die Symptome erfüllen die Kriterien für eine der Untergruppen F20.0, F20.1, F20.2, F20.4, F20.5 nicht.
2. Die Symptome sind so zahlreich, dass die Kriterien für mehr als eine der unter B.1. aufgeführten Subgruppen erfüllt werden.

F20.4 postschizophrene Depression

A. Die allgemeinen Kriterien für eine Schizophrenie (F20.0–F20.3) müssen während der letzten zwölf Monate erfüllt gewesen sein, sind aber zur Zeit nicht nachweisbar.

B. Eins von den Kriterien F20.0–20.3 G1.2.a,b,c oder d muss noch vorhanden sein.

C. Die depressiven Symptome müssen ausreichend lange andauern, sowie schwer und umfassend genug sein, um mindestens die Kriterien für eine leichte depressive Episode (F32.0) zu erfüllen.

F20.5 schizophrenes Residuum

A. Die allgemeinen Kriterien für eine Schizophrenie (F20.0–F20.3) müssen in der Vergangenheit erfüllt gewesen sein, sind aber zurzeit nicht nachweisbar.

B. Mindestens vier der folgenden «negativen» Symptome waren während der vorangegangenen zwölf Monate vorhanden:

1. psychomotorische Verlangsamung oder verminderte Aktivität
2. deutliche Affektverflachung
3. Passivität und Initiativemangel
4. Verarmung hinsichtlich Menge oder Inhalt des Gesprochenen
5. geringe nonverbale Kommunikation, deutlich an Mimik, Blickkontakt, an Stimmodulation und Körperhaltung
6. verminderte soziale Leistungsfähigkeit und Vernachlässigung der Körperpflege.

F20.6 Schizophrenia simplex

A. Schleichende Progredienz aller drei folgenden Merkmale über einen Zeitraum von mindestens einem Jahr:

1. deutliche und anhaltende Veränderungen in einigen früheren Persönlichkeitsmerkmalen, was sich in einem Antriebs- und Interessenverlust äußert, sowie in nutz- und ziellosem Verhalten, in Selbstversunkenheit und sozialem Rückzug
2. allmähliches Auftreten und Verstärkung von «negativen» Symptomen wie Apathie, Sprachverarmung, verminderte Aktivität, deutliche Affektverflachung, Passivität, Initiativemangel und verminderte nonverbale Kommunikation (Mimik, Blickkontakt, Stimmmodulation oder Körperhaltung)
3. deutlicher Verfall sozialer Vollzüge und Abnahme der schulischen oder beruflichen Leistungsfähigkeit.

B. Niemals treten die für F20.0–F20.3 unter G1. aufgeführten Symptome, z. B. Halluzinationen und ausgeformte Wahninhalte jeglicher Art, auf, d. h. die Betroffenen dürfen niemals die Kriterien für eine andere Form der Schizophrenie oder eine andere psychotische Störung erfüllt haben.

C. Kein Nachweis einer Demenz oder einer anderen organischen psychischen Störung im Sinne von Kapitel F0.

Kommentar: Eine kontrovers betrachtete, selten diagnostizierte Kategorie, deren Vorhandensein hier die Forschung über ihren Nutzen und ihre Berechti-

gung stimulieren sollte und auch ihre Beziehungen zur schizotypen Störung und zur schizoiden Persönlichkeitsstörung klären.

F20.8 sonstige Schizophrenieformen

F20.9 nicht näher bezeichnete Schizophrenie

F21 schizotype Störung

A. Die Betroffenen haben über einen Zeitraum von mindestens zwei Jahren mindestens vier der folgenden Merkmale entweder ununterbrochen oder wiederholt gezeigt:

   1. unangepasster und eingeengter Affekt, sodass die Betroffenen kalt und unnahbar erscheinen
   2. seltsames, exzentrisches oder eigentümliches Verhalten und Erscheinung
   3. wenige soziale Bezüge und Tendenz zu sozialem Rückzug
   4. sonderbare Ansichten oder magisches Denken, das das Verhalten beeinflusst und nicht mit subkulturellen Normen übereinstimmt
   5. Misstrauen oder paranoide Vorstellungen
   6. Grübeln ohne inneren Widerstand oft mit dysmorphophoben, sexuellen oder aggressiven Inhalten
   7. ungewöhnliche Wahrnehmungen, einschließlich Körpergefühlsstörungen, Illusionen, Depersonalisations- oder Derealisationserleben
   8. vages, umständliches, metaphorisches, gekünsteltes und oft stereotypes Denken, das sich in einer seltsamen Sprache oder auf andere Weise äußert, ohne deutliche Zerfahrenheit
   9. gelegentliche, vorübergehende quasi-psychotische Episoden mit intensiven Illusionen, akustischen oder anderen Halluzinationen und wahnähnlichen Inhalten; diese Episoden treten im allgemeinen ohne äußere Veranlassung auf.

B. Die Betroffenen haben niemals die Kriterien für eine Schizophrenie (F20) erfüllt.

F22 anhaltende wahnhafte Störungen

F22.0 wahnhafte Störung

A. Ein Wahn oder Wahnsystem mit anderen als den typischen unter F20 G1.1.b oder d aufgezählten schizophrenen Inhalten (d. h. keine völlig unmöglichen oder kulturell inakzeptablen Vorstellungen). Am häufigsten sind Verfolgungs-, Größen-, Eifersuchts-, Liebes- oder hypochondrischer Wahn.

B. Die Wahngedanken (A.) müssen mindestens drei Monate bestehen.

C. Die allgemeinen Kriterien für eine Schizophrenie (F20.0–F20.3) werden nicht erfüllt.

D. Anhaltende Halluzinationen jeglicher Sinnesmodalität dürfen nicht vorkommen (vorübergehende oder gelegentliche akustische Halluzinationen, die nicht in der dritten Person sprechen oder laufend kommentieren, können vorkommen).

E. Depressive Symptome (oder sogar eine depressive Episode, F32) können im Verlauf vorkommen, vorausgesetzt, die Wahngedanken bestehen auch nach Rückbildung etwaiger affektiver Symptome unverändert weiter.

F. *Ausschlussvorbehalt:* Kein Nachweis einer primären oder sekundären Gehirnerkrankung wie unter F0 angegeben oder einer durch psychotrope Substanzen bedingten psychotischen Störung (F1x.5).

Spezifizierung möglicher Subtypen:

Folgende Typen können, wenn gewünscht, unterschieden werden: Verfolgungswahn, Querulantenwahn, Beziehungswahn, Größenwahn, hypochondrischer Wahn, Eifersuchtswahn, Liebeswahn.

F22.8 sonstige anhaltende wahnhafte Störungen

Restkategorie für anhaltende wahnhafte Störungen, die die Kriterien für eine wahnhafte Störung nach F22.0 nicht erfüllen. Störungen, bei denen die Wahngedanken von anhaltenden Stimmen begleitet werden oder bei Vorliegen schizophrener Symptome, die nicht ausreichen, um die Kriterien für eine Schizophrenie (F20) zu erfüllen, sollten hier verschlüsselt werden. Wahnhafte Störungen, die kürzer als drei Monate dauern, sollten jedoch zumindest vorübergehend mit F23 kodiert werden.

F2 Schizophrenie und wahnhafte Störungen

F22.9 nicht näher bezeichnete anhaltende wahnhafte Störung

F23 akute vorübergehende psychotische Störungen

G1. Akuter Beginn von Wahngedanken, Halluzinationen und unverständlicher oder zerfahrener Sprache oder jegliche Kombination von diesen Symptomen. Das Zeitintervall zwischen dem ersten Auftreten von psychotischen Symptomen und der Ausbildung des voll entwickelten Störungsbildes sollte nicht länger als zwei Wochen betragen.

G2. Wenn vorübergehende Zustandsbilder mit Ratlosigkeit, illusionärer Verkennung oder Aufmerksamkeits- und Konzentrationsstörungen vorkommen, erfüllen sie nicht die Kriterien für eine organisch bedingte Bewusstseinsstörung wie sie unter F05 A. beschrieben wird.

G3. Die Störung erfüllt nicht die Kriterien für eine manische (F30), eine depressive (F32) oder eine rezidivierende depressive Episode (F33).

G4. Kein Nachweis eines vorangegangenen Konsums psychotroper Substanzen, der gravierend genug wäre, die Kriterien für eine Intoxikation (F1x.0), einen schädlichen Gebrauch (F1x.1), ein Abhängigkeitssyndrom (F1x.2) oder ein Entzugssyndrom (F1x.3 und F1x.4) zu erfüllen. Ein kontinuierlicher und im wesentlichen unveränderter Alkoholkonsum oder Substanzgebrauch in einer Menge oder Häufigkeit, die die Betroffenen gewohnt sind, schließt die Diagnose F23 nicht aus. Das klinische Urteil aber auch die Erfordernisse eines u. U. in Frage kommenden Forschungsprojektes sind hier ausschlaggebend.

G5. *Ausschlussvorbehalt:* Kein Nachweis einer organischen Gehirnerkrankung (F0) oder schweren metabolischen Störung, die das zentrale Nervensystem betreffen (Geburt und Wochenbett sind hier nicht gemeint).

Um zu differenzieren, ob der akute Beginn der Störung mit einem akuten belastenden Ereignis (in den letzten zwei Wochen vor dem Auftreten der ersten psychotischen Symptome) im Zusammenhang steht, sollte die *fünfte Stelle* verwandt werden:

F23.x0   *ohne akute Belastung*
F23.x1   *mit akuter Belastung*

Für Forschungszwecke ist es empfehlenswert, außerdem den Umschlag der Störung von einem nicht-psychotischen zu einem eindeutig psychotischen Zustandsbild zu differenzieren als entweder:

abrupt (innerhalb von 48 Stunden) oder

akut (mehr als 48 Stunden, aber weniger als zwei Wochen).

F23.0 akute polymorphe psychotische Störung ohne Symptome einer Schizophrenie

A. Die allgemeinen Kriterien für eine akute vorübergehende psychotische Störung (F23) müssen erfüllt sein.

B. Die Symptomatologie wechselt rasch in Art und Schwere von Tag zu Tag und während desselben Tages.

C. Jede Art von Halluzinationen oder Wahnideen besteht mindestens mehrere Stunden lang, zu irgendeiner Zeit nach Auftreten der Störung.

D. Gleichzeitig auftretende Symptome von mindestens zwei der folgenden Syndrome:

1. emotionale Aufgewühltheit mit intensiven Glücksgefühlen oder Ekstase, oder überwältigende Angst oder deutliche Reizbarkeit
2. Ratlosigkeit oder Verkennung von Personen und Orten
3. Steigerung oder Verminderung der Motilität von deutlichem Ausmaß.

E. Schizophrene Symptome (F20 G1.1, G1.2) kommen, wenn überhaupt, nur sehr kurz, zu Beginn vor, d. h. das Kriterium F23.1 B. wird nicht erfüllt.

F. Die Dauer der Störung beträgt nicht mehr als drei Monate.

F23.1 akute polymorphe psychotische Störung mit Symptomen einer Schizophrenie

A. Die Kriterien A., B., C. und D. der akuten polymorphen psychotischen Störung (F23.0) müssen erfüllt sein.

B. Einige, der für die Schizophrenie (F20.0–F20.3) typischen Symptome müssen während des größten Teils der Zeit seit Beginn der Störung vorhanden sein. Wenn auch die spezifischen Kriterien nicht vollständig erfüllt sein müssen, sollte doch mindestens eines der Symptome von F20 G1.1a bis G1.2c nachweisbar sein.

C. Die schizophrene Symptomatik (F23.1, B.) dauert nicht länger als einen Monat an.

F23.2 akute schizophreniforme psychotische Störung

A. Die allgemeinen Kriterien für die akute vorübergehende psychotische Störung (F23) müssen erfüllt sein.

B. Die Kriterien für Schizophrenie (F20.0–F20.3) müssen, außer den Zeitkriterien, erfüllt sein.

C. Die Störung erfüllt nicht die Kriterien B., C. und D. für die akute polymorphe psychotische Störung (F23.0).

D. Die Gesamtdauer der Störung beträgt nicht mehr als einen Monat.

F23.3 andere akute vorwiegend wahnhafte psychotische Störung

A. Die allgemeinen Kriterien für eine akute vorübergehende psychotische Störung (F23) müssen erfüllt sein.

B. Es liegen relativ stabile Wahnideen und/oder Halluzinationen vor, die aber nicht die Kriterien für eine Schizophrenie (F20.0–F20.3) erfüllen.

C. Die Störung erfüllt nicht die Kriterien für die akute polymorphe psychotische Störung (F23.0).

D. Die Gesamtdauer der Störungen beträgt nicht mehr als drei Monate.

F23.8 sonstige akute vorübergehende psychotische Störungen

Alle sonstigen akuten psychotischen Störungen, die unter F23.0–F23.3 nicht zu klassifizieren sind, wie z. B. akute psychotische Zustände mit eindeutigen Wahngedanken oder Halluzinationen für nur eine kurze Zeit, sollten hier klassifiziert werden. Auch Zustände nicht näher zu differenzierender Erregung sollten hier verschlüsselt werden, wenn genauere Informationen über die psychische Verfassung der Patienten nicht erhältlich sind, aber auch kein Hinweis auf eine organische Verursachung vorliegt.

F23.9 nicht näher bezeichnete akute vorübergehende psychotische Störung

F24 induzierte wahnhafte Störung

A. Die Betroffenen übernehmen einen Wahn oder ein Wahnsystem einer anderen Person, die an einer unter F20 bis F23 klassifizierten Störung leidet.

B. Die betroffenen Personen haben eine außergewöhnlich enge Beziehung zueinander und leben relativ isoliert von anderen Menschen.

C. Die Betroffenen hatten die krankhafte Überzeugung nicht, bevor sie in Kontakt mit der anderen Person kamen und litten in der Vergangenheit nicht unter irgendeiner unter F20 bis F23 klassifizierten Störung.

F25 schizoaffektive Störungen

Hinweis: Diese Diagnose erfordert ein differenziertes klinisches Urteil mit einer «Balance» zwischen Inhalt, Zahl, Schwere und Dauer schizophrener und affektiver Symptome.

G1. Die Störung erfüllt die Kriterien für eine affektive Störung (F30, F31, F32) vom Schweregrad mittelgradig oder schwer, wie für jede Subgruppe beschrieben.

G2. Aus mindestens einer der unten aufgeführten Symptomgruppen müssen Symptome während des größten Teils einer Zeitspanne von mindestens zwei Wochen vorhanden sein (die Symptomgruppen entsprechen sehr weitgehend denen der Schizophrenie (F20.0–F20.3)):

1. Gedankenlautwerden, Gedankeneingebung, Gedankenentzug, Gedankenausbreitung (F20 G1.1.a)
2. Kontrollwahn, Beeinflussungswahn, Gefühl des Gemachten, deutlich bezogen auf Körper- oder Gliederbewegungen oder bestimmte Gedanken, Tätigkeiten oder Empfindungen (F20 G1.1.b)
3. kommentierende oder dialogische Stimmen, die über die Patienten sprechen, oder andere Stimmen, die aus bestimmten Körperteilen kommen (F20 G1.1.c)
4. anhaltender, kulturell unangemessener bizarrer und völlig unrealistischer Wahn (d. h. nicht ausschließlich Größen- oder Verfolgungswahn) (F20 G1.1.d), sondern z. B. die Überzeugung, andere Welten besucht zu haben, Wolken durch Ein- und Ausatmen kontrollieren zu können, mit Pflanzen oder Tieren ohne Sprache kommunizieren zu können etc.

… 5. Danebenreden oder deutlich zerfahrene Sprache, oder häufiger Gebrauch von Neologismen (ausgeprägte Form von F20 G1.2.b)
6. intermittierendes, aber häufiges Auftreten einiger katatoner Symptome, wie Haltungsstereotypien, wächsernde Biegsamkeit und Negativismus (F20 G1.2.c).

G3. Die Kriterien G1. und G2. müssen während derselben Störungsepisode und wenigstens für einige Zeit gleichzeitig erfüllt sein. Das klinische Bild muss durch Symptome beider Kriterien, G1. und G2., geprägt sein.

G4. *Ausschlussvorbehalt:* Die Störung ist nicht bedingt durch eine organische Krankheit des Gehirns i. S. von F0 oder durch psychotrope Substanzen (F1) (bei Intoxikation, Abhängigkeit oder Entzug).

F25.0 schizoaffektive Störung, gegenwärtig manisch

A. Die allgemeinen Kriterien für eine schizoaffektive Störung (F25) müssen erfüllt sein.

B. Die Kriterien für eine Manie (F30.1 oder F31.1) müssen erfüllt sein.

F25.1 schizoaffektive Störung, gegenwärtig depressiv

A. Die allgemeinen Kriterien für eine schizoaffektive Störung (F25) müssen erfüllt sein.

B. Die Kriterien für eine depressive Störung, mindestens mit dem Schweregrad mittelgradig (F31.3, F31.4, F32.1, F32.2) müssen erfüllt sein.

F25.2 gemischte schizoaffektive Störung

A. Die allgemeinen Kriterien für eine schizoaffektive Störung (F25) müssen erfüllt sein.

B. Die Kriterien für eine gemischte bipolare affektive Störung (F31.6) müssen erfüllt sein.

F25.8 sonstige schizoaffektive Störungen

F25.9 nicht näher bezeichnete schizoaffektive Störung

Kommentar: Wenn gewünscht, können weitere Subgruppen der schizoaffektiven Störung, entsprechend ihrem Verlauf wie folgt gekennzeichnet werden:

F25.x0 *nur gleichzeitiges Auftreten affektiver und schizophrener Symptome,* wie unter G2. beschrieben

F25.x1 *gleichzeitiges Auftreten affektiver und schizophrener Symptome, aber Persistieren der schizophrenen Symptomatik* über die affektiven Symptome hinaus.

F28 sonstige nichtorganische psychotische Störungen

Psychotische Störungen, die nicht die Kriterien für eine Schizophrenie (F20), für eine psychotische Form der affektiven Störungen (F30–F39), für eine anhaltende wahnhafte Störung (F22) noch für eine akute vorübergehende psychotische Störung (F23) erfüllen, sollen hier verschlüsselt werden (z. B. eine anhaltende halluzinatorische Störung). Auch Kombinationen von Symptomen, die nicht den vorangegangenen Kategorien F20–F25 entsprechen, wie z. B. andere, als die unter Kriterium F20 G1.1.b oder d aufgeführten schizophrenietypischen (also andere als bizarre oder kulturell unangemessene) Wahngedanken plus Katatonie gehören hierher.

F29 nicht näher bezeichnete nichtorganische Psychose

F3 Affektive Störungen

F30 manische Episode

F30.0 Hypomanie

A. Die Stimmung ist in einem für die Betroffenen deutlich abnormen Ausmaß an mindesten vier aufeinander folgenden Tagen gehoben oder gereizt.

B. Mindestens drei der folgenden Merkmale müssen vorhanden sein und die persönliche Lebensführung beeinträchtigen:

 1. gesteigerte Aktivität oder motorische Ruhelosigkeit
 2. gesteigerte Gesprächigkeit
 3. Konzentrationsschwierigkeiten oder Ablenkbarkeit
 4. vermindertes Schlafbedürfnis
 5. gesteigerte Libido
 6. übertriebene Geldausgaben (Einkäufe) oder andere Arten von leichtsinnigem oder verantwortungslosen Verhalten
 7. gesteigerte Geselligkeit oder übermäßige Vertraulichkeit.

C. Die Episode erfüllt nicht die Kriterien für Manie (F30.1, F30.2), bipolare affektive Störung (F31), depressive Episode (F32), Zyklothymie (F34.0) oder für Anorexia nervosa (F50.0).

D. Ausschlussvorbehalt: Die Episode ist nicht auf einen Missbrauch psychotroper Substanzen (F1) oder auf eine organische psychische Störung (F0) zurückzuführen.

F30.1 Manie ohne psychotische Symptome

A. Die Stimmung ist vorwiegend gehoben, expansiv oder gereizt und für die Betroffenen deutlich abnorm. Dieser Stimmungswechsel muss dominieren und mindestens eine Woche anhalten (es sei denn, eine Krankenhauseinweisung wird notwendig).

B. Mindestens drei der folgenden Merkmale müssen vorliegen (vier, wenn die Stimmung nur gereizt ist) und eine schwere Störung der persönlichen Lebensführung verursachen:

1. gesteigerte Aktivität oder motorische Ruhelosigkeit
2. gesteigerte Gesprächigkeit («Rededrang»)
3. Ideenflucht oder subjektives Gefühl von Gedankenrasen
4. Verlust normaler sozialer Hemmungen, was zu einem den Umständen unangemessenen Verhalten führt
5. vermindertes Schlafbedürfnis
6. überhöhte Selbsteinschätzung oder Größenwahn
7. Ablenkbarkeit oder andauernder Wechsel von Aktivitäten oder Plänen
8. tollkühnes oder leichtsinniges Verhalten, dessen Risiken die Betroffenen nicht erkennen, z. B. Lokalrunden ausgeben, törichte Unternehmungen, rücksichtsloses Fahren
9. gesteigerte Libido oder sexuelle Taktlosigkeit.

C. Fehlen von Halluzinationen oder Wahn; Wahrnehmungsstörungen können aber vorkommen (z. B. subjektive Hyperakusis, Wahrnehmung von Farben als besonders leuchtend etc.).

D. Ausschlussvorbehalt: Die Episode ist nicht auf einen Missbrauch psychotroper Substanzen (F1) oder auf eine organische psychische Störung (F0) zurückzuführen.

F30.2 Manie mit psychotischen Symptomen

A. Die Episode erfüllt die Kriterien für eine Manie ohne psychotische Symptome (F30.1) mit Ausnahme des Kriteriums C.

B Die Episode erfüllt nicht gleichzeitig die Kriterien für eine Schizophrenie (F20.0–F20.3) oder eine schizomanische Störung (F25.0).

C. Wahnideen oder Halluzinationen kommen vor, aber andere als die unter F20.0–F20.3 G1.1.b, c und d aufgelisteten typisch schizophrenen (d. h. die Wahngedanken sind nicht bizarr oder kulturell unangemessen, bei den Halluzinationen handelt es sich nicht um Rede in der dritten Person oder kommentierende Stimmen). Am häufigsten sind Größen-, Liebes-, Beziehungs- und Verfolgungswahn.

D. Ausschlussvorbehalt: Die Episode ist nicht auf einen Missbrauch psychotroper Substanzen (F1) oder auf eine organische psychische Störung (F0) zurückzuführen.

Mit der fünften Stelle können die Halluzinationen oder Wahnideen als synthym oder parathym differenziert werden:

F30.20 *Manie mit synthymen psychotischen Symptomen* (z. B. Größenwahn oder Stimmen, die den Betroffenen sagen, sie haben übermenschliche Kräfte)

F30.21 *Manie mit parathymen psychotischen Symptomen* (z. B. Stimmen, die zu den Betroffenen von affektiv neutralen Dingen sprechen, Beziehungs- oder Verfolgungswahn).

F30.3 manische Episode, gegenwärtig remittiert

F30.8 sonstige manische Episoden

F30.9 nicht näher bezeichnete Episode

F31 bipolare affektive Störung

Hinweis: Die Episoden sind durch einen Wechsel zu einer Episode mit entgegengesetzter Stimmung oder mit gemischter Symptomatik oder aber durch eine Remission voneinander abgesetzt.

F31.0 bipolare affektive Störung, gegenwärtig hypomanische Episode

A. Die gegenwärtige Episode erfüllt die Kriterien für eine Hypomanie (F30.0).

B. In der Anamnese findet sich wenigstens eine andere affektive Episode, die die Kriterien für eine hypomanische oder manische Episode (F30), eine depressive Episode (F32) oder eine gemischte affektive Episode (F38.00) erfüllte.

F31.1 bipolare affektive Störung, gegenwärtig manische Episode ohne psychotische Symptome

A. Die gegenwärtige Episode erfüllt die Kriterien für eine Manie ohne psychotische Symptome (F30.1).

B. In der Anamnese findet sich wenigstens eine andere affektive Episode, die die Kriterien für eine hypomanische oder manische Episode (F30), depressive Episode (F32) oder eine gemischte affektive Episode (F38.00) erfüllt.

F31.2 bipolare affektive Störung, gegenwärtig manische Episode mit psychotischen Symptomen

A. Die gegenwärtige Episode erfüllt die Kriterien für eine Manie mit psychotischen Symptomen (F30.2).

B. In der Anamnese findet sich wenigstens eine andere affektive Episode, die die Kriterien für eine hypomanische oder manische Episode (F30.xx), depressive Episode (F32.xx) oder eine gemischte affektive Episode (F38.00) erfüllt.

Mit der fünften Stelle können die psychotischen Symptome als synthym oder parathym differenziert werden:

F31.20 *mit synthymen psychotischen Symptomen*
F31.21 *mit parathymen psychotischen Symptomen.*

F31.3 bipolare affektive Störung, gegenwärtig leichte oder mittelgradige depressive Episode

A. Die gegenwärtige Episode erfüllt entweder die Kriterien für eine leichte (F32.0) oder eine mittelgradige (F32.1) depressive Episode.

B. In der Anamnese findet sich wenigstens eine andere affektive Episode, die die Kriterien für eine hypomanische oder manische Episode (F30.xx) oder eine gemischte affektive Episode (F38.00) erfüllt.

Mit der fünften Stelle kann das Vorliegen eines «somatischen Syndroms», definiert unter F32, während der gegenwärtigen depressiven Episode angegeben werden:

F31.30 *ohne somatisches Syndrom*
F31.31 *mit somatischem Syndrom.*

F31.4 bipolare affektive Störung, gegenwärtig schwere depressive Episode ohne psychotische Symptome

A. Die gegenwärtige Episode erfüllt die Kriterien für eine schwere depressive Episode ohne psychotische Symptome (F32.2).

B. In der Anamnese findet sich wenigstens eine eindeutig belegte hypomanische oder manische Episode (F30) oder eine gemischte affektive Episode (F38.00).

F31.5 bipolare affektive Störung, gegenwärtig schwere depressive Episode mit psychotischen Symptomen

A. Die gegenwärtige Episode erfüllt die Kriterien für eine schwere depressive Episode mit psychotischen Symptomen (F32.3).

B. In der Anamnese findet sich wenigstens eine eindeutig belegte hypomanische oder manische Episode (F30) oder eine gemischte affektive Episode (F38.00).

Mit der fünften Stelle können die psychotischen Symptome als synthym oder parathym differenziert werden:

F31.50 *mit synthymen psychotischen Symptomen*
F31.51 *mit parathymen psychotischen Symptomen.*

F31.6 bipolare affektive Störung, gegenwärtig gemischte Episode

A. Die gegenwärtige Episode ist entweder durch eine Mischung oder einen schnellen Wechsel (d. h. innerhalb von wenigen Stunden) von hypomanischen, manischen und depressiven Symptomen charakterisiert.

B. Manische und depressive Symptome müssen die meiste Zeit während eines Zeitraumes von mindestens zwei Wochen deutlich vorhanden sein.

C. In der Anamnese findet sich wenigstens eine eindeutig belegte hypomanische oder manische Episode (F30), eine depressive Episode (F32) oder eine gemischte affektive Episode (F38.00).

F31.7 bipolare affektive Störung, gegenwärtig remittiert

A. Der gegenwärtige Zustand erfüllt nicht die Kriterien für eine depressive oder manische Episode irgendeines Schweregrades oder für irgendeine andere affektive Störung des Kapitels F3 (möglicherweise auf Grund einer rückfallprophylaktischen Medikation).

B. In der Anamnese findet sich wenigstens eine eindeutig belegte hypomanische oder manische Episode (F30) und zusätzlich mindestens eine andere affektive Episode (hypomanisch oder manisch (F30), depressiv (F32) oder gemischt (F38.00)).

F31.8 sonstige bipolare affektive Störungen

F31.9 nicht näher bezeichnete bipolare affektive Störung

F32 depressive Episode

G1. Die depressive Episode sollte mindestens zwei Wochen dauern.

G2. In der Anamnese keine manischen oder hypomanischen Symptome, die schwer genug waren, die Kriterien für eine manische oder hypomanische Episode (F30) zu erfüllen.

G3. Ausschlussvorbehalt: Die Episode ist nicht auf einen Missbrauch psychotroper Substanzen (F1) oder auf eine organische psychische Störung (F0) zurückzuführen.

Somatisches Syndrom

Einige depressive Symptome haben eine allgemein anerkannte und spezielle klinische Bedeutung und werden hier «somatisch» genannt (in anderen Klassifikationen biologisch, vital, melancholisch oder endomorph).

Mit einer fünften Stelle (wie in F31.3, F32.0, F32.1, F33.0 und F33.1 angegeben) kann das Vorliegen oder Fehlen des somatischen Syndroms kodiert werden. Von einem somatischen Syndrom sollte nur ausgegangen werden, wenn vier der folgenden Symptome vorhanden sind:

1. deutlicher Interessenverlust oder Verlust der Freude an normalerweise angenehmen Aktivitäten
2. mangelnde Fähigkeit, auf Ereignisse oder Aktivitäten emotional zu reagieren, auf die normalerweise reagiert würde
3. Früherwachen, zwei Stunden oder mehr, vor der gewohnten Zeit
4. Morgentief
5. objektiver Befund einer ausgeprägten psychomotorischen Hemmung oder Agitiertheit (beobachtet oder von anderen berichtet)
6. deutlicher Appetitverlust
7. Gewichtsverlust (5 % oder mehr des Körpergewichts im vergangenen Monat)
8. deutlicher Libidoverlust.

In den klinischen Beschreibungen und diagnostischen Leitlinien der ICD-10 wird nicht gefordert, das somatische Syndrom bei schweren depressiven Störungen extra zu verschlüsseln, da angenommen wird, dass die Mehrzahl der schweren depressiven Episoden mit einem somatischen Syndrom einhergeht. Für Forschungszwecke kann es aber sinnvoll sein, auch bei schweren depressiven Episoden das Vorliegen eines somatischen Syndroms zu kodieren.

F32.0 leichte depressive Episode

A. Die allgemeinen Kriterien für eine depressive Episode (F32) sind erfüllt.

B. Mindestens zwei der folgenden drei Symptome liegen vor:

1. depressive Stimmung, in einem für die Betroffenen deutlich ungewöhnlichen Ausmaß, die meiste Zeit des Tages, fast jeden Tag, im Wesentlichen unbeeinflusst von den Umständen und mindestens zwei Wochen anhaltend
2. Interessen- oder Freudeverlust an Aktivitäten, die normalerweise angenehm waren
3. verminderter Antrieb oder gesteigerte Ermüdbarkeit.

C. Ein oder mehr zusätzliche der folgenden Symptome bis zu einer Gesamtzahl aus B und C von mindestens *vier* oder von *fünf* Symptomen:

1. Verlust des Selbstvertrauens oder des Selbstwertgefühles
2. unbegründete Selbstvorwürfe oder ausgeprägte, unangemessene Schuldgefühle
3. wiederkehrende Gedanken an den Tod oder an Suizid oder suizidales Verhalten
4. Klagen über oder Nachweis eines verminderten Denk- oder Konzentrationsvermögens, Unschlüssigkeit oder Unentschlossenheit
5. psychomotorische Agitiertheit oder Hemmung (subjektiv oder objektiv)
6. Schlafstörungen jeder Art
7. Appetitverlust oder gesteigerter Appetit mit entsprechender Gewichtsveränderung.

Mit der fünften Stelle sollte das Vorliegen eines «somatischen» Syndroms angegeben werden:

F32.00 *ohne somatisches Syndrom*
F32.01 *mit somatischem Syndrom.*

F32.1 mittelgradige depressive Episode

A. Die allgemeinen Kriterien für eine depressive Episode (F32) sind erfüllt.

B. Mindestens zwei der drei Symptome von F32.0 B.

C. Zusätzliche Symptome von F32.0 C., bis zu einer Gesamtzahl von mindestens *sechs* oder von *sieben* Symptomen.

Mit der fünften Stelle sollte das Vorliegen eines «somatischen» Syndroms angegeben werden:

F32.10 *ohne somatisches Syndrom*
F32.11 *mit somatischem Syndrom.*

F32.2 schwere depressive Episode ohne psychotische Symptome

Beachte: Wenn wichtige Symptome, wie Agitiertheit oder Verlangsamung, sehr deutlich ausgeprägt sind, können oder wollen die Betroffenen möglicherweise nähere Angaben zu weiteren Symptomen nicht machen. Eine Einordnung als schwere depressive Episode kann unter solchen Umständen dennoch gerechtfertigt sein.

A. Die allgemeinen Kriterien für eine depressive Episode (F32) sind erfüllt.

B. Alle drei Symptome von F32.0 B.

C. Zusätzliche Symptome von F32.0 C., so dass eine Gesamtzahl von mindestens *acht* Symptomen vorliegt.

D. Keine Halluzinationen, Wahn oder depressiver Stupor.

F32.3 schwere depressive Episode mit psychotischen Symptomen

A. Die allgemeinen Kriterien für F32 (depressive Episode) sind erfüllt.

B. Die Kriterien für eine schwere depressive Episode ohne psychotische Symptome (F32.2) sind, mit Ausnahme von Kriterium D., erfüllt.

C. Die Kriterien für eine Schizophrenie (F20.0–F20.3) oder eine schizodepressive Störung (F25.1) sind nicht erfüllt.

D. Entweder 1. oder 2.:

1. Wahnideen oder Halluzinationen kommen vor, aber andere als die typisch für Schizophrenie unter F20 G1.1.b, c und d aufgelisteten (d. h. die Wahngedanken sind nicht bizarr oder kulturell unangemessen, bei den Halluzinationen handelt es sich nicht um Rede in der dritten Person oder kommentierende Stimmen). Am häufigsten sind depressiver, Schuld-, hypochondrischer, nihilistischer, Beziehungs- oder Verfolgungswahn.

2. Depressiver Stupor.

Mit der fünften Stelle sollten die psychotischen Symptome als synthym oder parathym differenziert werden:

F32.30 *mit synthymen psychotischen Symptomen* (z. B. Schuldwahn, Wahn von Wertlosigkeit, körperlicher Krankheit, drohenden Katastrophen, spöttische oder verdammende akustische Halluzinationen)

F32.31 *mit parathymen psychotischen Symptomen* (z. B. Verfolgungs- oder Beziehungswahn ohne affektiven Inhalt, affektiv neutrale Halluzinationen)

F32.4 depressive Episode, gegenwärtig remittiert

F32.8 sonstige depressive Episoden

Hier sollten Episoden verschlüsselt werden, die nicht die Beschreibungen der depressiven Episoden F32.0–F32.3 erfüllen, die aber nach allgemeinem diagnostischen Eindruck depressiver Natur zu sein scheinen. Beispiele sind verschiedene Muster depressiver Symptome, vor allem solche des somatischen Syndroms, mit unspezifischen Symptomen, wie Anspannung, Ängste, Verzweiflung sowie eine Mischung somatisch-depressiver Symptome mit anhaltenden Schmerzen oder Müdigkeit, die nicht organisch bedingt sind (wie sie manchmal in Allgemeinkrankenhäusern vorkommen).

F32.9 nicht näher bezeichnete depressive Episode

F33 rezidivierende depressive Störung

G1. In der Anamnese findet sich wenigstens eine entweder leichte (F32.0), mittelgradige (F32.1) oder schwere (F32.2, F32.3) depressive Episode, die mindestens zwei Wochen anhielt mit einem Intervall von mindestens zwei Monaten ohne deutliche affektive Störung bis zur gegenwärtigen affektiven Episode.

G2. In der Anamnese keine Episode, die die Kriterien für eine hypomanische oder manische Episode (F30) erfüllt.

G3. Ausschlussvorbehalt: Die Episode ist nicht auf einen Missbrauch psychotroper Substanzen (F1) oder auf eine organische psychische Störung im Sinne des Kapitel F0 zurückzuführen.

Es ist empfehlenswert, den vorherrschenden Typus der früheren Episoden anzugeben (leicht, mittelgradig, schwer, unsicher).

F3 Affektive Störungen

F33.0 gegenwärtig leichte depressive Episode

A. Die allgemeinen Kriterien für eine rezidivierende depressive Störung (F33) sind erfüllt.

B. Die gegenwärtige Episode erfüllt die Kriterien für eine leichte depressive Episode (F32.0).

Mit der fünften Stelle sollte das Vorliegen oder Fehlen eines somatischen Syndroms, wie unter F32 definiert, während der gegenwärtigen Episode angegeben werden:

F33.00 *ohne somatisches Syndrom*
F33.01 *mit somatischem Syndrom.*

F33.1 gegenwärtig mittelgradige depressive Episode

A. Die allgemeinen Kriterien für eine rezidivierende depressive Störung (F33) sind erfüllt.

B. Die gegenwärtige Episode erfüllt die Kriterien für eine mittelgradige depressive Episode F32.1.

Mit der fünften Stelle sollte das Vorliegen oder Fehlen eines somatischen Syndroms, wie unter F32 definiert, während der gegenwärtigen Episode angegeben werden:

F33.10 *ohne somatisches Syndrom*
F33.11 *mit somatischem Syndrom.*

F33.2 gegenwärtig schwere Episode ohne psychotische Symptome

A. Die allgemeinen Kriterien für eine rezidivierende depressive Störung (F33) sind erfüllt.

B. Die gegenwärtige Episode erfüllt die Kriterien für eine schwere depressive Episode ohne psychotische Symptome (F32.2).

F33.3 gegenwärtig schwere Episode mit psychotischen Symptomen

A. Die allgemeinen Kriterien für eine rezidivierende depressive Störung (F33) sind erfüllt.

B. Die gegenwärtige Episode erfüllt die Kriterien für eine schwere depressive Episode mit psychotischen Symptomen (F32.3).

Mit der fünften Stelle sollten die psychotischen Symptome als synthym oder parathym differenziert werden:

F33.30 *mit synthymen psychotischen Symptomen*
F33.31 *mit parathymen psychotischen Symptomen.*

F33.4 gegenwärtig remittiert

A. Die allgemeinen Kriterien für eine rezidivierende depressive Störung (F33) waren in der Vergangenheit erfüllt.

B. Der gegenwärtige Zustand erfüllt nicht die Kriterien für eine depressive Episode (F32) irgendeines Schweregrades oder für eine andere Störung des Abschnitts F3.

Kommentar: Die Kategorie kann verwendet werden, wenn die Betroffenen eine phasenprophylaktische Medikation erhalten.

F33.8 sonstige rezidivierende depressive Störungen

F33.9 nicht näher bezeichnete rezidivierende depressive Störung

F34 anhaltende affektive Störungen

F34.0 Zyklothymia[1]

A. Stimmungsinstabilität mit mehreren Perioden von Depression und Hypomanie, mit oder ohne normale Stimmung im Intervall über mindestens zwei Jahre.

B. Während einer solchen Zwei-Jahres-Periode war keine depressive oder hypomanische Stimmungsschwankung so schwer oder so lang anhaltend, dass sie die Kriterien für eine manische, eine mittelgradige oder eine schwere depressive Episode erfüllte. Manische oder depressive Episoden können jedoch vor oder nach einer solchen Periode länger anhaltender Stimmungsinstabilität auftreten.

C. Wenigstens während einiger depressiver Episoden sollten mindestens drei der folgenden Symptome vorhanden sein:

---

[1] *nicht Zyklothymie (entspricht bei Kurt Schneider der aktuellen bipolaren Störung)!*

F3 Affektive Störungen

1. verminderter Antrieb oder Aktivität
2. Schlafstörungen
3. Verlust des Selbstvertrauens oder Gefühl von Unzulänglichkeit
4. Konzentrationsschwierigkeiten
5. sozialer Rückzug
6. Verlust des Interesses oder der Freude an Sexualität und anderen angenehmen Aktivitäten
7. verminderte Gesprächigkeit
8. Pessimismus im Hinblick auf die Zukunft oder Grübeln über die Vergangenheit.

D. Wenigstens während einiger Perioden mit gehobener Stimmung sollten drei der folgenden Symptome vorhanden sein:

1. vermehrter Antrieb oder Aktivität
2. herabgesetztes Schlafbedürfnis
3. überhöhtes Selbstgefühl
4. geschärftes oder ungewöhnlich kreatives Denken
5. mehr Geselligkeit als sonst
6. gesprächiger oder witziger als sonst
7. gesteigertes Interesse und Sicheinlassen in sexuelle und andere angenehme Aktivitäten
8. überoptimistisch oder Übertreibung früherer Erfolge.

Kommentar: Wenn gewünscht, kann ein früher (in der Adoleszenz oder in den Zwanzigern, oder ein später Beginn (meist zwischen dem 30. und 50. Lebensjahr, im Anschluss an eine affektive Episode) näher gekennzeichnet werden.

F34.1 Dysthymia

A. Konstante oder konstant wiederkehrende Depression über einen Zeitraum von mindestens zwei Jahren. Dazwischenliegende Perioden normaler Stimmung dauern selten länger als einige Wochen, hypomanische Episoden kommen nicht vor.

B. Keine oder nur sehr wenige der einzelnen depressiven Episoden während eines solchen Zwei-Jahres-Zeitraumes sind so schwer oder dauern so lange an, dass sie die Kriterien für eine rezidivierende leichte depressive Störung (F33.0) erfüllen.

C. Wenigstens während einiger Perioden der Depression sollten mindestens drei der folgenden Symptome vorliegen:

1. verminderter Antrieb oder Aktivität
2. ausgeprägte Schlafstörungen
3. Verlust des Selbstvertrauens oder Gefühl von Unzulänglichkeit
4. Konzentrationsschwierigkeiten
5. sozialer Rückzug
6. Verlust des Interesses oder der Freude an Sexualität und anderen angenehmen Aktivitäten
7. verminderte Gesprächigkeit.
8. Pessimismus im Hinblick auf die Zukunft oder Grübeln über die Vergangenheit
9. erkennbares Unvermögen mit den Routineanforderungen des täglichen Lebens fertig zu werden
10. Neigung zum Weinen
11. Gefühl von Hoffnungslosigkeit und Verzweiflung

Hinweis: Wenn gewünscht, kann ein früher (in der Adoleszenz oder in den Zwanzigern) oder ein später Beginn (meist zwischen dem 30. und 50. Lebensjahr, im Anschluss an eine affektive Episode) näher gekennzeichnet werden.

F34.8 sonstige anhaltende affektive Störungen

Restkategorie für anhaltende affektive Störungen, die nicht schwer genug oder nicht lang genug anhalten, um die Kriterien für eine Zyklothymia (F34.0) oder eine Dysthymia (F34.1) zu erfüllen, aber dennoch klinisch signifikant sind. Einige Formen der früher «neurotisch» genannten Depressionen fallen hierunter, vorausgesetzt, sie erfüllen nicht die Kriterien für eine Zyklothymia (F34.0) oder eine Dysthymia (F34.1) oder für eine leichte oder mittelgradige depressive Episode (F32.0, F32.1).

F34.9 nicht näher bezeichnete anhaltende affektive Störung

F38 andere affektive Störungen

Unter F38 könnten viele Störungen aufgeführt werden, sodass mit Ausnahme der gemischten affektiven Episode (F38.00) und der rezidivierenden kurzen depressiven Störung (F38.10) keine speziellen Kriterien formuliert wurden. Wissenschaftler, die präzisere Kriterien als in den klinischen Beschreibungen und diagnostischen Leitlinien benötigen, sollten diese entsprechend den Gegebenheiten ihrer Untersuchungen zusammenstellen.

F38.0 andere einzelne affektive Störungen

F38.00 *gemischte affektive Episode*

A. Die Episode ist durch eine Mischung oder einen raschen Wechsel (im allgemeinen innerhalb weniger Stunden) von hypomanischen, manischen und depressiven Symptomen gekennzeichnet.
B. Manische und depressive Symptome müssen gleichermaßen die meiste Zeit während einer Periode von wenigstens zwei Wochen vorhanden sein.
C. Keine vorangegangenen hypomanischen, depressiven oder gemischten Episoden.

F38.1 andere rezidivierende affektive Störungen

F38.10 *rezidivierende kurze depressive Störung*

A. Die Störung erfüllt die Kriterien für eine leichte (F32.0), eine mittelgradige (F32.1) oder eine schwere (F32.2) depressive Episode.
B. Die depressiven Episoden traten im vergangenen Jahr etwa einmal im Monat auf.
C. Die einzelnen Episoden dauern kürzer als zwei Wochen (typischerweise 2–3 Tage).
D. Die Episoden treten nicht nur in fester Beziehung zum Menstruationszyklus auf.

F38.8 sonstige näher bezeichnete affektive Störungen

Restkategorie für affektive Störungen, die für keine der Kategorien F30–F38 die Kriterien erfüllen.

F39 nicht näher bezeichnete affektive Störung

F4 Neurotische, Belastungs- und somatoforme Störungen

F40 phobische Störungen

F40.0 Agoraphobie

A. Deutliche und anhaltende Furcht vor oder Vermeidung von mindestens zwei der folgenden Situationen:

1. Menschenmengen
2. öffentliche Plätze
3. allein Reisen
4. Reisen mit weiter Entfernung von Zuhause.

B. Seit Auftreten der Störung müssen in den gefürchteten Situationen mindestens zwei Angstsymptome aus der unten angegebenen Liste, davon eins der vegetativen Symptome 1. bis 4., wenigstens zu einem Zeitpunkt gemeinsam vorhanden gewesen sein:

Vegetative Symptome:
  1. Palpitationen, Herzklopfen oder erhöhte Herzfrequenz
  2. Schweißausbrüche
  3. fein- oder grobschlägiger Tremor
  4. Mundtrockenheit (nicht infolge Medikation oder Exsikkose).

Symptome, die Thorax und Abdomen betreffen:
  5. Atembeschwerden
  6. Beklemmungsgefühl
  7. Thoraxschmerzen oder -missempfindungen
  8. Nausea oder abdominelle Missempfindungen (z. B. Unruhegefühl im Magen).

Psychische Symptome:
  9. Gefühl von Schwindel, Unsicherheit, Schwäche oder Benommenheit
  10. Gefühl, die Objekte sind unwirklich (Derealisation) oder man selbst ist weit entfernt oder «nicht wirklich hier» (Depersonalisation)
  11. Angst vor Kontrollverlust, verrückt zu werden oder «auszuflippen»

F4 Neurotische Störungen

12. Angst zu sterben.

Allgemeine Symptome:
13. Hitzewallungen oder Kälteschauer
14. Gefühllosigkeit oder Kribbelgefühle.

C. Deutliche emotionale Belastung durch das Vermeidungsverhalten oder die Angstsymptome; die Betroffenen haben die Einsicht, dass diese übertrieben oder unvernünftig sind.

D. Die Symptome beschränken sich ausschließlich oder vornehmlich auf die gefürchteten Situationen oder Gedanken an sie.

E. Ausschlussvorbehalt: Die Symptome des Kriteriums A. sind nicht bedingt durch Wahn, Halluzinationen oder andere Symptome der Störungsgruppen organische psychische Störungen (F0), Schizophrenie und verwandte Störungen (F2), affektive Störungen (F3) oder eine Zwangsstörung (F42) oder sind nicht Folge von kulturell akzeptierten Anschauungen.

Das Vorliegen oder Fehlen einer Panikstörung (F41.0) in der Mehrzahl der agoraphobischen Situationen kann mit der fünften Stelle angegeben werden:

F40.00 *Agoraphobie ohne Panikstörung*
F40.01 *Agoraphobie mit Panikstörung.*

Möglichkeiten für eine Schweregradeinteilung: Für F40.00 kann der Schweregrad nach dem Ausmaß der Vermeidung angegeben werden, unter Berücksichtigung der jeweiligen kulturellen Bedingungen. Für F40.01 gibt die Zahl der Panikattacken den Schweregrad an.

F40.1 soziale Phobien

A. Entweder 1. oder 2.:

1. deutliche Furcht im Zentrum der Aufmerksamkeit zu stehen oder sich peinlich oder erniedrigend zu verhalten
2. deutliche Vermeidung im Zentrum der Aufmerksamkeit zu stehen oder von Situationen, in denen die Angst besteht, sich peinlich oder erniedrigend zu verhalten.

Diese Ängste treten in sozialen Situationen auf, wie Essen oder Sprechen in der Öffentlichkeit, Begegnung von Bekannten in der Öffentlichkeit, Hinzukommen oder Teilnahme an kleinen Gruppen, wie z. B. bei Parties, Konferenzen oder in Klassenräumen.

B. Mindestens zwei Angstsymptome in den gefürchteten Situationen mindestens einmal seit Auftreten der Störung, wie in F40.0, Kriterium B., definiert, sowie zusätzlich mindestens eins der folgenden Symptome:

1. Erröten oder Zittern
2. Angst zu erbrechen
3. Miktions- oder Defäkationsdrang bzw. Angst davor.

C. Deutliche emotionale Belastung durch die Angstsymptome oder das Vermeidungsverhalten. Einsicht, dass die Symptome oder das Vermeidungsverhalten übertrieben und unvernünftig sind.

D. Die Symptome beschränken sich ausschließlich oder vornehmlich auf die gefürchteten Situationen oder auf Gedanken an diese.

E. Ausschlussvorbehalt: Die Symptome der Kriterien A. und B. sind nicht bedingt durch Wahn, Halluzinationen oder andere Symptome der Störungsgruppen organische psychische Störungen (F0), Schizophrenie und verwandte Störungen (F2), affektive Störungen (F3) oder eine Zwangsstörung (F42) und sind nicht Folge von kulturell akzeptierten Anschauungen.

F40.2 spezifische (isolierte) Phobien

A. Entweder 1. oder 2.:

1. deutliche Furcht vor einem bestimmten Objekt oder einer bestimmten Situation, außer Agoraphobie (F40.0) oder sozialer Phobie (F40.1)
2. deutliche Vermeidung solcher Objekte und Situationen, außer Agoraphobie (F40.0) oder sozialer Phobie (F40.1).

Häufige phobische Objekte und Situationen sind Tiere, Vögel, Insekten, Höhen, Donner, Flüge, kleine geschlossene Räume, Anblick von Blut oder Verletzungen, Injektionen, Zahnarzt- und Krankenhausbesuche.

B. Angstsymptome in den gefürchteten Situationen zu irgendeiner Zeit seit Auftreten der Störung sind wie in Kriterium B. von F40.0 (Agoraphobie) definiert.

C. Deutliche emotionale Belastung durch die Symptome oder das Vermeidungsverhalten; Einsicht, dass diese übertrieben und unvernünftig sind.

D. Die Symptome sind auf die gefürchtete Situation oder auf Gedanken an diese beschränkt.

Wenn gewünscht, können die spezifischen Phobien wie folgt unterteilt werden:

- Tier-Typ (z. B. Insekten, Hunde)
- Naturgewalten-Typ (z. B. Sturm, Wasser)
- Blut-Injektions-Verletzungs-Typ
- situativer Typ (z. B. Fahrstuhl, Tunnel, Flugzeug)
- andere Typen.

F40.8 sonstige phobische Störungen

F40.9 nicht näher bezeichnete phobische Störung

F41 andere Angststörungen

F41.0 Panikstörung (episodisch paroxysmale Angst)

A. Wiederholte Panikattacken, die nicht auf eine spezifische Situation oder ein spezifisches Objekt bezogen sind und oft spontan auftreten (d. h. die Attacken sind nicht vorhersagbar). Die Panikattacken sind nicht verbunden mit besonderer Anstrengung, gefährlichen oder lebensbedrohlichen Situationen.

B. Eine Panikattacke hat alle folgenden Charakteristika:

  a. Sie ist eine einzelne Episode von intensiver Angst oder Unbehagen
  b. sie beginnt abrupt
  c. sie erreicht innerhalb weniger Minuten ein Maximum und dauert mindestens einige Minuten
  d. Mindestens vier Symptome der unten angegebenen Liste, davon eins von den Symptomen 1. bis 4., müssen vorliegen.

Vegetative Symptome:
  1. Palpitationen, Herzklopfen oder erhöhte Herzfrequenz
  2. Schweißausbrüche
  3. fein- oder grobschlägiger Tremor
  4. Mundtrockenheit (nicht infolge Medikation oder Exsikkose).

Symptome, die Thorax und Abdomen betreffen:
  5. Atembeschwerden
  6. Beklemmungsgefühl

7. Thoraxschmerzen und -missempfindungen
8. Nausea oder abdominelle Missempfindungen (z. B. Unruhegefühl im Magen).

Psychische Symptome:
9. Gefühl von Schwindel, Unsicherheit, Schwäche oder Benommenheit
10. Gefühl, die Objekte sind unwirklich (Derealisation) oder man selbst ist weit entfernt oder «nicht wirklich hier» (Depersonalisation)
11. Angst vor Kontrollverlust, verrückt zu werden oder «auszuflippen»
12. Angst zu sterben.

Allgemeine Symptome:
13. Hitzewellen/-wallungen oder Kälteschauer
14. Gefühllosigkeit oder Kribbelgefühle.

C. *Ausschlussvorbehalt:* Die Panikattacken sind nicht Folge einer körperlichen Störung, einer organischen psychischen Störung (F0) oder einer anderen psychischen Störung wie Schizophrenie und verwandten Störungen (F2), einer affektiven Störung (F3) oder einer somatoformen Störung (F45).

Die individuelle Variationsbreite bzgl. Inhalt und Schwere ist so groß, dass zwei Schweregrade – mittelgradig und schwer – mit der fünften Stelle differenziert werden können:

F41.00 *mittelgradige Panikstörung:* mindestens vier Panikattacken in vier Wochen
F41.01 *schwere Panikstörung:* mindestens vier Panikattacken pro Woche über einen Zeitraum von vier Wochen

F41.1 generalisierte Angststörung

Hinweis: Bei Kindern und Jugendlichen stehen meist weniger Beschwerden, die typisch für die generalisierte Angststörung der Erwachsenen sind, im Vordergrund ebensowenig die spezifischen Symptome der vegetativen Stimulierung. Für diese Betroffenen werden unter F93.80 (generalisierte Angststörung im Kindes- und Jugendalter) alternative Kriterien angegeben.

A. Ein Zeitraum von mindestens sechs Monaten mit vorherrschender Anspannung, Besorgnis und Befürchtungen in Bezug auf alltägliche Ereignisse und Probleme.

B. Mindestens vier Symptome der unten angegebenen Liste, davon eins von den Symptomen 1. bis 4., müssen vorliegen:

Vegetative Symptome:
1. Palpitationen, Herzklopfen oder erhöhte Herzfrequenz
2. Schweißausbrüche
3. fein- oder grobschlägiger Tremor
4. Mundtrockenheit (nicht infolge Medikation oder Exsikkose).

Symptome, die Thorax und Abdomen betreffen:
5. Atembeschwerden
6. Beklemmungsgefühl
7. Thoraxschmerzen und -missempfindungen
8. Nausea oder abdominelle Missempfindungen (z. B. Kribbeln im Magen).

Psychische Symptome:
9. Gefühl von Schwindel, Unsicherheit, Schwäche und Benommenheit
10. Gefühl, die Objekte sind unwirklich (Derealisation) oder man selbst ist weit entfernt oder «nicht wirklich hier» (Depersonalisation)
11 Angst vor Kontrollverlust, verrückt zu werden oder «auszuflippen»
12. Angst zu sterben.

Allgemeine Symptome:
13. Hitzewellen/-wallungen oder Kälteschauer
14. Gefühllosigkeit oder Kribbelgefühle.

Symptome der Anspannung:
15. Muskelverspannung, akute und chronische Schmerzen
16. Ruhelosigkeit und Unfähigkeit zum Entspannen
17. Gefühle von Aufgedrehtsein, Nervosität und psychischer Anspannung
18. Kloßgefühl im Hals oder Schluckbeschwerden.

Andere unspezifische Symptome:
19. übertriebene Reaktionen auf kleine Überraschungen oder Erschrecktwerden
20. Konzentrationsschwierigkeiten, Leeregefühl im Kopf wegen Sorgen oder Angst
21. anhaltende Reizbarkeit
22. Einschlafstörungen wegen Besorgnissen.

C. Die Störung erfüllt nicht die Kriterien für eine Panikstörung (F41.0), eine phobische Störung (F40), eine Zwangsstörung (F42) oder eine hypochondrische Störung (F45.2).

D. Ausschlussvorbehalt: Die Störung ist nicht zurückzuführen auf eine organische Krankheit wie eine Hyperthyreose, eine organische psychische Störung (F0) oder auf eine durch psychotrope Substanzen bedingte Störung (F1), z. B. auf einen exzessiven Genuss von amphetaminähnlichen Substanzen oder auf einen Benzodiazepinentzug.

F41.2 Angst und depressive Störung gemischt

Für diese Störungen gibt es so viele Kombinationsmöglichkeiten relativ leichter Symptome, dass hier, außer den bereits in den klinischen Beschreibungen und diagnostischen Leitlinien angegebenen Kriterien, keine spezifischen Merkmale mehr aufgeführt werden. Wissenschaftler, die Patienten mit diesen Störungen untersuchen wollen, sollten dies unter Berücksichtigung der Leitlinienbeschreibung anhand eigener, dem jeweiligen Forschungsplan entsprechenden Kriterien tun.

F41.3 andere gemischte Angststörungen

F41.8 sonstige näher bezeichnete Angststörungen

F41.9 nicht näher bezeichnete Angststörung

F42 Zwangsstörung

A. Entweder Zwangsgedanken oder Zwangshandlungen (oder beides) an den meisten Tagen über einen Zeitraum von mindestens zwei Wochen.

B. Die Zwangsgedanken (Ideen oder Vorstellungen) und Zwangshandlungen zeigen sämtliche folgenden Merkmale:

1. sie werden als eigene Gedanken/Handlungen von den Betroffen angesehen und nicht als von anderen Personen oder Einflüssen eingegeben
2. sie wiederholen sich dauernd und werden als unangenehm empfunden, und mindestens ein Zwangsgedanke oder eine Zwangshandlung werden als übertrieben und unsinnig erkannt
3. Die Betroffenen versuchen, Widerstand zu leisten (bei lange bestehenden Zwangsgedanken und Zwangshandlungen kann der Widerstand allerdings sehr gering sein). Gegen mindestens einen Zwangs-

gedanken oder eine Zwangshandlung wird gegenwärtig erfolglos Widerstand geleistet
4. Die Ausführung eines Zwangsgedankens oder einer Zwangshandlung ist für sich genommen nicht angenehm (dies sollte von einer vorübergehenden Erleichterung von Anspannung oder Angst unterschieden werden).

C. Die Betroffenen leiden unter den Zwangsgedanken und Zwangshandlungen oder werden in ihrer sozialen oder individuellen Leistungsfähigkeit behindert, meist durch den besonderen Zeitaufwand.

D. Ausschlussvorbehalt: Die Störung ist nicht bedingt durch eine andere psychische Störung, wie Schizophrenie und verwandte Störungen (F2) oder affektive Störungen (F3).

Die Diagnose kann mit der folgenden vierten Stelle differenziert werden:

F42.0 vorwiegend Zwangsgedanken oder Grübelzwang

F42.1 vorwiegend Zwangshandlungen (Zwangsrituale)

F42.2 Zwangsgedanken und -handlungen, gemischt

F42.8 sonstige Zwangsstörungen

F42.9 nicht näher bezeichnete Zwangsstörung

F43 Reaktion auf schwere Belastung und Anpassungsstörungen

F43.0 akute Belastungsreaktion

A. Erleben einer außergewöhnlichen psychischen oder physischen Belastung.

B. Der außergewöhnlichen Belastung folgt unmittelbar der Beginn der Symptome (innerhalb einer Stunde).

C. Es gibt zwei Symptomgruppen. Die akute Belastungsreaktion wird unterteilt in:

F43.00	*leicht*	nur Symptome aus Gruppe 1.
F43.01	*mittelgradig*	Symptome aus Gruppe 1. und zwei Symptome aus Gruppe 2.
F43.02	*schwer*	Symptome aus Gruppe 1. und vier Symptome der Gruppe 2. *oder* dissoziativer Stupor (F44.2).

1. Die Kriterien B, C und D der generalisierten Angststörung (F41.1)
2. a. Rückzug von erwarteten sozialen Interaktionen
   b. Einengung der Aufmerksamkeit
   c. offensichtliche Desorientierung
   d. Ärger oder verbale Aggression
   e. Verzweiflung oder Hoffnungslosigkeit
   f. unangemessene oder sinnlose Überaktivität
   g. unkontrollierbare und außergewöhnliche Trauer (zu beurteilen nach den jeweiligen kulturellen Normen).

D. Wenn die Belastung vorübergehend ist oder gemildert werden kann, beginnen die Symptome nach spätestens acht Stunden abzuklingen. Hält die Belastung an, beginnen die Symptome nach spätestens 48 Stunden nachzulassen.

E. Ausschlussvorbehalt: Derzeitig darf keine andere psychische oder Verhaltensstörung der ICD-10 vorliegen (außer F41.1 generalisierte Angststörung und F60 Persönlichkeitsstörungen). Das Ende einer Krankheitsepisode einer anderen psychischen oder Verhaltensstörung muss mehr als drei Monate zurückliegen.

F43.1 posttraumatische Belastungsstörung

A. Die Betroffenen waren einem kurz oder lang haltenden Ereignis oder Geschehen von außergewöhnlicher Bedrohung oder mit katastrophalem Ausmaß ausgesetzt, das nahezu bei jedem tiefgreifende Verzweiflung auslösen würde.

B. Anhaltende Erinnerungen oder Wiedererleben der Belastung durch aufdringliche Nachhallerinnerungen (Flash-backs), lebendige Erinnerungen, sich wiederholende Träume oder durch innere Bedrängnis in Situationen, die der Belastung ähneln oder mit ihr in Zusammenhang stehen.

C. Umstände, die der Belastung ähneln oder mit ihr im Zusammenhang stehen, werden tatsächlich oder möglichst vermieden. Dieses Verhalten bestand nicht vor dem belastenden Erlebnis.

D. Entweder 1. oder 2.

1. Teilweise oder vollständige Unfähigkeit, sich an einige wichtige Aspekte der Belastung zu erinnern.
2. Anhaltende Symptome einer erhöhten psychischen Sensitivität und Erregung (nicht vorhanden vor der Belastung) mit zwei der folgenden Merkmale:
   a. Ein- und Durchschlafstörungen
   b. Reizbarkeit oder Wutausbrüche
   c. Konzentrationsschwierigkeiten
   d. Hypervigilanz
   e. erhöhte Schreckhaftigkeit.

E. Die Kriterien B., C. und D. treten innerhalb von sechs Monaten nach dem Belastungsereignis oder nach Ende einer Belastungsperiode auf. (Aus bestimmten Gründen kann ein späterer Beginn berücksichtigt werden, dies sollte aber gesondert angegeben werden).

F43.2 Anpassungsstörungen

A. Identifizierbare psychosoziale Belastung, von einem nicht außergewöhnlichen oder katastrophalen Ausmaß; Beginn der Symptome innerhalb eines Monats.

B. Symptome und Verhaltensstörungen, wie sie bei affektiven Störungen (F3) (außer Wahngedanken und Halluzinationen), bei Störungen des Kapitels F4 (neurotische, Belastungs- und somatoforme Störungen) und bei den Störungen des Sozialverhaltens (F91) vorkommen. Die Kriterien einer einzelnen Störung werden aber nicht erfüllt. Die Symptome können in Art und Schwere variieren.

Das vorherrschende Erscheinungsbild der Symptome sollte mit der fünften Stelle weiter differenziert werden:

F43.20 *kurze depressive Reaktion*
Ein vorübergehender leichter depressiver Zustand, der nicht länger als einen Monat andauert.

F43.21 *längere depressive Reaktion*
Ein leichter depressiver Zustand als Reaktion auf eine länger anhaltende Belastungssituation, der zwei Jahre aber nicht überschreitet.

F43.22 *Angst und depressive Reaktion gemischt*
Sowohl Angst als auch depressive Symptome sind vorhanden, jedoch nicht in größerem Ausmaß als bei Angst und depressiver Störung, gemischt (F41.2) oder anderen gemischten Angststörungen (F41.3).

F43.23 *mit vorwiegender Beeinträchtigung von anderen Gefühlen*
Die Symptome betreffen zumeist verschiedene affektive Qualitäten, wie etwa Angst, Depression, Besorgnis, Anspannung und Ärger. Die Symptome für Angst und Depression können die Kriterien für Angst und depressive Störung gemischt (F41.2) oder andere gemischte Angststörungen (F41.3) erfüllen, sind aber nicht so dominierend, dass andere spezifischere depressive oder Angststörungen diagnostiziert werden können. Diese Kategorie sollte auch für Reaktionen im Kindesalter verwandt werden, bei denen regressives Verhalten wie Bettnässen oder Daumenlutschen zusätzlich vorliegen.

F43.24 *mit vorwiegender Störung des Sozialverhaltens*
Die hauptsächliche Störung betrifft das Sozialverhalten, z. B. kann sich eine Trauerreaktion in der Adoleszenz in aggressivem oder dissozialen Verhalten äußern.

F43.25 *mit gemischter Störung von Gefühlen und Sozialverhalten*
Sowohl emotionale Symptome als auch Störungen des Sozialverhaltens sind bestimmende Symptome.

F43.28 *mit sonstigen vorwiegend genannten Symptomen*

C. Die Symptome dauern nicht länger als sechs Monate nach Ende der Belastung oder ihrer Folgen an, außer bei der längeren depressiven Reaktion (F43.21). Bis zu einer Dauer von sechs Monaten kann die Diagnose einer Anpassungsstörung gestellt werden.

F43.8 sonstige Reaktionen auf schwere Belastung

F43.9 nicht näher bezeichnete Reaktion auf schwere Belastung

F44 dissoziative Störungen (Konversionsstörungen)

G1. Kein Nachweis einer körperlichen Krankheit, welche die für diese Störung charakteristischen Symptome erklären könnte (es können jedoch körperliche Störungen vorliegen, die andere Symptome verursachen).

G2. Überzeugender zeitlicher Zusammenhang zwischen den dissoziativen Symptomen und belastenden Ereignissen, Problemen oder Bedürfnissen.

F44.0 dissoziative Amnesie

A. Die allgemeinen Kriterien für eine dissoziative Störung (F44) müssen erfüllt sein.

B. Entweder eine teilweise oder vollständige Amnesie für vergangene Ereignisse oder Probleme, die traumatisch oder belastend waren oder noch sind.

C. Die Amnesie ist zu ausgeprägt und zu lang anhaltend, um mit einer normalen Vergesslichkeit oder durch eine gewollte Simulation erklärt werden zu können; die Schwere und das Ausmaß der Amnesie können allerdings von einer Untersuchung zur anderen wechseln.

F44.1 dissoziative Fuge

A. Die allgemeinen Kriterien für eine dissoziative Störung (F44) müssen erfüllt sein.

B. Eine unerwartete, gleichwohl äußerlich normal organisierte Reise mit Entfernung von zuhause oder vom gewohnten Arbeitsplatz und den sozialen Aktivitäten; während dieser Zeit bleibt die Selbstversorgung weitgehend erhalten.

C. Entweder teilweise oder vollständige Amnesie für die Reise, die das Kriterium C. für eine dissoziative Amnesie (F44.0) erfüllt.

F44.2 dissoziativer Stupor

A. Die allgemeinen Kriterien für eine dissoziative Störung (F44) müssen erfüllt sein.

B. Beträchtliche Verringerung oder Fehlen willkürlicher Bewegungen und der Sprache sowie der normalen Reaktion auf Licht, Geräusche und Berührung.

C. Der normale Muskeltonus, die aufrechte Haltung und die Atmung sind erhalten sowie – häufig eingeschränkte – Koordination der Augenbewegungen.

F44.3 Trance- und Besessenheitszustände

A. Die allgemeinen Kriterien für eine dissoziative Störung (F44) müssen erfüllt sein.

B. Entweder 1. oder 2.:

1. *Trance:* vorübergehende Bewusstseinsveränderung mit zwei der folgenden Merkmale:
   a. Verlust des Gefühls der persönlichen Identität
   b. Einengung des Bewusstseins in Bezug auf die unmittelbare Umgebung oder eine ungewöhnlich eingeengte und selektive Fokussierung auf Stimuli aus der Umgebung
   c. Einschränkung von Bewegungen, Haltungen und Gesprochenem auf die Wiederholung eines kleinen Repertoires.
2. *Besessenheitszustand:* die Betroffenen sind überzeugt, von einem Geist, einer Macht, einer Gottheit oder einer anderen Person beherrscht zu werden.

C. Die beiden Kriterien B.1. und B.2. müssen ungewollt und belastend sein, außerhalb von religiösen oder anderen kulturell akzeptierten Situationen auftreten, oder sie stellen eine Verlängerung solcher Zustände dar.

D. Ausschlussvorbehalt: Kein gleichzeitiges Auftreten mit einer Schizophrenie oder einer verwandten Störung (F2) oder mit einer affektiven Störung mit Halluzinationen oder Wahngedanken (F3).

F44.4 dissoziative Bewegungsstörungen

A. Die allgemeinen Kriterien für eine dissoziative Störung (F44) müssen erfüllt sein.

B. Entweder 1. oder 2.:
   1. kompletter oder teilweiser Verlust der Bewegungsfähigkeit. Dies betrifft Bewegungen, die normalerweise der willkürlichen Kontrolle unterliegen (einschließlich der Sprache)
   2. verschiedene oder wechselnde Grade von Koordinationsstörungen, Ataxie oder einer Unfähigkeit, ohne Hilfe zu stehen.

F44.5 dissoziative Krampfanfälle

A. Die allgemeinen Kriterien für eine dissoziative Störung (F44) müssen erfüllt sein.

B. Plötzliche und unerwartete krampfartige Bewegungen, die sehr an verschiedene Formen epileptischer Anfälle erinnern, aber nicht mit einem Bewusstseinsverlust einhergehen.

C. Kriterium B. geht nicht einher mit Zungenbiss, schweren Hämatomen oder Verletzungen auf Grund eines Sturzes oder mit Urininkontinenz.

F44.6 dissoziative Sensibilitäts- und Empfindungsstörungen

A. Die allgemeinen Kriterien für eine dissoziative Störung (F44) müssen erfüllt sein.

B. Entweder 1. oder 2.:

1. teilweiser oder vollständiger Verlust einer oder aller normaler Hautempfindungen an Körperteilen oder am ganzen Körper (genaue Angabe ob Berührung, Nadelstich, Vibration, Hitze, Kälte)
2. teilweiser oder vollständiger Seh-, Hör- oder Riechverlust (ist zu spezifizieren).

F44.7 dissoziative Störungen (Konversionsstörungen), gemischt

F44.8 sonstige dissoziative Störungen (Konversionsstörungen)

Diese Restkategorie kann verwendet werden, um andere dissoziative Zustandsbilder und Konversionsstörungen anzugeben, welche die allgemeinen Kriterien G.1 und G.2 für F44 erfüllen, aber nicht die oben angegebenen Kriterien für F44.0– F44.7.

F44.80 *Ganser-Syndrom (Vorbeiantworten)*

F44.81 *multiple Persönlichkeitsstörung*

A. Zwei oder mehr unterschiedliche Persönlichkeiten innerhalb eines Individuums, von denen zu einem bestimmten Zeitpunkt jeweils nur eine in Erscheinung tritt.

B. Jede Persönlichkeit hat ihr eigenes Gedächtnis, ihre eigenen Vorlieben und Verhaltensweisen und übernimmt zu einer bestimmten Zeit, auch wiederholt, die volle Kontrolle über das Verhalten der Betroffenen.

C. Unfähigkeit, wichtige persönliche Informationen zu erinnern, was für eine einfache Vergesslichkeit zu ausgeprägt ist.

D. Nicht bedingt durch eine organische psychische Störung (F0) (z. B. eine Epilepsie) oder durch psychotrope Substanzen (F1) (z. B. Intoxikation oder Entzugssyndrom).

F44.82 *vorübergehende dissoziative Störungen* (Konversionsstörungen) im Kindes- und Jugendalter

F44.88 *sonstige näher bezeichnete dissoziative Störungen* (Konversionsstörungen)

Spezielle Forschungskriterien werden nicht für alle oben genannten Störungen angegeben, da diese sonstigen dissoziativen Zustandsbilder selten und nicht gut beschrieben sind. Wissenschaftler, die diese Zustandsbilder genauer untersuchen, sollten ihre eigenen Kriterien in Bezug auf die Anforderungen ihrer Studie definieren.

F44.9 nicht näher bezeichnete dissoziative Störung (Konversionsstörung)

F45 somatoforme Störungen

F45.0 Somatisierungsstörung

A. Eine Vorgeschichte von mindestens zwei Jahren mit anhaltenden Klagen über multiple und wechselnde körperliche Symptome, die durch keine diagnostizierbare körperliche Krankheit erklärt werden können. Eventuell vorliegende bekannte körperliche Krankheiten erklären nicht die Schwere, das Ausmaß, die Vielfalt und die Dauer der körperlichen Beschwerden oder die damit verbundene soziale Behinderung. Wenn einige vegetative Symptome vorliegen, bilden sie nicht das Hauptmerkmal der Störung, d. h. sie sind nicht besonders anhaltend oder belastend.

B. Die ständige Beschäftigung mit den Symptomen führt zu andauerndem Leiden und dazu, dass die Patienten mehrfach (drei oder mehrmals) um Konsultationen oder Zusatzuntersuchungen in der Primärversorgung oder beim Spezialisten nachsuchen. Wenn aus finanziellen oder geografischen Gründen medizinische Einrichtungen nicht erreichbar sind, kommt es zu andauernder Selbstmedikation oder mehrfachen Konsultationen bei örtlichen Laienheilern.

C. Hartnäckige Weigerung, die medizinische Feststellung zu akzeptieren, dass keine ausreichende körperliche Ursache für die körperlichen Symptome vorliegt. (Vorübergehende Akzeptanz der ärztlichen Mitteilung allenfalls für kurze Zeiträume bis zu einigen Wochen oder unmittelbar nach einer medizinischen Untersuchung spricht nicht gegen diese Diagnose.)

D. Insgesamt sechs oder mehr Symptome aus der folgenden Liste, mit Symptomen aus mindestens zwei verschiedenen Gruppen:

Gastro-intestinale Symptome:
1. Bauchschmerzen
2. Übelkeit
3. Gefühl von Überblähung
4. schlechter Geschmack im Mund oder extrem belegte Zunge
5. Klagen über Erbrechen oder Regurgitation von Speisen
6. Klagen über häufigen Durchfall oder Austreten von Flüssigkeit aus dem Anus.

Kardiovaskuläre Symptome:
7. Atemlosigkeit ohne Anstrengung
8. Brustschmerzen.

Urogenitale Symptome:
9. Dysurie oder Klagen über die Miktionshäufigkeit
10. unangenehme Empfindungen im oder um den Genitalbereich
11. Klagen über ungewöhnlichen oder verstärkten vaginalen Ausfluss.

Haut- und Schmerzsymptome:
12. Klagen über Fleckigkeit oder Farbveränderungen der Haut
13. Schmerzen in den Gliedern, Extremitäten oder Gelenken
14. unangenehme Taubheit oder Kribbelgefühl.

E. Ausschlussvorbehalt: Die Störung tritt nicht ausschließlich während einer Schizophrenie oder einer verwandten Störung (F2), einer affektiven Störung (F3) oder einer Panikstörung (F41.0) auf.

F45.1 undifferenzierte Somatisierungsstörung

A. Kriterium A., C. und E. für die Somatisierungsstörung (F45.0) sind erfüllt, außer dass die Dauer der Störung hier nur mindestens sechs Monate beträgt.

B. Eines oder beide Kriterien B. und D. für die Somatisierungsstörung (F45.0) sind nur unvollständig erfüllt.

F45.2 hypochondrische Störung

A. Entweder 1. oder 2.:

1. Eine mindestens sechs Monate anhaltende Überzeugung, an höchs-

tens zwei schweren körperlichen Krankheiten (von denen mindestens eine speziell von den Patienten benannt sein muss) zu leiden.
2. Anhaltende Beschäftigung mit einer vom Betroffenen angenommenen Entstellung oder Missbildung (dysmorphophobe Störung).

B. Die ständige Sorge um diese Überzeugung und um die Symptome verursacht andauerndes Leiden oder eine Störung des alltäglichen Lebens und veranlasst die Patienten, um medizinische Behandlungen oder Untersuchungen (oder entsprechende Hilfe von Laienheilern) nachzusuchen.

C. Hartnäckige Weigerung, die medizinische Feststellung zu akzeptieren, dass keine ausreichende körperliche Ursache für die körperlichen Symptome bzw. Entstellungen vorliegt. (Vorübergehende Akzeptanz der ärztlichen Mitteilung allenfalls für kurze Zeiträume bis zu einigen Wochen oder unmittelbar nach einer medizinischen Untersuchung spricht nicht gegen die Diagnose.)

D. Ausschlussvorbehalt: Die Störung tritt nicht ausschließlich während einer Schizophrenie oder einer verwandten Störung (F2, insbesondere F22) oder einer affektiven Störung (F3) auf.

F45.20 *Hypochondrische Störung (im engeren Sinne)*

F45.21 *Dysmorphophobie*

F45.3 somatoforme autonome Funktionsstörung

A. Symptome der autonomen (vegetativen) Erregung, die von den Patienten einer körperlichen Krankheit in einem oder mehreren der folgenden Systeme oder Organe zugeordnet werden:

1. Herz und kardiovaskuläres System
2. oberer Gastrointestinaltrakt (Ösophagus und Magen)
3. unterer Gastrointestinaltrakt
4. respiratorisches System
5. Urogenitalsystem.

B. Zwei oder mehr der folgenden vegetativen Symptome:

1. Palpitationen
2. Schweißausbrüche (heiß oder kalt)
3. Mundtrockenheit
4. Hitzewallungen oder Erröten
5. Druckgefühl im Epigastrium, Kribbeln oder Unruhe in der Magengegend.

C. Eines oder mehr der folgenden Symptome:

1. Brustschmerzen oder Druckgefühl in der Herzgegend
2. Dyspnoe oder Hyperventilation
3. außergewöhnliche Ermüdbarkeit bei leichter Anstrengung
4. Aerophagie, Singultus oder brennendes Gefühl im Brustkorb oder im Epigastrium
5. Bericht über häufigen Stuhlgang
6. erhöhte Miktionsfrequenz oder Dysurie
7. Gefühl der Überblähung oder Völlegefühl.

D. Kein Nachweis einer Störung von Struktur oder Funktion der Organe oder Systeme, über welche die Patienten sich Sorgen machen.

E. Ausschlussvorbehalt: Die Symptome treten nicht ausschließlich im Zusammenhang mit einer phobischen (F40.0–F40.3) oder einer Panikstörung (F41.0) auf.

Mit der fünften Stelle werden die verschiedenen Störungen dieser Gruppe durch die Angabe des Organs oder Organsystems, welches von den Patienten als Ursprung ihrer Symptome angesehen wird, näher gekennzeichnet.

F45.30 *Herz- und Kreislaufsystem*
Dazugehörige Begriffe: Herzneurose, neurozirkulatorische Asthenie, Da-Costa-Syndrom
F45.31 *oberes Verdauungssystem*
Dazugehörige Begriffe: psychogene Aerophagie, Singultus, Magenneurose
F45.32 *unteres Verdauungssystem*
Dazugehörige Begriffe: psychogenes Colon irritabile, psychogener Durchfall, Flatulenz
F45.33 *Atmungssystem*
Dazugehöriger Begriff: Hyperventilation
F45.34 *Urogenitalsystem*
Dazugehörige Begriffe: psychogene Steigerung der Miktionshäufigkeit, Dysurie
F45.38 *sonstige Organe und System*
F45.39 *nicht näher bezeichnetes Organ oder System*

F45.4 anhaltende somatoforme Schmerzstörung

A. Mindestens sechs Monate kontinuierlicher, an den meisten Tagen anhaltender, schwerer und belastender Schmerz in einem Körperteil, der nicht adäquat durch den Nachweis eines physiologischen Prozesses oder einer körperlichen Störung erklärt werden kann, und der anhaltend der Hauptfokus für die Aufmerksamkeit der Patienten ist.

B. *Ausschlussvorbehalt:* Die Störung tritt nicht während einer Schizophrenie oder einer verwandten Störung (F20–F29) auf oder ausschließlich während einer affektiven Störung (F30–F39), einer Somatisierungsstörung (F45.0), einer undifferenzierten Somatisierungsstörung (F45.1) oder einer hypochondrischen Störung (F45.2).

F45.8 sonstige somatoforme Störungen

Die bei diesen Störungen geklagten Beschwerden sind nicht durch das autonome Nervensystem vermittelt und sind auf bestimmte Systeme oder Körperteile, z. B. die Haut, begrenzt. Dies steht im Gegensatz zu den multiplen, sich oft ändernden Klagen über die Ursache der Symptome und das Leiden bei der Somatisierungsstörung (F45.0) und der undifferenzierten Somatisierungsstörung (F45.1). Morphologische Schäden sind nicht nachweisbar.

Alle Empfindungsstörungen, die nicht durch eine körperliche Krankheit bedingt sind und in engem zeitlichen Zusammenhang mit belastenden Ereignissen oder Problemen stehen, oder eine erhöhte Aufmerksamkeit bei den Betroffenen hervorrufen, sollten hier klassifiziert werden.

F45.9 nicht näher bezeichnete somatoforme Störung

F48 sonstige neurotische Störungen

F48.0 Neurasthenie

A. Entweder 1. oder 2.:

1. anhaltendes und quälendes Erschöpfungsgefühl nach geringer geistiger Anstrengung (z. B. nach der Bewältigung oder dem Bewältigungsversuch alltäglicher Aufgaben, die keine ungewöhnlichen geistigen Anstrengungen erfordern)
2. anhaltende und quälende Müdigkeit und Schwäche nach nur geringer körperlicher Anstrengung.

B. Mindestens eins der folgenden Symptome:

1. akute oder chronische Muskelschmerzen
2. Benommenheit
3. Spannungskopfschmerz

4. Schlafstörung
   5. Unfähigkeit, zu entspannen
   6. Reizbarkeit.

C. Die Betroffenen sind nicht in der Lage, sich von A.1. oder A.2. innerhalb eines normalen Zeitraumes von Ruhe, Entspannung oder Ablenkung zu erholen.

D. Die Dauer der Störung beträgt mindestens drei Monate.

E. Ausschlussvorbehalt: Die Störung tritt nicht während einer organischen emotional labilen Störung (F06.6), einem postenzephalitischen Syndrom (F07.1), einem organischen Psychosyndrom nach Schädelhirntrauma (F07.2), einer affektiven Störung (F3), einer Panikstörung (F41.0) oder einer generalisierten Angststörung (F41.1) auf.

F48.1 Depersonalisations-, Derealisationssyndrom

A. Entweder 1. oder 2.:

   1. *Depersonalisation:* Die Betroffenen klagen über ein Gefühl von entfernt sein, von «nicht richtig hier» sein. Sie klagen z. B., darüber, dass ihre Empfindungen, Gefühle und ihr inneres Selbstgefühl losgelöst seien, fremd, nicht ihr eigen, unangenehm verloren oder dass ihre Gefühle und Bewegungen zu jemand anderem gehören scheinen, oder sie haben das Gefühl, in einem Schauspiel mitzuspielen.
   2. *Derealisation:* Die Betroffenen klagen über ein Gefühl von Unwirklichkeit. Sie klagen z. B. darüber, dass die Umgebung oder bestimmte Objekte fremd aussehen, verzerrt, stumpf, farblos, leblos, eintönig und uninteressant sind, oder sie empfinden die Umgebung wie eine Bühne, auf der jedermann spielt.

B. Die Einsicht, dass die Veränderung nicht von außen durch andere Personen oder Kräfte eingegeben wurde, bleibt erhalten.

Kommentar: Diese Diagnose sollte nicht gestellt werden, wenn das Syndrom im Rahmen einer anderen psychischen Störung, z. B. bei einem organischen Verwirrtheitszustand oder einer organischen wahnhaften Störung (F05, F06) auftritt, in Folge einer Intoxikation mit Alkohol oder anderen psychotropen Substanzen (F1.x0), bei einer Schizophrenie oder einer verwandten Störung (F2), einer affektiven Störung (F3), einer Angststörung (F40, F41) oder bei anderen Zuständen (wie einer deutlichen Müdigkeit, einer Hypoglykämie oder unmittelbar vor oder nach einem epileptischen Anfall). Diese Syndrome treten im Verlauf vieler psychischer Störungen auf und werden dann am besten als zweite oder als Zusatzdiagnose bei einer anderen Hauptdiagnose verschlüsselt. Das Auftreten als isolierte Syndrome ist viel seltener.

F48.8 sonstige näher bezeichnete neurotische Störungen

Diese Kategorie beinhaltet gemischte Störungen des Verhaltens, der Überzeugungen und Emotionen, die in ihrer Ätiologie und ihrem nosologischen Status unsicher sind und die in den verschiedenen Kulturkreisen mit unterschiedlicher Häufigkeit vorkommen (siehe auch Anhang II). Beispiele sind das Dhat-Syndrom (übermäßige Sorge um die schwächende Wirkung des Samenergusses), Koro (Angst, der Penis werde in das Abdomen retrahiert und dieses führe zum Tod) und Latah (imitierendes und automatisiertes Reaktionsverhalten). Der enge Zusammenhang dieser Syndrome mit den jeweiligen kulturellen Vorstellungen und Verhaltensmustern weist darauf hin, dass sie am ehesten als nicht individuell wahnhaft anzusehen sind.

F48.9 nicht näher bezeichnete neurotische Störung

F5 Verhaltensauffälligkeiten in Verbindung mit körperlichen Störungen und Faktoren

F50 Essstörungen

F50.0 Anorexia nervosa

A. Gewichtsverlust oder bei Kindern fehlende Gewichtszunahme. Dies führt zu einem Körpergewicht von mindestens 15 % unter dem normalen oder dem für das Alter und die Körpergröße erwarteten Gewicht[1].

B. Der Gewichtsverlust ist selbst herbeigeführt durch Vermeidung von «fett machenden» Speisen.

C. Selbstwahrnehmung als «zu fett» verbunden mit einer sich aufdrängenden Furcht, zu dick zu werden. Die Betroffenen legen für sich selbst eine sehr niedrige Gewichtsschwelle fest.

D. Umfassende endokrine Störung der Achse Hypothalamus-Hypophyse-Gonaden; sie manifestiert sich bei Frauen als Amenorrhoe, bei Männern als Interesseverlust an Sexualität und Potenzverlust. Eine Ausnahme stellt das Persistieren vaginaler Blutungen bei anorektischen Frauen dar, die eine Hormonsubstitution erhalten (meist als kontraceptive Medikation).

E. Die Kriterien A. und B. für eine Bulimia nervosa (F50.2) werden nicht erfüllt.

Kommentar: Folgende Symptome bestätigen die Diagnose, sind aber nicht obligat: selbst induziertes Erbrechen, selbst induziertes Abführen, übertriebene körperliche Aktivitäten und Gebrauch von Appetitzüglern und/oder Diuretika.

Bei Beginn der Erkrankung vor der Pubertät ist die Abfolge der Pubertätsentwicklung verzögert oder gehemmt (Wachstumsstop, fehlende Brustentwick-

---

[1] Quetelet-Index/Body Mass Index (BMI) (ab 16. Lebensjahr): $\dfrac{\text{(Gewicht in kg)}}{\text{(Körpergröße in m)}^2}$

lung und primäre Amenorrhoe bei Mädchen; bei Jungen bleiben die Genitalien kindlich). Nach Remission wird die Pubertätsentwicklung, bei verspäteter Menarche, häufig normal abgeschlossen.

Mit der fünften Stelle können näher gekennzeichnet werden:

F50.00 *Anorexie ohne aktive Maßnahmen zur Gewichtsabnahme (Erbrechen, Abführen etc.)*

F50.01 *Anorexie mit aktiven Maßnahmen zur Gewichtsabnahme (Erbrechen, Abführen etc., u. U. in Verbindung mit Heißhungerattacken (Fressattacken)*

F50.1 atypische Anorexia nervosa

Untersucher, die sich mit atypischen Formen der Anorexia nervosa beschäftigen, sind aufgefordert, ihre eigene Entscheidung über Zahl und Inhalt der geforderten Kriterien zu fällen.

F50.2 Bulimia nervosa

A. Häufige Episoden von Fressattacken (in einem Zeitraum von drei Monaten mindestens zweimal pro Woche), bei denen große Mengen an Nahrung in sehr kurzer Zeit konsumiert werden.

B. Andauernde Beschäftigung mit dem Essen, eine unwiderstehliche Gier oder Zwang zu essen (Craving).

C. Die Patienten versuchen, der Gewichtszunahme durch die Nahrung mit einer oder mehreren der folgenden Verhaltensweisen entgegenzusteuern:
   1. selbst induziertes Erbrechen
   2. Missbrauch von Abführmitteln
   3. zeitweilige Hungerperioden
   4. Gebrauch von Appetitzüglern, Schilddrüsenpräparaten oder Diuretika. Wenn die Bulimie bei Diabetikern auftritt, kann es zu einer Vernachlässigung der Insulinbehandlung kommen.

D. Selbstwahrnehmung als «zu fett», mit einer sich aufdrängenden Furcht, zu dick zu werden (was meist zu Untergewicht führt).

F50.3 atypische Bulimia nervosa

Untersucher, die sich mit atypischen Formen der Bulimia nervosa mit normalem oder erhöhtem Körpergewicht beschäftigen, sind aufgefordert, ihre eigene Entscheidung über Zahl und Inhalt der geforderten Kriterien zu fällen.

F50.4 Essattacken bei anderen psychischen Störungen

Untersucher, die diese Kategorie verwenden wollen, werden aufgefordert, eigene Kriterien zu formulieren.

F50.5 Erbrechen bei anderen psychischen Störungen

Untersucher, die diese Kategorie verwenden wollen, werden aufgefordert, eigene Kriterien zu formulieren.

F50.8 sonstige Essstörungen

F50.9 nicht näher bezeichnete Essstörung

F51 nichtorganische Schlafstörungen

Hinweis: Es gibt eine umfassendere Klassifikation von Schlafstörungen (International Classification of Sleep Disorders).[1] Diese ist jedoch anders aufgebaut als die ICD-10.

Bei einigen Forschungsvorhaben, bei denen besonders homogene Gruppen von Schlafstörungen erforderlich sind, sollten für die Kategorien F51.3, F51.4, F51.5 vier- oder mehrmaliges Auftreten der Störung innerhalb eines Jahres gefordert werden.

F51.0 nichtorganische Insomnie

A. Klagen über Einschlafstörungen, Durchschlafstörungen oder eine schlechte Schlafqualität.

B. Die Schlafstörungen treten mindestens dreimal pro Woche während mindestens eines Monats auf.

C. Die Schlafstörungen verursachen entweder einen deutlichen Leidensdruck oder wirken sich störend auf die alltägliche Funktionsfähigkeit aus.

D. Verursachende organische Faktoren fehlen, wie z. B. neurologische oder andere somatische Krankheitsbilder, Störungen durch Einnahme psychotroper Substanzen oder durch eine Medikation.

---

[1] Diagnostic Classification Steering Committee. International Classification of Sleep Disorders: Diagnostic and Coding Manual. Rochester, MN, American Sleep Disorders Association, 1990.

F5 Verhaltensauffälligkeiten mit körperlichen Störungen

F51.1 nichtorganische Hypersomnie

A. Klagen über übermäßige Schlafneigung während des Tages oder über Schlafanfälle oder über einen verlängerten Übergang zum vollen Wachzustand (Schlaftrunkenheit) (nicht durch eine inadäquate Schlafdauer erklärbar).

B. Diese Schlafstörung tritt fast täglich über mindestens einen Monat oder in wiederkehrenden Perioden kürzerer Dauer auf und verursacht entweder einen deutlichen Leidensdruck oder eine Beeinträchtigung der alltäglichen Funktionsfähigkeit.

C. Fehlen von zusätzlichen Symptomen einer Narkolepsie (Kataplexie, Wachanfälle, hypnagoge Halluzinationen) oder von klinischen Hinweisen für eine Schlafapnoe (nächtliche Atempausen, typische intermittierende Schnarchgeräusche etc.).

D. Verursachende organische Faktoren fehlen, wie z. B. neurologische oder andere somatische Krankheitsbilder, Störungen durch Einnahme psychotroper Substanzen oder durch eine Medikation.

F51.2 nichtorganische Störung des Schlaf-Wach-Rhythmus

A. Das Schlaf-Wach-Muster der Betroffenen ist nicht synchron mit dem gewünschten Schlaf-Wach-Rhythmus, der durch die gesellschaftlichen Anforderungen bestimmt ist und von den meisten Menschen in der Umgebung der Betroffenen geteilt wird.

B. Als Folge dieser Störung erleben die Betroffenen Schlaflosigkeit während der Hauptschlafperiode oder Hypersomnie während der Wachperiode fast täglich während mindestens eines Monats oder wiederholt während kürzerer Zeiträume.

C. Unbefriedigende Dauer, Qualität und Zeitpunkt des Schlafes verursachen entweder einen deutlichen Leidensdruck oder wirken sich störend auf die alltägliche Funktionsfähigkeit aus.

D. Verursachende organische Faktoren fehlen, wie z. B. neurologische und andere somatische Krankheitsbilder, Störungen durch Einnahme psychotroper Substanzen oder durch eine Medikation.

F51.3 Schlafwandeln (Somnambulismus)

A. Das vorherrschende Symptom sind wiederholte Episoden (zwei oder mehr), in denen die Betroffenen das Bett während des Schlafes verlassen und mehrere Minuten bis zu einer halben Stunde umhergehen, meist während des ersten Drittels des Nachtschlafes.

B. Während einer solchen Episode haben die Betroffenen meistens einen leeren, starren Gesichtsausdruck, sie reagieren verhältnismäßig wenig auf die Bemühungen anderer, den Zustand zu beeinflussen oder mit ihnen in Kontakt zu kommen und sind nur unter großen Schwierigkeiten aufzuwecken.

C. Nach dem Erwachen (entweder direkt nach dem Schlafwandeln oder am nächsten Morgen) haben die Betroffenen eine Amnesie für die Episode.

D. Innerhalb weniger Minuten nach dem Aufwachen aus der Episode besteht keine Beeinträchtigung der geistigen Aktivität oder des Verhaltens, obgleich anfänglich eine kurze Phase von Verwirrung und Desorientiertheit auftreten kann.

E. Fehlende Belege für eine organische psychische Störung wie eine Demenz oder eine körperliche Störung wie Epilepsie.

F51.4 Pavor nocturnus

A. Wiederholte Episoden (zwei oder mehr) von Erwachen aus dem Schlaf mit einem Panikschrei, heftiger Angst, Körperbewegungen und vegetativer Übererregbarkeit mit Tachykardie, Herzklopfen, schneller Atmung und Schweißausbruch.

B. Diese Episoden treten hauptsächlich während des ersten Drittels des Nachtschlafes auf.

C. Die Dauer beträgt weniger als 10 Minuten.

D. Wenn andere Personen versuchen, auf die Patienten während der Episode beruhigend einzuwirken, hat dies keinen Erfolg. Solchen Bemühungen folgen Desorientiertheit und perseverierende Bewegungen.

E. Die Erinnerung an das Geschehen ist sehr begrenzt.

F. Verursachende organische Faktoren fehlen, wie z. B. neurologische oder andere somatische Krankheitsbilder, Störungen durch psychotrope Substanzen oder eine Medikation.

F51.5 Albträume (Angstträume)

A. Aufwachen aus dem Nachtschlaf oder dem Nachmittagsschlaf mit detaillierter und lebhafter Erinnerung an heftige Angstträume, die meistens Bedrohungen des eigenen Lebens, der Sicherheit oder des Selbstwertgefühles beinhalten. Das Aufwachen kann zu jeder Zeit der Schlafperiode erfolgen, obgleich die Albträume typischerweise in der zweiten Nachthälfte auftreten.

B. Nach dem Aufwachen aus erschreckenden Träumen sind die Betroffenen rasch orientiert und wach.

C. Das Traumerleben selbst und die Störung des Schlafes, die durch das Aufwachen zusammen mit den Episoden resultiert, verursachen bei den Betroffenen einen deutlichen Leidensdruck.

D. Verursachende organische Faktoren fehlen, wie z. B. neurologische und andere somatische Krankheitsbilder, Störungen durch Einnahme psychotroper Substanzen oder durch eine Medikation.

F51.8 sonstige nichtorganische Schlafstörungen

F51.9 nicht näher bezeichnete nichtorganische Schlafstörung

F52 sexuelle Funktionsstörungen, nicht verursacht durch eine organische Störung oder Krankheit

G1. Die Betroffenen sind nicht in der Lage, eine sexuelle Beziehung so zu gestalten, wie sie möchten.

G2. Die Funktionsstörung tritt häufig auf, kann aber bei einigen Gelegenheiten auch fehlen.

G3. Die Funktionsstörung besteht seit mindestens sechs Monaten.

G4. Die Störung ist nicht auf eine andere psychische oder Verhaltensstörung der ICD-10, auf körperliche Störungen (wie eine endokrine Störung) oder auf medikamentöse Behandlung zurückzuführen.

Kommentar: Jede Form einer Funktionsstörung kann anhand von Ratingskalen nach Schwere und Häufigkeit beurteilt werden. Mehrere Arten von Funktionsstörungen können nebeneinander bestehen.

F52.0 Mangel oder Verlust von sexuellem Verlangen

A. Die allgemeinen Kriterien für eine sexuelle Funktionsstörung (F52) müssen erfüllt sein.

B. Der Mangel oder der Verlust des sexuellen Verlangens äußert sich in einer Verminderung von Suchen nach sexuellen Reizen, von Denken an Sex mit entsprechendem Verlangen oder Lust oder von sexuellen Fantasien.

C. Der Mangel an Interesse, sexuelle Aktivitäten entweder mit einem Partner oder für sich alleine als Masturbation zu beginnen, führt zu einer eindeutig niedrigeren Häufigkeit als unter Berücksichtigung des Alters und der Umstände zu erwarten wäre, oder die Häufigkeit ist im Gegensatz zu früher deutlich gesunken.

F52.1 sexuelle Aversion und mangelnde sexuelle Befriedigung

F52.10 *sexuelle Aversion*
   A. Die allgemeinen Kriterien für eine sexuelle Funktionsstörung (F52) müssen erfüllt sein.
   B. Die Möglichkeit sexueller Interaktion mit einem Partner ruft so starke Aversion, Furcht oder Angst hervor, dass sexuelle Aktivität vermieden wird. Kommt es doch dazu, ist sie mit heftigen negativen Gefühlen und einer Unfähigkeit, sexuelles Vergnügen oder Befriedigung zu erleben, verbunden.
   C. Die Aversion steht nicht im Zusammenhang mit einer Erwartungsangst (als Reaktion auf ein früheres Versagen sexueller Funktionen).

F52.11 *mangelnde sexuelle Befriedigung*
   A. Die allgemeinen Kriterien für eine sexuelle Funktionsstörung (F52) müssen erfüllt sein.
   B. Genitale Reaktionen (Orgasmus und/oder Ejakulation) treten während der sexuellen Stimulation auf, rufen aber keine angenehmen Empfindungen oder Gefühle einer angenehmen Erregung hervor.
   C. Fehlen einer deutlichen und anhaltenden Furcht oder Angst während der sexuellen Aktivität (siehe F52.10, sexuelle Aversion).

F52.2 Versagen genitaler Reaktionen

A. Die allgemeinen Kriterien für eine sexuelle Funktionsstörung (F52) müssen erfüllt sein.

Bei Männern:

B. Bei dem Versuch, Geschlechtsverkehr auszuüben, kommt es nicht zu einer für den Geschlechtsverkehr ausreichenden Erektion.

F5 Verhaltensauffälligkeiten mit körperlichen Störungen

Die Funktionsstörung tritt in einer der folgenden Varianten auf:

1. Während der frühen Stadien des sexuellen Zusammenseins tritt eine vollständige Erektion auf, sie geht aber teilweise oder vollständig zurück, wenn der Geschlechtsverkehr versucht wird (und bevor es zur Ejakulation kommt, falls diese erfolgt)
2. Eine Erektion tritt nur dann auf, wenn der Geschlechtsverkehr nicht beabsichtigt ist.
3. Es kommt nur zu einer teilweisen, für den Geschlechtsverkehr ungenügenden Erektion.
4. Es tritt überhaupt keine Tumeszenz des Penis auf.

Bei Frauen:

B. Versagen der genitalen Reaktionen: Ausbleiben der vaginalen Lubrikation zusammen mit einer ungenügenden Tumeszenz der Labien.

Die Funktionsstörung tritt in einer der folgenden Varianten auf:

1. Die Lubrikation versagt in allen relevanten Situationen («generell»)
2. Es kann anfangs zur Lubrikation kommen, sie hält aber nicht lange genug an, um eine angenehme Immissio des Penis zu ermöglichen
3. Die Lubrikation tritt nur in manchen Situationen normal auf (z. B. mit einem Partner[1], aber nicht mit einem anderen, oder während der Masturbation, oder wenn eine vaginale Penetration nicht vorgesehen ist) («situativ»).

F52.3 Orgasmusstörung

A. Die allgemeinen Kriterien für eine sexuelle Funktionsstörung (F52) müssen erfüllt sein.

B. Die Orgasmusstörung (fehlender oder verzögerter Orgasmus) tritt in einer der folgenden Variationen auf:

1. Ein Orgasmus wurde niemals, in keiner Situation erlebt
2. Die Orgasmusstörung ist nach einer Zeit relativ normaler sexueller Reaktionen aufgetreten
   a. «generell»: die Orgasmusstörung tritt in allen Situationen und mit jedem Partner auf

---

[1] im Englischen geschlechtsneutral

b. «situativ»
- *bei Frauen:* in bestimmten Situationen kommt es zum Orgasmus (z. B. bei der Masturbation oder mit bestimmten Partnern).

- *bei Männern:* eines der folgenden Merkmale trifft zu:
  Orgasmus: – nur im Schlaf, niemals im Wachzustand
  – niemals in Anwesenheit der Partnerin[1]
  – in Anwesenheit der Partnerin[2] aber nicht intravaginal.

F52.4 Ejaculatio praecox

A. Die allgemeinen Kriterien für eine sexuelle Funktionsstörung (F52) müssen erfüllt sein.

B. Es ist unmöglich, die Ejakulation ausreichend lange hinauszuzögern, um das sexuelle Zusammensein zu genießen. Dies äußert sich durch 1. oder 2.:

1. Die Ejakulation tritt vor oder sehr bald nach der Immissio auf (wenn eine Zeitangabe erforderlich ist: vor oder innerhalb von 15 Sekunden nach der Immissio)
2. Es kommt zu einer Ejakulation bei einer für die vaginale Immissio nicht ausreichenden Erektion.

C. Der vorzeitige Samenerguss geht nicht auf längere sexuelle Abstinenz zurück.

F52.5 nichtorganischer Vaginismus

A. Die allgemeinen Kriterien für eine sexuelle Funktionsstörung (F52) müssen erfüllt sein.

B. Spasmus der perivaginalen Muskulatur, der eine Immissio des Penis verhindert oder unangenehm macht. Die Funktionsstörung zeigt eins der folgenden Merkmale:

1. Es kam niemals zu einer normalen Reaktion
2. Ein Vaginismus tritt nach einer Periode relativ normaler sexueller Reaktionen auf

---

[1] s. Fußnote S. 144
[2] s. Fußnote S. 144

a. Wenn eine vaginale Immissio nicht versucht wird, können die sexuellen Reaktionen normal verlaufen
b. Jeder Versuch eines sexuellen Kontakts führt zu generalisierter Angst und zu Bemühungen, die vaginale Immissio zu verhindern (z. B. durch Spasmus der Oberschenkeladduktoren).

F52.6 nichtorganische Dyspareunie

A. Die allgemeinen Kriterien für eine sexuelle Funktionsstörung (F52) müssen erfüllt sein.

Bei Frauen:

B. Schmerzen am Eingang der Vagina entweder während des gesamten Geschlechtsverkehrs oder nur beim tiefen Eindringen des Penis.

C. Die Störung ist nicht Folge eines Vaginismus oder eines Versagens der Lubrikation; eine Dyspareunie auf Grund organischer Veränderungen sollte zusammen mit der zugrundeliegenden Störung klassifiziert werden.

Bei Männern:

B. Schmerzen oder Beschwerden während der sexuellen Reaktion. Der genaue Zeitpunkt und die exakte Lokalisation sollten sorgfältig registriert werden.

C. Die Beschwerden sind nicht durch lokale körperliche Faktoren verursacht. Falls solche gefunden werden, sollte diese Störung andernorts klassifiziert werden.

F52.7 gesteigertes sexuelles Verlangen

Für diese Kategorie werden keine Vorschläge für Kriterien gemacht. Untersuchern, die sich mit dieser Kategorie befassen, wird empfohlen, eigene Kriterien zu entwerfen.

F52.8 sonstige nichtorganische sexuelle Funktionsstörungen

F52.9 nicht näher bezeichnete nichtorganische sexuelle Funktionsstörung

F53 psychische oder Verhaltensstörungen im Wochenbett, andernorts nicht klassifiziert

Diese Kategorie sollte bei Forschungsvorhaben nur in Ausnahmefällen verwendet werden. Psychische Störungen im Wochenbett sollten entsprechend der bestehenden psychiatrischen Störung klassifiziert werden zusammen mit einer zweiten Kodierung aus Kapitel XV (O93.3), welche die Verbindung mit dem Wochenbett angibt.

F53.0 leichte psychische und Verhaltensstörungen im Wochenbett, nicht andernorts klassifiziert

F53.1 schwere psychische und Verhaltensstörungen im Wochenbett, nicht andernorts klassifiziert

F53.8 sonstige psychische und Verhaltensstörungen im Wochenbett, nicht andernorts klassifiziert

F53.9 nicht näher bezeichnete psychische Störung im Wochenbett

F54 psychologische Faktoren oder Verhaltensfaktoren bei andernorts klassifizierten Krankheiten

Diese Kategorie sollte verwendet werden, um psychische und Verhaltenseinflüsse zu erfassen, die wahrscheinlich die Entstehung oder den Verlauf von körperlichen Erkrankungen, die in anderen Kapiteln der ICD-10 klassifiziert werden, beeinflusst haben.

Die dabei auftretenden psychischen Störungen sind gewöhnlich leicht und lang anhaltend (wie z. B. Sorgen, emotionale Konflikte, ängstliche Erwartungen). Sie rechtfertigen für sich allein nicht die Verwendung einer anderen diagnostischen Kategorie des Kapitels F. Eine zusätzliche Kodierung ist zur Kennzeichnung der körperlichen Störung zu verwenden; in den seltenen Fällen, in denen eine psychische Störung vermutlich die Ursache für eine körperliche Erkrankung darstellt, ist für die psychische Störung eine zweite zusätzliche Kodierung anzugeben.

F5 Verhaltensauffälligkeiten mit körperlichen Störungen

F55 schädlicher Gebrauch von nicht abhängigkeitserzeugenden Substanzen

Es werden zwar eine große Anzahl von Arzneimitteln und Naturheilmitteln konsumiert, die besonders wichtigen Gruppen aber sind:

1. psychotrope Substanzen, die keine Abhängigkeit verursachen, wie Antidepressiva
2. Laxantien
3. Analgetika, die ohne ärztliche Verordnung erworben werden können wie Aspirin und Paracetamol.

Die Medikamente werden möglicherweise zunächst ärztlich verordnet oder empfohlen. Es entwickelt sich dann aber eine unnötige und verlängerte Einnahme mit oft exzessiver Dosierung. Diese wird dadurch erleichtert, dass die Substanzen leicht, ohne ärztliches Rezept, erhältlich sind.

Der anhaltende ungerechtfertigte Gebrauch dieser Substanzen ist gewöhnlich mit unnötigen Ausgaben sowie mit überflüssigen Arztbesuchen und Kontakten zu medizinischem Personal verbunden. Durch die betreffenden Substanzen kommt es häufig zu schädlichen körperlichen Auswirkungen. Der Versuch, den Gebrauch der Substanz auszureden oder zu verbieten, stößt oft auf Widerstand. Bei Laxantien und Analgetika geschieht dies trotz der Warnungen vor körperlichen Schäden, wie Nierenfunktions- oder Elektrolytstörungen und sogar trotz der Entwicklung derselben. Trotz des starken Verlangens nach der Substanz entwickeln sich keine Abhängigkeits- (F1x.2), bzw. Entzugssymptome (F1x.3) wie bei den unter F10–F19 klassifizierten psychotropen Substanzen.

Mit der vierten Stelle kann die Art der Substanz gekennzeichnet werden:

F55.0 Antidepressiva (wie etwa trizyklische, tetrazyklische und Monoaminooxidasehemmer)

F55.1 Laxanzien

F55.2 Analgetika (die nicht unter den psychotropen Substanzen (F1) näher bezeichnet sind, wie etwa Aspirin, Paracetamol und Phenacetin)

F55.3 Antacida

F55.4 Vitamine

F55.5 Steroide oder Hormone

F55.6 Pflanzen oder Naturheilmittel

F55.8 sonstige nicht abhängigkeitserzeugende Substanzen (wie etwa Diuretika)

F55.9 nicht näher bezeichnete nicht abhängigkeitserzeugende Substanz

> **F59 nicht näher bezeichnete Verhaltensauffälligkeiten bei körperlichen Störungen und Faktoren**

F6 Persönlichkeits- und Verhaltensstörungen

F60 spezifische Persönlichkeitsstörungen

G1. Die charakteristischen und dauerhaften inneren Erfahrungs- und Verhaltensmuster der Betroffenen weichen insgesamt deutlich von kulturell erwarteten und akzeptierten Vorgaben («Normen») ab. Diese Abweichung äußert sich in mehr als einem der folgenden Bereiche:

1. Kognition (d. h. Wahrnehmung und Interpretation von Dingen, Menschen und Ereignissen; entscheidende Einstellungen und Vorstellungen von sich und anderen)
2. Affektivität (Variationsbreite, Intensität und Angemessenheit der emotionalen Ansprechbarkeit und Reaktion)
3. Impulskontrolle und Bedürfnisbefriedigung
4. die Art des Umganges mit anderen und die Handhabung zwischenmenschlicher Beziehungen

G2. Die Abweichung ist so ausgeprägt, dass das daraus resultierende Verhalten in vielen persönlichen und sozialen Situationen unflexibel, unangepasst oder auch auf andere Weise unzweckmäßig ist (nicht begrenzt auf einen speziellen auslösenden Stimulus oder eine bestimmte Situation).

G3. Persönlicher Leidensdruck, nachteiliger Einfluss auf die soziale Umwelt oder beides, sind dem unter G2. beschriebenen Verhalten zuzuschreiben.

G4. Nachweis, dass die Abweichung stabil, von langer Dauer ist und im späten Kindesalter oder der Adoleszenz begonnen hat.

G5. Die Abweichung kann nicht durch das Vorliegen oder die Folge einer anderen psychischen Störung des Erwachsenenalters erklärt werden. Es können aber episodische oder chronische Zustandsbilder der Kapitel F0–F5 und F7 neben dieser Störung existieren oder sie überlagern.

G6. Eine organische Erkrankung, Verletzung oder deutliche Funktionsstörung des Gehirns müssen als mögliche Ursache für die Abweichung ausgeschlossen werden (falls eine solche Verursachung nachweisbar ist, soll die Kategorie F07 verwendet werden).

Kommentar: Die Feststellungen von G1. bis G6. sollten auf möglichst vielen Informationsquellen beruhen. Zwar ist es manchmal möglich, aus einem einzigen Interview mit den Betroffenen genügend Belege zu erhalten, aber als allgemeine Richtlinie sollte gelten, dass mehr als ein Interview mit den Betroffenen sowie Fremdanamnesen und Fremdberichte vorliegen sollen.

Wenn nötig, wird die Entwicklung von Subkriterien zur Definition von Verhaltensmustern vorgeschlagen, die spezifisch für unterschiedliche Kulturen sind und soziale Normen, Regeln und Verpflichtungen betreffen (wie Beispiele für verantwortungslose Haltung und Missachtung sozialer Normen bei der dissozialen Persönlichkeitsstörung).

Bei der Diagnose einer Persönlichkeitsstörung für Forschungszwecke ist die Feststellung eines Subtypus erforderlich (bei ausreichenden Belegen dafür, dass die Betroffenen Merkmale mehrerer Kriteriengruppen erfüllen, kann mehr als ein Subtypus klassifiziert werden).

F60.0 paranoide Persönlichkeitsstörung

A. Die allgemeinen Kriterien für eine Persönlichkeitsstörung (F60) müssen erfüllt sein.

B. Mindestens vier der folgenden Eigenschaften oder Verhaltensweisen müssen vorliegen:

1. übertriebene Empfindlichkeit auf Rückschläge und Zurücksetzungen
2. Neigung, dauerhaft Groll zu hegen, d. h. Beleidigungen, Verletzungen, oder Missachtungen werden nicht vergeben
3. Misstrauen und eine anhaltende Tendenz, Erlebtes zu verdrehen, indem neutrale oder freundliche Handlungen anderer als feindlich oder verächtlich missdeutet werden
4. streitsüchtiges und beharrliches, situationsunangemessenes Bestehen auf eigenen Rechten
5. häufiges ungerechtfertigtes Misstrauen gegenüber der sexuellen Treue des Ehe- oder Sexualpartners
6. ständige Selbstbezogenheit, besonders in Verbindung mit starker Überheblichkeit
7. häufige Beschäftigung mit unbegründeten Gedanken an «Verschwörungen» als Erklärungen für Ereignisse in der näheren Umgebung des Patienten oder der Welt im Allgemeinen

F60 spezifische Persönlichkeitsstörungen

F60.1 schizoide Persönlichkeitsstörung

A. Die allgemeinen Kriterien für eine Persönlichkeitsstörung (F60) müssen erfüllt sein.

B. Mindestens vier der folgenden Eigenschaften oder Verhaltensweisen müssen vorliegen:

1. wenn überhaupt, dann bereiten nur wenige Tätigkeiten Freude
2. emotionale Kühle, Distanziertheit oder abgeflachter Affekt
3. reduzierte Fähigkeit, warme, zärtliche Gefühle für andere oder Ärger auszudrücken
4. erscheint gleichgültig und indifferent gegenüber Lob oder Kritik von anderen
5. wenig Interesse an sexuellen Erfahrungen mit einem anderen Menschen (unter Berücksichtigung des Alters)
6. fast immer Bevorzugung von Aktivitäten, die alleine durchzuführen sind
7. übermäßige Inanspruchnahme durch Fantasien und Introvertiertheit
8. hat keine oder wünscht keine engen Freunde oder vertrauensvollen Beziehungen (oder höchstens eine)
9. deutlich mangelhaftes Gespür für geltende soziale Normen und Konventionen; wenn sie nicht befolgt werden, geschieht das unabsichtlich.

F60.2 dissoziale Persönlichkeitsstörung

A. Die allgemeinen Kriterien für eine Persönlichkeitsstörung (F60) müssen erfüllt sein.

B. Mindestens drei der folgenden Eigenschaften oder Verhaltensweisen müssen vorliegen:

1. herzloses Unbeteiligtsein gegenüber den Gefühlen anderer
2. deutliche und andauernde verantwortungslose Haltung und Missachtung sozialer Normen, Regeln und Verpflichtungen
3. Unfähigkeit zur Aufrechterhaltung dauerhafter Beziehungen, obwohl keine Schwierigkeit besteht, sie einzugehen
4. sehr geringe Frustrationstoleranz und niedrige Schwelle für aggressives, einschließlich gewalttätiges Verhalten
5. fehlendes Schuldbewusstsein oder Unfähigkeit, aus negativer Erfahrung, insbesondere Bestrafung, zu lernen
6. deutliche Neigung, andere zu beschuldigen oder plausible Rationalisierungen anzubieten für das Verhalten, durch welches die Betreffenden in einen Konflikt mit der Gesellschaft geraten sind.

Kommentar: Andauernde Reizbarkeit und Verhaltenstörungen in der Kindheit und der Adoleszenz vervollständigen das klinische Bild, sind aber für die Diagnose nicht erforderlich.

Es wird empfohlen, falls notwendig, Subkriterien zur Beschreibung von kulturspezifischen Verhaltensmustern in Bezug auf soziale Normen, Rollen und Verpflichtungen zu definieren (wie Beispiele für Verantwortungslosigkeit oder Missachtung sozialer Normen).

F60.3 emotional instabile Persönlichkeitsstörung

F60.30 *impulsiver Typ*
- A. Die allgemeinen Kriterien für eine Persönlichkeitsstörung (F60) müssen erfüllt sein.
- B. Mindestens drei der folgenden Eigenschaften oder Verhaltensweisen müssen vorliegen, darunter 2.:
  1. deutliche Tendenz, unerwartet und ohne Berücksichtigung der Konsequenzen zu handeln
  2. deutliche Tendenz zu Streitereien und Konflikten mit anderen, vor allem dann, wenn impulsive Handlungen unterbunden oder getadelt werden
  3. Neigung zu Ausbrüchen von Wut oder Gewalt mit Unfähigkeit zur Kontrolle explosiven Verhaltens
  4. Schwierigkeiten in der Beibehaltung von Handlungen, die nicht unmittelbar belohnt werden
  5. unbeständige und launische Stimmung.

F60.31 *Borderline Typ*
- A. Die allgemeinen Kriterien für eine Persönlichkeitsstörung (F60) müssen erfüllt sein.
- B. Mindestens drei der oben unter F60.30 B. erwähnten Kriterien müssen vorliegen und zusätzlich mindestens zwei der folgenden Eigenschaften und Verhaltensweisen:
  1. Störungen und Unsicherheit bezüglich Selbstbild, Zielen und «inneren Präferenzen» (einschließlich sexueller)
  2. Neigung sich auf intensive aber instabile Beziehungen einzulassen, oft mit der Folge von emotionalen Krisen
  3. übertriebene Bemühungen, das Verlassenwerden zu vermeiden
  4. wiederholt Drohungen oder Handlungen mit Selbstbeschädigung
  5. anhaltende Gefühle von Leere.

F60.4 histrionische Persönlichkeitsstörung

A. Die allgemeinen Kriterien für eine Persönlichkeitsstörung (F60) müssen erfüllt sein.

B. Mindestens vier der folgenden Eigenschaften oder Verhaltensweisen müssen vorliegen:

1. dramatische Selbstdarstellung, theatralisches Auftreten oder übertriebener Ausdruck von Gefühlen
2. Suggestibilität, leichte Beeinflussbarkeit durch andere Personen oder durch äußere Umstände
3. oberflächliche, labile Affekte
4. ständige Suche nach aufregenden Erlebnissen und Aktivitäten, in denen die betreffende Person im Mittelpunkt der Aufmerksamkeit steht
5. unangemessen verführerisch in Erscheinung und Verhalten
6. übermäßige Beschäftigung damit, äußerlich attraktiv zu erscheinen.

Kommentar: Egozentrik, Genusssucht, dauerndes Verlangen nach Anerkennung, fehlende Bezugnahme auf andere, leichte Verletzbarkeit der Gefühle und andauerndes manipulatives Verhalten vervollständigen das klinische Bild, sind aber für die Diagnose nicht erforderlich.

F60.5 anankastische Persönlichkeitsstörung

Hinweis: Diese Störung wird auch häufig zwanghafte Persönlichkeitsstörung genannt.

A. Die allgemeinen Kriterien für eine Persönlichkeitsstörung (F60) müssen erfüllt sein.

B. Mindestens vier der folgenden Eigenschaften oder Verhaltensweisen müssen vorliegen:

1. Gefühle von starkem Zweifel und übermäßiger Vorsicht
2. ständige Beschäftigung mit Details, Regeln, Listen, Ordnung, Organisation oder Plänen
3. Perfektionismus, der die Fertigstellung von Aufgaben behindert
4. übermäßige Gewissenhaftigkeit und Skrupelhaftigkeit
5. unverhältnismäßige Leistungsbezogenheit unter Vernachlässigung oder bis zum Verzicht auf Vergnügen und zwischenmenschliche Beziehungen
6. übertriebene Pedanterie und Befolgung sozialer Konventionen
7. Rigidität und Eigensinn
8. unbegründetes Bestehen darauf, dass andere sich exakt den eigenen

F6 Persönlichkeits- und Verhaltensstörungen

Gewohnheiten unterordnen oder unbegründete Abneigung dagegen, andere etwas machen zu lassen.

F60.6 ängstliche (vermeidende) Persönlichkeitsstörung

A. Die allgemeinen Kriterien für eine Persönlichkeitsstörung (F60) müssen erfüllt sein.

B. Mindestens vier der folgenden Eigenschaften oder Verhaltensweisen müssen vorliegen:

1. andauernde und umfassende Gefühle von Anspannung und Besorgtheit
2. Überzeugung, selbst sozial unbeholfen, unattraktiv oder minderwertig im Vergleich mit anderen zu sein
3. übertriebene Sorge, in sozialen Situationen kritisiert oder abgelehnt zu werden
4. persönliche Kontakte nur, wenn Sicherheit besteht, gemocht zu werden
5. eingeschränkter Lebensstil wegen des Bedürfnisses nach körperlicher Sicherheit
6. Vermeidung beruflicher oder sozialer Aktivitäten, die intensiven zwischenmenschlichen Kontakt bedingen, aus Furcht vor Kritik, Missbilligung oder Ablehnung.

F60.7 abhängige *(asthenische)* Persönlichkeitsstörung

A. Die allgemeinen Kriterien für eine Persönlichkeitsstörung (F60) müssen erfüllt sein.

B. Mindestens vier der folgenden Eigenschaften oder Verhaltensweisen müssen vorliegen:

1. Ermunterung oder Erlaubnis an andere, die meisten wichtigen Entscheidungen für das eigene Leben zu treffen
2. Unterordnung eigener Bedürfnisse unter die anderer Personen, zu denen eine Abhängigkeit besteht, und unverhältnismäßige Nachgiebigkeit gegenüber deren Wünschen
3. mangelnde Bereitschaft zur Äußerung selbst angemessener Ansprüche gegenüber Personen, von denen man abhängt
4. unbehagliches Gefühl oder Hilflosigkeit, wenn die Betroffenen alleine sind, aus übertriebener Angst, nicht für sich alleine sorgen zu können

5. häufiges Beschäftigtsein mit der Furcht, verlassen zu werden und auf sich selber angewiesen zu sein
6. eingeschränkte Fähigkeit, Alltagsentscheidungen zu treffen, ohne zahlreiche Ratschläge und Bestätigungen von anderen.

F60.8 sonstige spezifische Persönlichkeitsstörungen

Wenn keine der vorausgehenden Rubriken passt, aber das klinische Bild die allgemeinen Kriterien für eine Persönlichkeitsstörung – wie unter F60 aufgeführt – trotzdem erfüllt, sollte diese Kodierung gewählt werden. Eine zusätzliche Stelle kann hinzugefügt werden, um spezifische Persönlichkeitsstörungen, die nicht in der ICD-10 aufgeführt sind, zu bestimmen. Bei Verwendung der Kodierung F60.8 wird empfohlen, die spezifische Störung kurz zu beschreiben. **Beispiele s. Anhang I:** narzisstische Persönlichkeitsstörung, passiv-aggressive (negativistische) Persönlichkeitsstörung

F60.9 nicht näher bezeichnete Persönlichkeitsstörung

F61 kombinierte und andere Persönlichkeitsstörungen

Es wurde kein Versuch unternommen, standardisierte Kriterien für diese gemischten Störungen zusammenzustellen, denn Untersucher, die diesen Bereich erforschen, werden es vorziehen, eigene Kriterien, in Abhängigkeit von ihrem Forschungsziel, zu definieren.

F61.0 kombinierte Persönlichkeitsstörungen

Merkmale mehrerer verschiedener Störungen des Abschnittes F60 liegen vor, jedoch kein vorherrschendes Symptombild, das die Kriterien für eine der spezifischen Persönlichkeitsstörungen des Abschnittes F60 erfüllt.

F61.1 störende Persönlichkeitsänderungen

Persönlichkeitsänderungen, die nicht unter F60 oder F62 klassifiziert werden können, und als sekundär bei einer gleichzeitig bestehenden affektiven oder Angststörung angesehen werden.

F62 andauernde Persönlichkeitsänderungen, nicht Folge einer Schädigung oder Krankheit des Gehirns

F62.0 andauernde Persönlichkeitsänderung nach Extrembelastung

A. Nachweis (aus der Eigenanamnese oder auf Grund wichtiger Informanten) einer eindeutigen und anhaltenden Änderung in der Wahrnehmung, in der Beziehung und im Denken der Betroffenen in Bezug auf ihre Umgebung und sich selbst, nach einer Extrembelastung (Konzentrationslager, Folter, Katastrophen, anhaltende lebensbedrohliche Situationen).

B. Die Persönlichkeitsänderung sollte ausgeprägt sein, und es sollte sich ein unflexibles und unangepasstes Verhalten zeigen, das durch das Vorliegen von mindestens zwei der folgenden Symptome belegt wird:

1. Eine andauernde feindliche oder misstrauische Haltung gegenüber der Welt, bei einer Person, die vorher solche Eigenschaften nicht zeigte

2. Sozialer Rückzug (Vermeidung von Kontakten mit Menschen außer einigen wenigen Verwandten, mit denen die Betroffenen zusammenleben), der nicht durch eine andere vorliegende psychische Störung bedingt ist, wie z. B. eine affektive Störung

3. Ein andauerndes Gefühl von Leere und Hoffnungslosigkeit, das nicht auf eine einzelne abgrenzbare Episode einer affektiven Störung beschränkt ist und das vor der Extrembelastung nicht vorlag. Dies kann mit einer gesteigerten Abhängigkeit von anderen, einer Unfähigkeit, negative oder aggressive Gefühle zu äußern und einer anhaltenden depressiven Stimmung ohne einen Hinweis auf eine depressive Störung vor der Extrembelastung verbunden sein

4. Ein andauerndes Gefühl von Nervosität oder von Bedrohung ohne äußere Ursache, das sich in einer gesteigerten Wachsamkeit und Reizbarkeit bei einer Person zeigt, die zuvor solche Eigenschaften oder übermäßige Wachsamkeit nicht zeigte. Dieser Zustand einer chronischen inneren Anspannung und einem Gefühl von Bedrohtsein kann mit der Neigung zu exzessivem Trinken oder einem Gebrauch psychotroper Substanzen verbunden sein

5. Andauerndes Gefühl, verändert oder anders als die anderen zu sein (Entfremdung). Dieses Gefühl kann mit dem Eindruck einer emotionalen Betäubung verbunden sein.

C. Die Persönlichkeitsveränderung hat eine deutliche Störung der alltäglichen Funktionsfähigkeit zur Folge, subjektives Leiden für die Betroffenen oder nachteilige Auswirkungen auf ihre soziale Umgebung.

D. Die Persönlichkeitsänderung sollte nach der Extrembelastung aufgetreten sein. Aus der Anamnese sind keine Persönlichkeitsstörungen oder akzentuierte Persönlichkeitseigenschaften des Erwachsenenalters und keine Persönlichkeits- oder Entwicklungsstörungen des Kindes- oder Jugendalters bekannt, welche die augenblicklichen Persönlichkeitseigenschaften erklären könnten.

E. Die Persönlichkeitsänderung muss seit mindestens zwei Jahren bestehen. Sie steht nicht in Beziehung zu Episoden anderer psychischer Erkrankungen (außer mit der posttraumatischen Belastungsstörung) und kann nicht durch eine Gehirnschädigung oder -krankheit erklärt werden.

F. Einer Persönlichkeitsänderung, die die oben angegebenen Kriterien erfüllt, ist oft eine posttraumatische Belastungsstörung (F43.1) vorausgegangen. Die Symptome dieser beiden Störungen können sich überlappen und die Persönlichkeitsänderung kann den chronischen Verlauf einer posttraumatischen Belastungsstörung darstellen. Eine anhaltende Persönlichkeitsänderung sollte in solchen Fällen dennoch nur angenommen werden, wenn nach einer mindestens zweijährigen posttraumatischen Belastungsstörung ein Zeitraum von nicht weniger als zwei weiteren Jahren vergangen ist, in dem die oben angegebenen Kriterien erfüllt waren.

F62.1 andauernde Persönlichkeitsänderung nach psychischer Krankheit

A. Nachweis einer eindeutigen und anhaltenden Änderung in der Wahrnehmung, in der Beziehung und im Denken der Betroffenen in Bezug auf ihre Umgebung und zu sich selbst, nach einer oder mehreren Episoden einer psychiatrischen Erkrankung, von der die Betroffenen klinisch ohne Residualsymptome genesen sind.

B. Die Persönlichkeitsänderung sollte ausgeprägt sein und unflexibles und unangepasstes Verhalten zeigen, das durch mindestens zwei der folgenden Symptome belegt wird:

1. Abhängigkeit von anderen (passive Annahme oder Erwartung, dass andere die Verantwortung für das Leben der Betroffenen übernehmen; Abneigung, über wichtige Bereiche eigener Tätigkeiten oder der eigenen Zukunft zu entscheiden)
2. Sozialer Rückzug oder Isolation infolge der (nicht wahnhaften) Über-

zeugung oder dem Gefühl, infolge der Erkrankung «verändert» oder stigmatisiert zu sein. Diese Überzeugung oder das Gefühl können durch Einstellungen der Gesellschaft verstärkt werden, sind aber nicht vollständig aus den objektiven sozialen Umständen abzuleiten. Ein Gefühl, gegenüber der moralischen Verachtung durch andere ungeschützt zu sein (narzisstische Kränkung) kann ebenfalls ein Merkmal sein. Ein solches Gefühl sollte aber ich-synton sein, wenn es als anhaltende Persönlichkeitseigenschaft angesehen wird

3. Passivität, vermindertes Interesse und Vernachlässigung früherer Freizeitbeschäftigungen (was die soziale Isolation verstärken kann)

4. Veränderungen in der Selbstwahrnehmung der Betroffenen, die zu einem häufigen oder konstanten Anspruch, krank zu sein, führt. Dieses Merkmal kann mit hypochondrischem Verhalten und einer gesteigerten Inanspruchnahme psychiatrischer oder anderer medizinischer Dienste verbunden sein

5. Eine Erwartungshaltung anderen gegenüber, von denen die Betroffenen spezielle Vergünstigungen erwarten, oder ein Gefühl, spezieller Aufmerksamkeit oder Behandlung zu bedürfen

6. Jede Art von Affektstörung oder labile Stimmung, nicht durch eine augenblickliche psychische Störung oder eine vorangegangene psychische Störung mit residualen affektiven Symptomen bedingt.

C. Die Persönlichkeitsänderung nach einer psychiatrischen Erkrankung muss auf Grund der subjektiven emotionalen Erfahrungen der Betroffenen verständlich sein, auch im Hinblick auf frühere Anpassung und Verletzlichkeit der Lebenssituation einschließlich deutlicher Haltungen und Reaktionen wichtiger anderer nach der Erkrankung.

D. Die Persönlichkeitsänderung hat entweder eine deutliche Störung der Funktionsfähigkeit im alltäglichen Leben zur Folge, subjektives Leiden für die Betroffenen oder nachteilige Auswirkungen auf ihre soziale Umgebung.

E. In der Vorgeschichte gibt es keine Hinweise auf eine vorbestehende frühere Persönlichkeitsstörung oder Eigenschaftsakzentuierungen im Erwachsenenalter oder eine Persönlichkeits- oder Entwicklungsstörung des Kindes- oder Jugendalters, welche die gegenwärtigen Persönlichkeitseigenschaften erklären könnten.

F. Die Persönlichkeitsänderung bestand mindestens zwei Jahre lang und stellt keine Manifestation einer anderen psychischen Störung dar und kann nicht als Folge einer schweren Gehirnschädigung oder -krankheit angesehen werden.

F62.8 sonstige andauernde Persönlichkeitsänderungen

F62.80 Persönlichkeitsänderung bei chronischem Schmerzsyndrom

F62.88 sonstige andere andauernde Persönlichkeitsänderungen

F62.9 nicht näher bezeichnete andauernde Persönlichkeitsänderung

F63 abnorme Gewohnheiten und Störungen der Impulskontrolle

F63.0 pathologisches Spielen

A. Wiederholte (zwei oder mehr) Episoden von Glücksspiel über einen Zeitraum von mindestens einem Jahr.

B. Diese Episoden bringen den Betroffenen keinen Gewinn, sondern werden trotz subjektivem Leidensdruck und Störung der Funktionsfähigkeit im täglichen Leben fortgesetzt.

C. Die Betroffenen beschreiben einen intensiven Drang, zu spielen, der nur schwer kontrolliert werden kann. Sie schildern, dass sie nicht in der Lage sind, das Glücksspiel durch Willensanstrengung zu unterbrechen.

D. Die Betroffenen sind ständig mit Gedanken oder Vorstellungen vom Glücksspiel oder mit dem Umfeld des Spiels beschäftigt.

F63.1 pathologische Brandstiftung (Pyromanie)

A. Zwei oder mehrere vollzogene Brandstiftungen ohne erkennbares Motiv.

B. Die Betroffenen beschreiben einen intensiven Drang, Feuer zu legen, mit einem Gefühl von Spannung vorher und Erleichterung nachher.

C. Die Betroffenen sind ständig mit Gedanken oder Vorstellungen des Feuerlegens oder den mit dieser Handlung verbundenen Umständen beschäftigt (z. B. mit Feuerwehrautos oder damit, die Feuerwehr zu rufen).

F63.2 pathologisches Stehlen (Kleptomanie)

A. Zwei oder mehr Diebstähle ohne das erkennbare Motiv, sich selbst oder andere zu bereichern.

B. Die Betroffenen beschreiben einen intensiven Drang zum Stehlen mit einem Gefühl von Spannung vor dem Diebstahl und Erleichterung nachher.

F63.3 Trichotillomanie

A. Sichtbarer Haarverlust auf Grund der anhaltenden und wiederholten Unfähigkeit, Impulsen des Haareausreißens zu widerstehen.

B. Die Betroffenen beschreiben einen intensiven Drang, die Haare auszureißen mit einer zunehmenden Spannung vorher und einem Gefühl von Erleichterung nachher.

C. Fehlen einer vorbestehenden Hautentzündung; nicht im Zusammenhang mit einem Wahn oder mit Halluzinationen.

F63.8 sonstige abnorme Gewohnheiten und Störungen der Impulskontrolle

In diese Kategorie fallen andere Arten sich dauernd wiederholenden unangepassten Verhaltens, welche nicht Folge eines anderen psychiatrischen Syndroms sind. Die betroffene Person scheint immer wieder den Impulsen, sich auf eine bestimmte Art zu verhalten, nicht widerstehen zu können. Der Handlung geht eine Anspannung voraus, der während des Handlungsablaufs ein Gefühl der Erleichterung folgt.

F63.9 nicht näher bezeichnete abnorme Gewohnheit und Störung der Impulskontrolle

F64 Störungen der Geschlechtsidentität

F64.0 Transsexualismus

A. Die Betroffenen haben den Wunsch, als Angehörige des anderen Geschlechtes zu leben und als solche akzeptiert zu werden, in der Regel verbunden mit dem Wunsch, den eigenen Körper durch chirurgische und hormonelle Behandlungen dem bevorzugten Geschlecht soweit als möglich anzugleichen.

B. Die transsexuelle Identität besteht andauernd seit mindestens zwei Jahren.

C. Der Transsexualismus ist nicht Symptom einer anderen psychischen Erkrankung, wie z. B. einer Schizophrenie und geht nicht mit einer Chromosomenaberration einher.

F64.1 Transvestitismus unter Beibehaltung beider Geschlechtsrollen

A. Tragen der Kleidung des anderen Geschlechtes, um sich vorübergehend dem anderen Geschlecht zugehörig zu fühlen.

B. Fehlen einer sexuellen Motivation für das Tragen der Kleidung des anderen Geschlechtes.

C. Kein Wunsch nach Geschlechtsumwandlung.

F64.2 Störung der Geschlechtsidentität im Kindesalter

Bei Mädchen:

A. Das betreffende Kind leidet ausdauernd und intensiv daran, ein Mädchen zu sein und es ist sein erklärter Wunsch, ein Junge zu sein (nicht nur ein Wunsch wegen irgendwelcher beobachteten kulturellen Vorteile für Jungen), oder das Mädchen besteht darauf, ein Knabe zu sein.

B. Entweder 1. oder 2.:

1. anhaltende deutliche Aversion gegen übliche weibliche Kleidung und Bestehen auf typisch männlicher Kleidung, z. B. männlicher Unterwäsche und anderer Accessoires
2. anhaltende Ablehnung weiblicher anatomischer Strukturen, die sich in mindestens einem der folgenden Merkmale äußert:
   a. Behauptung, einen Penis zu besitzen, oder dass ein Penis wachsen wird
   b. Ablehnung, im Sitzen zu urinieren
   c. Versicherung, keine Brüste bekommen oder nicht menstruieren zu wollen.

C. Das Mädchen hat bis jetzt nicht die Pubertät erreicht.

D. Die Störung muss seit mindestens sechs Monaten vorliegen.

Bei Jungen:

A. Das Kind leidet anhaltend und intensiv darunter, ein Junge zu sein, und hat den intensiven Wunsch, ein Mädchen zu sein oder – seltener – behauptet, bereits ein Mädchen zu sein.

B. Entweder 1. oder 2.:

    1. Beschäftigung mit typisch weiblichen Aktivitäten, z. B. Tragen weiblicher Kleidungsstücke oder Nachahmung der weiblichen Erscheinung, intensiver Wunsch, an Spielen und Zeitvertreib von Mädchen teilzunehmen und Ablehnung von typisch männlichem Spielzeug, männlichen Spielen und Aktivitäten
    2. anhaltende Ablehnung männlicher anatomischer Strukturen, die sich durch mindestens eine der folgenden wiederholten Behauptungen äußert:
        a. dass er zu einer Frau heranwachsen wird (nicht nur in eine weibliche Rolle)
        b. dass sein Penis oder sein Hoden ekelhaft sind oder verschwinden werden
        c. dass es besser wäre, keinen Penis oder Hoden zu haben.

C. Der Junge hat bis jetzt nicht die Pubertät erreicht.

D. Die Störung muss mindestens seit sechs Monaten vorliegen.

F64.8 sonstige Störungen der Geschlechtsidentität

F64.9 nicht näher bezeichnete Störung der Geschlechtsidentität

F65 Störungen der Sexualpräferenz

G1. Wiederholt auftretende intensive sexuelle Impulse und Fantasien, die sich auf ungewöhnliche Gegenstände oder Aktivitäten beziehen.

G2. Handelt entsprechend den Impulsen oder fühlt sich durch sie deutlich beeinträchtigt.

G3. Diese Präferenz besteht seit mindestens sechs Monaten.

F65.0 Fetischismus

A. Die allgemeinen Kriterien für eine Störung der Sexualpräferenz (F65) müssen erfüllt sein.

B. Der Fetisch (ein unbelebtes Objekt) ist die wichtigste Quelle sexueller Erregung oder für die sexuelle Befriedigung unentbehrlich.

F65.1 fetischistischer Transvestitismus

A. Die allgemeinen Kriterien für eine Störung der Sexualpräferenz (F65) müssen erfüllt sein.

B. Tragen von Kleidungsstücken oder Accessoires des anderen Geschlechtes, um den Anschein zu erwecken und das Gefühl zu haben, Angehöriger des anderen Geschlechtes zu sein.

C. Das Tragen der gegengeschlechtlichen Kleidung (cross-dressing) ist eng mit sexueller Erregung verbunden. Wenn es zum Orgasmus gekommen ist und die sexuelle Erregung abnimmt, besteht ein starkes Verlangen, diese Kleidung abzulegen.

F65.2 Exhibitionismus

A. Die allgemeinen Kriterien für eine Störung der Sexualpräferenz (F65) müssen erfüllt sein.

B. Es besteht (in der Regel bei heterosexuellen Männern) die vorübergehende oder andauernde Neigung, die eigenen Geschlechtsteile unerwartet Fremden (gewöhnlich des anderen Geschlechts) zu zeigen, fast immer verbunden mit sexueller Erregung und Masturbation.

C. Weder wünscht der Betreffende Geschlechtsverkehr, noch fordert er die «Zeugin(nen)» dazu auf.

F65.3 Voyeurismus

A. Die allgemeinen Kriterien für eine Störung der Sexualpräferenz (F65) müssen erfüllt sein.

B. Wiederholte oder andauernde Neigung, anderen Menschen bei sexuellen oder intimen Tätigkeiten, wie z. B. beim Entkleiden zuzuschauen, verbunden mit sexueller Erregung und Masturbation.

C. Es besteht nicht der Wunsch, die eigene Anwesenheit zu offenbaren.

D. Es besteht nicht der Wunsch, mit den Beobachteten eine sexuelle Beziehung einzugehen.

F65.4 Pädophilie

A. Die allgemeinen Kriterien für eine Störung der Sexualpräferenz (F65) müssen erfüllt sein.

B. Anhaltende oder dominierende Präferenz für sexuelle Handlungen mit einem oder mehreren Kindern vor deren Pubertät.

C. Die Betroffenen sind mindestens 16 Jahre alt und mindestens fünf Jahre älter als das Kind oder die Kinder.

F65.5 Sadomasochismus

A. Die allgemeinen Kriterien für eine Störung der Sexualpräferenz (F65) müssen erfüllt sein.

B. Präferenz für sexuelle Aktivitäten entweder als passive (Masochismus) oder als aktive Person (Sadismus) oder beides, bei denen mindestens eines der folgenden Charakteristika vorliegt:

1. Schmerzen
2. Erniedrigung
3. Unterwerfung.

C. Die sadomasochistische Aktivität ist die wichtigste Quelle sexueller Erregung oder notwendig für sexuelle Befriedigung.

F65.6 multiple Störungen der Sexualpräferenz

Die Wahrscheinlichkeit von mehr als einer abnormen Sexualpräferenz bei einem Individuum ist größer als erwartet. Für Forschungszwecke sollten die verschiedenen Präferenzen in ihrer relativen Bedeutung für die Betroffenen aufgelistet werden. Die häufigste Kombination ist Fetischismus mit Transvestitismus und Sadomasochismus.

F65.8 sonstige Störungen der Sexualpräferenz

Es gibt eine Vielzahl anderer relativ ungewöhnlicher sexueller Präferenzen und Aktivitäten. Hierzu gehören obszöne Telefonanrufe, das Pressen des eigenen Körpers an andere Menschen in Menschenansammlungen zum Zweck der sexuellen Erregung (Frotteurismus), sexuelle Handlungen an Tieren (Sodomie), Strangulation und Nutzung der Anoxie zur Steigerung der sexuellen Erregung oder eine Vorliebe für Partner mit bestimmten anatomischen Abnormitäten, wie z. B. amputierte Gliedmaßen.

Die erotischen Praktiken sind zu vielfältig, viele kommen zu selten vor oder entsprechen zu sehr einer persönlichen Eigenart, als dass für jede eine eigene Benennung gerechtfertigt wäre. Das Schlucken von Urin, Verschmieren von Kot oder das Durchstechen von Vorhaut oder Brustwarzen können zu den sadomasochistischen Verhaltensweisen gezählt werden. Es gibt eine Reihe verschiedener Masturbationsrituale. Ausgefallenere Praktiken wie das Einführen von Gegenständen in das Rektum oder die männliche Urethra oder die teilweise durchgeführte Eigenstrangulation erreichen dann das Stadium der Abweichung, wenn sie anstelle gebräuchlicher sexueller Praktiken stehen. Auch Nekrophilie ist hier zu verschlüsseln.

F65.9 nicht näher bezeichnete Störung der Sexualpräferenz

F66 psychische und Verhaltensstörungen in Verbindung mit der sexuellen Entwicklung und Orientierung

In diesem Abschnitt sollen die Probleme erfasst werden, die von Variationen der sexuellen Entwicklung und Orientierung herrühren, auch wenn die Sexualpräferenz als solche nicht unbedingt problematisch oder abnorm ist.

F66.0 sexuelle Reifungskrise

Die Betroffenen leiden unter einer Unsicherheit hinsichtlich ihrer Geschlechtsidentität oder ihrer sexuellen Orientierung, wodurch es zu Angst oder Depression kommt.

F66.1 ichdystone Sexualorientierung

Die Geschlechtsidentität oder die sexuelle Ausrichtung sind eindeutig, aber die Betroffenen wünschen, es wäre anders.

Hinweis: Die sexuelle Orientierung an sich wird nicht als Störung angesehen.

Mit der *fünften Stelle* können die Variationen der sexuellen Entwicklung und Orientierung, die für die betroffene Person problematisch sind, gekennzeichnet werden:

F66.x0 *heterosexuell*
F66.x1 *homosexuell*
F66.x2 *bisexuell*
(nur bei eindeutiger sexueller Anziehung zu beiden Geschlechtern)
F66.x8 *sonstige, einschließlich präpubertär*

F66.2 sexuelle Beziehungsstörung

Die Geschlechtsidentität oder die abnorme Sexualpräferenz bereiten bei der Aufnahme oder der Aufrechterhaltung einer sexuellen Beziehung Probleme.

F6 Persönlichkeits- und Verhaltensstörungen

F66.8 sonstige psychische und Verhaltensstörungen in Verbindung mit der sexuellen Entwicklung und Orientierung

F66.9 nicht näher bezeichnete psychische und Verhaltensstörung in Verbindung mit der sexuellen Entwicklung und Orientierung

F68 andere Persönlichkeits- und Verhaltensstörungen bei Erwachsenen

F68.0 Entwicklung körperlicher Symptome aus psychischen Gründen

A. Körperliche Symptome, die ursprünglich durch eine gesicherte körperliche Störung, Krankheit oder Behinderung bedingt sind, werden aggraviert oder halten länger an, als durch die körperliche Störung selbst erklärt werden kann.

B. Es liegen Hinweise für eine psychische Verursachung der übertriebenen Symptome vor (wie z. B. deutliche Angst vor einer Behinderung oder dem Tod; mögliche finanzielle Entschädigung, Enttäuschung über die erhaltene Betreuung).

F68.1 absichtliches Erzeugen oder Vortäuschen von körperlichen oder psychischen Symptomen oder Behinderungen (artifizielle Störung)

A. Anhaltende Verhaltensweisen, mit denen Symptome erzeugt oder vorgetäuscht werden und/oder Selbstverletzung, um Symptome herbeizuführen.

B. Es kann keine äußere Motivation gefunden werden wie z. B. finanzielle Entschädigung, Flucht vor Gefahr, mehr medizinische Versorgung etc.). Wenn ein solcher Hinweis gefunden wird, sollte die Kategorie Z76.5 (Simulation) verwandt werden.

C. Ausschlussvorbehalt: Fehlen einer gesicherten körperlichen oder psychischen Störung, die die Symptome erklären könnte.

F68.8 sonstige näher bezeichnete andere Persönlichkeits- und Verhaltensstörungen bei Erwachsenen

Diese Kategorie sollte zur Verschlüsselung der näher bezeichneten Persönlichkeits- und Verhaltensstörungen des Erwachsenenalters verwendet werden, die nicht unter einer der vorangehenden Rubriken aufgeführt werden können.

F69 nicht näher bezeichnete Persönlichkeits- und Verhaltensstörung bei Erwachsenen

Diese Kategorie soll nur dann verwendet werden, wenn zwar das Vorliegen einer Persönlichkeits- oder Verhaltensstörung angenommen werden kann, aber die für eine spezifische Diagnose nötigen Informationen fehlen und somit die Zuordnung zu einer bestimmten Kategorie nicht möglich ist.

F7 Intelligenzminderung

Für eine Intelligenzminderung können keine detaillierten klinischen Kriterien für die internationale Forschung spezifiziert werden, wie für die meisten anderen Störungen im Kapitel V (F). Das liegt daran, dass die beiden Hauptkomponenten der Intelligenzminderung, nämlich die niedrige kognitive Fähigkeit und die verminderte soziale Kompetenz deutlich sozial und kulturell beeinflusst werden. Hier kann nur eine allgemeine Richtlinie über die angemessenste Beurteilungsmethode gegeben werden.

1. Niveau der kognitiven Fähigkeiten

Abhängig von den kulturellen Normen und Erwartungen müssen sich die Wissenschaftler ihr eigenes Urteil bilden, wie der Intelligenzquotient (IQ) oder das mentale Alter entsprechend den in F7 angegebenen Variationsbreiten am besten einzuschätzen ist:

Kategorie	Intelligenzminderung	IQ	mentales Alter (Jahre)
F70	leicht	50–69	9 bis unter 12 Jahre
F71	mittelgradig	35–49	6 bis unter 9 Jahre
F72	schwer	20–34	3 bis unter 6 Jahre
F73	schwerst	unter 20	unter 3 Jahren

F74 dissoziierte Intelligenz

Unterschiedlich ausgeprägte Intelligenzminderung in verschiedenen Bereichen von Intelligenzleistungen. Es besteht eine deutliche Diskrepanz (mindestens 15 IQ-Punkte) z.B. zwischen Sprach-IQ und Handlungs-IQ.

F78 andere Intelligenzminderung

Verwendung dieser Kategorie nur, wenn die Beurteilung der Intelligenzminderung mit Hilfe der üblichen Verfahren wegen begleitender sensorischer oder körperlicher Beeinträchtigungen besonders schwierig oder unmöglich ist, wie bei Blinden, Taubstummen, schwer verhaltensgestörten oder körperbehinderten Personen.

F79 nicht näher bezeichnete Intelligenzminderung

2. Niveau der sozialen Kompetenz

Für den europäischen und amerikanischen Kulturkreis wird die Vineland Social Maturity Scale[1] empfohlen, wenn sie als angemessen beurteilt wird. Modifizierte Versionen oder äquivalente Skalen für andere Kulturkreise müssen erst entwickelt werden.

Mit der vierten Stelle kann das Ausmaß der begleitenden Verhaltensbeeinträchtigung näher gekennzeichnet werden:

F7x.0 *keine oder geringfügige Verhaltensstörung*
F7x.1 *deutliche Verhaltensstörung, die Beobachtung oder Behandlung erfordert*
F7x.8 *sonstige Verhaltensstörungen*
F7x.9 *Verhaltensstörung nicht erwähnt*

Kommentar: Um der Vielfalt der für eine umfassende Beurteilung der Ursachen und Konsequenzen einer Intelligenzminderung notwendigen persönlichen, klinischen und sozialen Angaben gerecht zu werden, braucht man ein spezielles multiaxiales System (WHO 1993).

---

[1] Doll E. A., Vineland Social Maturity Scale, condensed manual of directions. Circle Pines MN, American Guidance Service Inc., 1965.

F8 Entwicklungsstörungen

> **F80 umschriebene Entwicklungsstörungen des Sprechens und der Sprache**

F80.0 Artikulationsstörung

Beachte: auch spezifische phonologische Sprechstörung genannt.

A. Die mit standardisierten Tests erfassten Artikulationsfertigkeiten liegen unterhalb der Grenze von zwei Standardabweichungen für das Alter des Kindes.

B. Die mit standardisierten Tests erfassten Artikulationsfertigkeiten liegen mindestens eine Standardabweichung unter dem non-verbalen IQ.

C. Der mit standardisierten Tests erfasste sprachliche Ausdruck und das Sprachverständnis liegen innerhalb der Grenze von zwei Standardabweichungen für das Alter des Kindes.

D. Fehlen von neurologischen, sensorischen oder körperlichen Beeinträchtigungen, die sich direkt auf die Sprachklangproduktion auswirken; kein Vorliegen einer tiefgreifenden Entwicklungsstörung (F84).

E. Ausschlussvorbehalt: Non-verbaler IQ unter 70 in einem standardisierten Test.

F80.1 expressive Sprachstörung

A. Die mit standardisierten Tests erfassten Fertigkeiten der expressiven Sprache liegen unterhalb der Grenze von zwei Standardabweichungen für das Alter des Kindes.

B. Die mit standardisierten Tests erfassten Fertigkeiten der expressiven Sprache liegen mindestens eine Standardabweichung unter dem non-verbalen IQ.

C. Die mit standardisierten Tests erfasste rezeptive Sprachfertigkeit liegt innerhalb der Grenze von zwei Standardabweichungen für das Alter des Kindes.

D. Der Gebrauch und das Verständnis non-verbaler Kommunikation und die imaginative Sprache liegen innerhalb des Normbereiches.

E. Fehlen von neurologischen, sensorischen oder körperlichen Beeinträchtigungen, die direkt den Gebrauch der gesprochenen Sprache betreffen; kein Vorliegen einer tiefgreifenden Entwicklungsstörung (F84).

F. Ausschlussvorbehalt: Non-verbaler IQ unter 70 in einem standardisierten Test.

F80.2 rezeptive Sprachstörung

Hinweis: auch gemischte rezeptive/expressive Störung genannt.

A. Das mit standardisierten Tests erfasste Sprachverständnis liegt unterhalb der Grenze von zwei Standardabweichungen für das Alter des Kindes.

B. Das mit standardisierten Tests erfasste Sprachverständnis liegt mindestens eine Standardabweichung unter dem non-verbalen IQ.

C. Fehlen von neurologischen, sensorischen oder körperlichen Beeinträchtigungen, die direkt den Gebrauch der gesprochenen Sprache betreffen; kein Vorliegen einer tiefgreifenden Entwicklungsstörung (F84).

D. Ausschlussvorbehalt: Non-verbaler IQ unter 70 in einem standardisierten Test.

F80.3 erworbene Aphasie mit Epilepsie (Landau-Kleffner-Syndrom)

A. Schwerer Verlust von expressiven und rezeptiven Sprachfertigkeiten in einen Zeitraum von nicht mehr als sechs Monaten.

B. Vor dem Verlust der Sprache normale Sprachentwicklung.

C. Auftreten von paroxysmalen EEG-Veränderungen in einem oder beiden Temporallappen, in einem Zeitraum von zwei Jahren vor und bis zu zwei Jahren nach dem anfänglichen Sprachverlust.

D. Das Hörvermögen liegt im Normbereich.

E. Die non-verbale Intelligenz bleibt im Normbereich.

F. Fehlen einer diagnostizierbaren neurologischen Störung außer dem abnormen EEG und dem Vorkommen von epileptischen Anfällen (wenn sie auftreten).

G. Die Kriterien für eine tiefgreifende Entwicklungsstörung (F84) sind nicht erfüllt.

F80.8 sonstige Entwicklungsstörungen des Sprechens und der Sprache

F80.9 nicht näher bezeichnete Entwicklungsstörung des Sprechens und der Sprache

Diese Kategorie sollte möglichst vermieden werden. Sie sollte nur für unspezifische deutliche Entwicklungsstörungen des Sprechens und der Sprache verwendet werden, die nicht durch eine Intelligenzminderung bedingt sind oder durch neurologische, sensorische oder körperliche Beeinträchtigungen, die direkt das Sprechen oder die Sprache betreffen.

F81 umschriebene Entwicklungsstörungen schulischer Fertigkeiten

F81.0 *Lese- und Rechtschreibstörung*

A. Entweder 1. oder 2.:

1. Ein Wert der Lesegenauigkeit und/oder im Leseverständnis, der mindestens zwei Standardabweichungen unterhalb des Niveaus liegt, das auf Grund des chronologischen Alters und der allgemeinen Intelligenz zu erwarten wäre. Die Lesefertigkeiten und der IQ wurden in einem individuell angewandtem entsprechend der Kultur und dem Erziehungssystem des Kindes standardisierten Test erfasst

2. In der Vorgeschichte bestanden ernste Leseschwierigkeiten, oder es liegen Testwerte vor, die früher das Kriterium A.1. erfüllten, und ein Wert in einem Rechtschreibtest, der mindestens zwei Standardabweichungen unterhalb des Niveaus liegt, das auf Grund des chronologischen Alters und des IQ des Kindes zu erwarten wäre.

B. Die unter A. beschriebene Störung behindert die Schulausbildung oder alltägliche Tätigkeiten, die Lesefertigkeiten erfordern.

C. Nicht bedingt durch Seh- oder Hörstörungen oder eine neurologische Krankheit.

D. Beschulung in einem zu erwartenden Rahmen (d. h. es liegen keine extremen Unzulänglichkeiten in der Erziehung vor).

E. Ausschlussvorbehalt: *Non-verbaler* IQ unter 70 in einem standardisierten Test.

Mögliches zusätzliches Einschlusskriterium (für einige besondere Forschungsvorhaben): Im Vorschulalter Beeinträchtigungen des Sprechens, der Sprache, der Klangkategorisierung, der motorischen Koordination, des visuellen Prozesses, der Aufmerksamkeit oder der Kontrolle und Abstimmung der Aktivität.

Kommentar: Die diagnostischen Kriterien für eine allgemeine Leseschwäche sind dieselben wie für eine umschriebene Lesestörung, nur das Kriterium A.1. wird spezifiziert: Lesefertigkeiten zwei Standardabweichungen unterhalb des erwarteten Niveaus bezüglich des chronologischen Alters (d. h. der IQ wird hier nicht berücksichtigt). Das Kriterium A.2. folgt demselben Prinzip hinsichtlich des Rechtschreibens. Die Validität einer Differenzierung zwischen diesen beiden Varianten von Lesestörungen ist nicht eindeutig gesichert. Der umschriebene Typ scheint aber einen stärkeren Zusammenhang mit der Verlangsamung der Sprachentwicklung zu haben (so wie die allgemeine Leseschwäche mit einer großen Zahl von Entwicklungsbehinderungen verbunden ist) und eine Präferenz des männlichen Geschlechtes zu zeigen.

Weitere Unterscheidungen in wissenschaftlichen Studien beruhen auf der Analyse verschiedener Typen von Rechtschreibfehlern.

F81.1 isolierte Rechtschreibstörung

A. Es liegt ein Wert in einem standardisierten Rechtschreibtest vor, der mindestens zwei Standardabweichungen unterhalb des Niveaus liegt, das auf Grund des chronologischen Alters und der allgemeinen Intelligenz des Kindes zu erwarten wäre.

B. Die Lesegenauigkeit und das Leseverständnis sowie das Rechnen liegen im Normbereich (zwei Standardabweichungen vom Mittelwert).

C. In der Vorgeschichte keine ausgeprägten Leseschwierigkeiten.

D. Beschulung in einem zu erwartenden Rahmen (es liegen keine außergewöhnlichen Unzulänglichkeiten in der Erziehung vor).

E. Die Rechtschreibstörungen bestehen seit den frühesten Anfängen des Rechtschreiblernens.

F. Die unter A. beschriebene Störung behindert eine Schulausbildung oder alltägliche Tätigkeiten, die Rechtschreibfertigkeiten erfordern.

G. Ausschlussvorbehalt: *Non-verbaler* IQ unter 70 in einem standardisierten Test.

F81.2 Rechenstörung

A. Es liegt ein Wert in einem standardisierten Rechentest vor, der mindestens zwei Standardabweichungen unterhalb des Niveaus liegt, das auf Grund des chronologischen Alters und der allgemeinen Intelligenz des Kindes zu erwarten wäre.

B. Die Lesegenauigkeit, das Leseverständnis sowie das Rechtschreiben liegen im Normbereich (zwei Standardabweichungen vom Mittelwert).

C. In der Vorgeschichte keine ausgeprägten Lese- oder Rechtschreibschwierigkeiten.

D. Beschulung in einem zu erwartenden Rahmen (es liegen keine außergewöhnlichen Unzulänglichkeiten in der Erziehung vor).

E. Die Rechenschwierigkeiten bestehen seit den frühesten Anfängen des Rechenlernens.

F. Die unter A. beschriebene Störung behindert eine Schulausbildung oder alltägliche Tätigkeiten, die Rechenfertigkeiten erfordern.

G. Ausschlussvorbehalt: IQ unter 70 in einem standardisierten Test.

F81.3 kombinierte Störung schulischer Fertigkeiten

Dies ist eine schlecht definierte, unzureichend konzeptualisierte (jedoch notwendige) Restkategorie für Störungen, bei denen sowohl Rechen- als auch Lese- oder Rechtschreibfertigkeiten deutlich beeinträchtigt sind. Die Störungen sind jedoch nicht allein durch eine allgemeine Intelligenzminderung oder eine unzureichende Beschulung zu erklären. Diese Kategorie sollte verwendet werden, wenn die Störung die Kriterien für F81.2 und entweder F81.0 oder F81.1 erfüllt.

F81.8 sonstige Entwicklungsstörungen schulischer Fertigkeiten

F81.9 nicht näher bezeichnete Entwicklungsstörung schulischer Fertigkeiten

F8 Entwicklungsstörungen

Diese Kategorie sollte möglichst vermieden werden. Sie sollte nur verwendet werden für unspezifische deutliche Lernstörungen, die nicht bedingt sind durch eine Intelligenzminderung, Sehstörung oder eine unzureichende Beschulung.

F82 umschriebene Entwicklungsstörung der motorischen Funktionen

A. Ein Wert in einem standardisierten Test für fein- und grobmotorische Koordination, der mindestens zwei Standardabweichungen unterhalb des Niveaus liegt, das auf Grund des chronologischen Alters des Kindes zu erwarten wäre.

B. Die unter A. beschriebene Störung behindert eine Schulausbildung oder alltägliche Tätigkeiten.

C. Keine diagnostizierbare neurologische Störung.

D. Ausschlussvorbehalt: IQ unter 70 in einem standardisierten Test.

F82.0 umschriebene Entwicklungsstörung der Grobmotorik

F82.1 umschriebene Entwicklungsstörung der Fein- und Grobmotorik

F82.2 umschriebene Entwicklungsstörung der Mundmotorik

F82.9 umschriebene Entwicklungsstörung der motorischen Funktionen, nicht näher bezeichnet

F83 kombinierte umschriebene Entwicklungsstörungen

Dies ist eine schlecht definierte, unzureichend konzeptualisierte (jedoch notwendige) Restkategorie für Störungen, bei denen eine Kombination umschriebener Entwicklungsstörungen des Sprechens und der Sprache, schulischer Fertigkeiten und motorischer Funktionen vorliegt, von denen jedoch keine so dominiert, dass sie als Hauptdiagnose gerechtfertigt wäre. Alle umschriebenen Entwicklungsstörungen können mit einer allgemeinen Beeinträchtigung kognitiver Funktionen von einem gewissen Schweregrad einhergehen. Diese gemischte Kategorie sollte nur bei einer weitgehenden Überschneidung verwendet werden, also nur, wenn die Kriterien von mindestens zwei Störungen von F80, F81 und F82 erfüllt sind.

F84 tiefgreifende Entwicklungsstörungen

F84.0 frühkindlicher Autismus

A. Vor dem dritten Lebensjahr manifestiert sich eine auffällige und beeinträchtigte Entwicklung in mindestens einem der folgenden Bereiche:

   1. rezeptive oder expressive Sprache, wie sie in der sozialen Kommunikation verwandt wird
   2. Entwicklung selektiver sozialer Zuwendung oder reziproker sozialer Interaktion
   3. funktionales oder symbolisches Spielen.

B. Insgesamt müssen mindestens sechs Symptome von 1., 2. und 3. vorliegen, davon mindestens zwei von 1. und mindestens je eins von 2. und 3.:

   1. Qualitative Auffälligkeiten der gegenseitigen sozialen Interaktion in mindestens zwei der folgenden Bereiche:
      a. Unfähigkeit, Blickkontakt, Mimik, Körperhaltung und Gestik zur Regulation sozialer Interaktionen zu verwenden
      b. Unfähigkeit, Beziehungen zu Gleichaltrigen aufzunehmen, mit gemeinsamen Interessen, Aktivitäten und Gefühlen (in einer für das geistige Alter angemessenen Art und Weise trotz reichlicher Möglichkeiten)
      c. Mangel an sozio-emotionaler Gegenseitigkeit, die sich in einer Beeinträchtigung oder devianten Reaktion auf die Emotionen anderer äußert; oder Mangel an Verhaltensmodulation entsprechend dem sozialen Kontext; oder nur labile Integration sozialen, emotionalen und kommunikativen Verhaltens
      d. Mangel, spontan Freude, Interessen oder Tätigkeiten mit anderen zu teilen (z. B. Mangel, anderen Menschen Dinge, die für die Betroffenen von Bedeutung sind, zu zeigen, zu bringen oder zu erklären).
   2. Qualitative Auffälligkeiten der Kommunikation in mindestens einem der folgenden Bereiche:
      a. Verspätung oder vollständige Störung der Entwicklung der gesprochenen Sprache, die nicht begleitet ist durch einen Kompensationsversuch durch Gestik oder Mimik als alternativer Modus der Kommunikation (vorausgehend oft fehlendes kommunikatives Geplapper)
      b. relative Unfähigkeit, einen sprachlichen Kontakt zu beginnen oder aufrechtzuerhalten (auf dem jeweiligen Sprachniveau), bei dem es

einen gegenseitigen Kommunikationsaustausch mit anderen Personen gibt
   c. stereotype und repetitive Verwendung der Sprache oder idiosynkratischer Gebrauch von Worten oder Phrasen
   d. Mangel an verschiedenen spontanen Als-ob-Spielen oder (bei jungen Betroffenen) sozialen Imitationsspielen.
3. Begrenzte, repetitive und stereotype Verhaltensmuster, Interessen und Aktivitäten in mindestens einem der folgenden Bereiche:
   a. umfassende Beschäftigung mit gewöhnlich mehreren stereotypen und begrenzten Interessen, die in Inhalt und Schwerpunkt abnorm sind; es kann sich aber auch um ein oder mehrere inhaltlich oder im Kernpunkt nicht abnorme Interessen ungewöhnlicher Intensität und Begrenztheit handeln
   b. offensichtlich zwanghafte Anhänglichkeit an spezifische, nichtfunktionale Handlungen oder Rituale
   c. stereotype und repetitive motorische Manierismen mit Hand- und Fingerschlagen oder Verbiegen, oder komplexe Bewegungen des ganzen Körpers
   d. vorherrschende Beschäftigung mit Teilobjekten oder nichtfunktionalen Elementen des Spielmaterials (z. B. ihr Geruch, die Oberflächenbeschaffenheit oder das von ihnen hervorgebrachte Geräusch oder ihre Vibration).

C. Das klinische Bild kann nicht einer anderen tiefgreifenden Entwicklungsstörung zugeordnet werden: einer spezifischen Entwicklungsstörung der rezeptiven Sprache (F80.2) mit sekundären sozio-emotionalen Problemen, einer reaktiven Bindungsstörung (F94.1), einer Bindungsstörung mit Enthemmung (F94.2), einer Intelligenzminderung (F70–F79), mit einer emotionalen oder Verhaltensstörung, einer Schizophrenie (F20) mit ungewöhnlich frühem Beginn oder einem Rett-Syndrom (F84.2).

F84.1 atypischer Autismus

A. Vorliegen einer auffälligen und beeinträchtigten Entwicklung mit Beginn im oder nach dem dritten Lebensjahr (die Kriterien entsprechen denen des Autismus, abgesehen vom Manifestationsalter).

B. Qualitative Auffälligkeiten der gegenseitigen sozialen Interaktion oder der Kommunikation oder begrenzte, repetitive und stereotype Verhaltensmuster, Interessen und Aktivitäten (die Kriterien entsprechen denen für Autismus, abgesehen von der Zahl der gestörten Bereiche).

C. Die diagnostischen Kriterien für Autismus (F84.0) werden nicht erfüllt.

Der Autismus kann untypisch in Bezug auf das Erkrankungsalter (F84.10) oder in der Symptomatologie (F84.11) sein. Diese beiden Typen können für Forschungszwecke mit einer *fünften Stelle* differenziert werden. Autistische Syndrome mit atypischem Erkrankungsalter und atypischer Phänomenologie sollten mit F84.12 kodiert werden.

F84.10 *atypischer Autismus mit atypischem Erkrankungsalter*
  A. Das Kriterium A. für Autismus (F84.0) wird nicht erfüllt. D. h. die auffällige und beeinträchtigte Entwicklung wird erst im oder nach dem dritten Lebensjahr deutlich.
  B. Die Kriterien B. und C. für Autismus (F84.0) werden erfüllt.

F84.11 *atypischer Autismus mit atypischer Symptomatologie*
  A. Das Kriterium A. für Autismus ist erfüllt. D. h. Vorliegen einer auffälligen und beeinträchtigten Entwicklung vor dem dritten Lebensjahr.
  B. Qualitative Auffälligkeiten der gegenseitigen sozialen Interaktion oder der Kommunikation oder begrenzte, repetitive und stereotype Verhaltensmuster, Interessen und Aktivitäten (die Kriterien für Autismus sind erfüllt abgesehen von der Zahl der beeinträchtigten Bereiche).
  C. Das Kriterium C. für Autismus (F84.0) wird erfüllt.
  D. Das Kriterium B. für Autismus F84.0 wird nicht vollständig erfüllt.

F84.12 *atypisches Autismus mit Erkrankungsalter und atypischer Symptomatologie*
  A. Das Kriterium A. für Autismus wird nicht erfüllt. D. h. die auffällige und beeinträchtigte Entwicklung wird erst im oder nach dem dritten Lebensjahr deutlich.
  B. Qualitative Auffälligkeiten der gegenseitigen sozialen Interaktion oder der Kommunikation oder begrenzte, repetitive und stereotype Verhaltensmuster, Interessen und Aktivitäten (die Kriterien entsprechen denen des Autismus, abgesehen von der Zahl der beeinträchtigten Bereiche).
  C. Das Kriterium C. für Autismus (F84.0) wird erfüllt.
  D. Das Kriterium B. für Autismus (F84.0) wird nicht vollständig erfüllt.

F84.2 Rett-Syndrom

A. Eindeutig normale pränatale und perinatale Periode *und* eindeutig normale psychomotorische Entwicklung während der ersten fünf Monate *und* normaler Kopfumfang bei der Geburt.

B. Abnahme des Kopfwachstums zwischen dem 5. Lebensmonat und dem 4. Lebensjahr *und* Verlust der erworbenen zielgerichteten Handbewegungen zwischen dem 5. und dem 30. Lebensmonat, verbunden mit einer gleichzeitigen Kommunikationsstörung und beeinträchtigten sozialen Interaktionen *und* Auftreten von kaum koordiniertem, unsicheren Gang und/oder Rumpfbewegungen.

C. Entwicklung einer schwer gestörten expressiven und rezeptiven Sprache mit einer schweren psychomotorischen Verlangsamung.

D. Stereotype Handbewegungen in der Mittellinie des Körpers (wie Händewringen oder Waschbewegungen), die mit oder nach dem Verlust zielgerichteter Handbewegungen auftreten.

F84.3 andere desintegrative Störung des Kindesalters

A. Eindeutig normale Entwicklung bis zu einem Alter von mindestens zwei Jahren. Für die Diagnose werden das Vorliegen normaler altersgemäßer Fertigkeiten in der Kommunikation, in sozialen Beziehungen, im Spiel und im Anpassungsverhalten im Alter von zwei Jahren oder später verlangt.

B. Endgültiger Verlust vorher erworbener Fertigkeiten mit Beginn der Störung.

Die Diagnose verlangt einen klinisch deutlichen Verlust von Fertigkeiten (und nicht nur eine Unfähigkeit, sie in bestimmten Situationen anzuwenden) in mindestens zwei der folgenden Bereiche:

1. expressive oder rezeptive Sprache
2. Spielen
3. soziale Fertigkeiten oder adaptives Verhalten
4. Darm- oder Blasenkontrolle
5. motorische Fertigkeiten.

C. Qualitativ auffälliges soziales Verhalten in mindestens zwei der folgenden Bereiche:

1. qualitative Auffälligkeiten der gegenseitigen sozialen Interaktion (wie für Autismus definiert)
2. qualitative Auffälligkeiten der Kommunikation (wie für Autismus definiert)

3. begrenzte, repetitive und stereotype Verhaltensmuster, Interessen und Aktivitäten einschließlich motorischer Stereotypien und Manirismen
4. allgemeiner Interessenverlust an Objekten und an der Umwelt insgesamt.

D. Die Störung kann nicht einer der anderen tiefgreifenden Entwicklungsstörungen, einer erworbenen Aphasie mit Epilepsie (F80.6), einem elektiven Mutismus (F94.0), einem Rett-Syndrom (F84.2) oder einer Schizophrenie (F20) zugeordnet werden.

F84.4 überaktive Störung mit Intelligenzminderung und Bewegungsstereotypien

A. Schwere motorische Überaktivität mit mindestens zwei der folgenden Aktivitäts- und Aufmerksamkeitsproblemen:

1. anhaltende motorische Ruhelosigkeit mit Laufen, Springen und anderen Bewegungen des ganzen Körpers
2. deutliche Schwierigkeit, sitzen zu bleiben: die Betroffenen bleiben höchstens wenige Sekunden ruhig sitzen, außer sie sind mit einer stereotypen Tätigkeit beschäftigt (siehe Kriterium B.)
3. exzessive Aktivität in Situationen, die eigentlich Ruhe erfordern
4. sehr schnelle Aktivitätswechsel, sodass einzelne Tätigkeiten weniger als eine Minute dauern (gelegentliche längere Zeitabschnitte mit besonders bevorzugten Aktivitäten sind nicht ausgeschlossen, auch sehr lange Perioden stereotyper Aktivitäten können mit diesem Phänomen, das zu anderen Zeiten vorliegt, vereinbar sein).

B. Repetitives und stereotypes Verhalten und Aktivität mit mindestens einem der folgenden Merkmale:

1. fixierte und häufig wiederholte motorische Manierismen: dies können komplexe Bewegungen des ganzen Körpers sein oder Teilbewegungen wie Schlagen mit den Händen
2. exzessives und nichtfunktionales Wiederholen von stereotypen Aktivitäten, wie Spielen mit einem einzigen Objekt (z. B. fließendes Wasser) oder ritualisierte Aktivitäten (allein oder unter Einbeziehung anderer Menschen)
3. wiederholte Selbstbeschädigung.

C. IQ unter 50.

D. Kein Vorliegen des autistischen Typs sozialer Beeinträchtigung, d. h. das Kind muss mindestens drei der folgenden Verhaltensweisen zeigen:

1. entwicklungsgemäßer Gebrauch von Augenkontakt, Ausdruck und Haltung zur Regulation sozialer Interaktion
2. entwicklungsgemäße Beziehungen zu Gleichaltrigen mit gemeinsamen Interessen, Aktivitäten etc.
3. Kontaktaufnahme mit anderen Personen; wenigstens gelegentliche Suche nach Trost und Zuneigung bei anderen
4. manchmal wird die Freude anderer geteilt. Andere Formen sozialer Beeinträchtigung, wie z. B. ungehemmtes Zugehen auf Fremde, sind mit der Diagnose vereinbar.

E. Die Kriterien für Autismus (F84.0, F84.1), für die desintegrative Störung des Kindesalters (F84.3) oder für hyperkinetische Störungen (F90) werden nicht erfüllt.

F84.5 Asperger Syndrom

A. Es fehlt eine klinisch eindeutige allgemeine Verzögerung der gesprochenen oder rezeptiven Sprache oder der kognitiven Entwicklung. Die Diagnose verlangt, dass einzelne Wörter im zweiten Lebensjahr oder früher und kommunikative Phrasen im dritten Lebensjahr oder früher benutzt werden. Selbsthilfefertigkeiten, adaptives Verhalten und die Neugier an der Umgebung sollten während der ersten drei Lebensjahre einer normalen intellektuellen Entwicklung entsprechen. Allerdings können Meilensteine der motorischen Entwicklung etwas verspätet auftreten und eine motorische Ungeschicklichkeit ist ein übliches (aber kein notwendiges) diagnostisches Merkmal. Isolierte Spezialfertigkeiten, oft verbunden mit einer auffälligen Beschäftigung sind häufig, aber für die Diagnose nicht erforderlich.

B. Qualitative Beeinträchtigungen der gegenseitigen sozialen Interaktion (entsprechend den Kriterien für Autismus).

C. Ein ungewöhnlich intensives umschriebenes Interesse oder begrenzte, repetitive und stereotype Verhaltensmuster, Interessen und Aktivitäten (entspricht dem Kriterium für Autismus; hier sind aber motorische Manierismen, ein besonderes Beschäftigtsein mit Teilobjekten oder mit nicht-funktionalen Elementen von Spielmaterial eher ungewöhnlich).

D. Die Störung ist nicht einer anderen tiefgreifenden Entwicklungsstörung, einer schizotypen Störung (F21), einer Schizophrenia simplex (F20.6), einer reaktiven Bindungsstörung des Kindesalters oder einer Bindungsstörung mit Enthemmung (F94.1 und F94.2), einer zwanghaften Persönlichkeitsstörung (F60.5) oder einer Zwangsstörung (F42) zuzuordnen.

F84.8 sonstige tiefgreifende Entwicklungsstörungen

F84.9 nicht näher bezeichnete tiefgreifende Entwicklungsstörung

Dies ist eine Restkategorie für Störungen, welche die allgemeine Beschreibung für tiefgreifende Entwicklungsstörungen erfüllen, bei denen aber unzureichende Informationen oder widersprechende Befunde eine eindeutige Zuordnung zu einer anderen F84 Kategorie nicht erlauben.

F88 andere Entwicklungsstörungen

F89 nicht näher bezeichnete Entwicklungsstörung

F9 Verhaltens- und emotionale Störungen mit Beginn in der Kindheit und Jugend

F90 hyperkinetische Störungen

Hinweis: Die Diagnose einer hyperkinetischen Störung fordert das eindeutige Vorliegen eines abnormen Ausmaßes von Unaufmerksamkeit, Überaktivität und Unruhe, situationsübergreifend und einige Zeit andauernd, welches nicht durch andere Störungen wie Autismus oder eine affektive Störung verursacht ist.

G1. Unaufmerksamkeit: Mindestens sechs Monate lang bestanden mindestens sechs der folgenden Symptome in einem mit dem Entwicklungsstand des Kindes nicht zu vereinbarenden und unangemessenen Ausmaß. Die Kinder:

1. sind häufig unaufmerksam gegenüber Details oder machen Flüchtigkeitsfehler bei den Schularbeiten und sonstigen Arbeiten und Aktivitäten
2. sind häufig nicht in der Lage, die Aufmerksamkeit bei Aufgaben und beim Spielen aufrechtzuerhalten
3. hören häufig scheinbar nicht, was ihnen gesagt wird
4. können oft Erklärungen nicht folgen oder ihre Schularbeiten, Aufgaben oder Pflichten am Arbeitsplatz nicht erfüllen (nicht wegen oppositionellem Verhalten oder weil die Erklärungen nicht verstanden werden können)
5. sind häufig beeinträchtigt, Aufgaben und Aktivitäten zu organisieren
6. vermeiden ungeliebte Arbeiten, wie Hausaufgaben, die geistiges Durchhaltevermögen erfordern
7. verlieren häufig Gegenstände, die für bestimmte Aufgaben oder Tätigkeiten wichtig sind, z. B. Unterrichtmaterialien, Bleistifte, Bücher, Spielsachen und Werkzeuge
8. werden häufig von externen Stimuli abgelenkt
9. sind im Verlauf der alltäglichen Aktivitäten oft vergesslich.

G2. *Überaktivität:* Mindestens sechs Monate lang bestanden mindestens drei der folgenden Symptome in einem mit dem Entwicklungsstand des Kindes nicht zu vereinbarenden und unangemessenen Ausmaß. Die Kinder:

1. zappeln häufig mit Händen und Füßen oder winden sich auf den Sitzen
2. verlassen ihren Platz im Klassenraum oder in anderen Situationen, in denen Sitzenbleiben erwartet wird
3. laufen häufig herum oder klettern exzessiv in Situationen, in denen dies unpassend ist (bei Jugendlichen oder Erwachsenen entspricht dem möglicherweise nur ein Unruhegefühl)
4. sind häufig unnötig laut beim Spielen oder haben Schwierigkeiten, sich ruhig mit Freizeitbeschäftigungen zu befassen
5. zeigen ein anhaltendes Muster exzessiver motorischer Aktivitäten, die durch die soziale Umgebung oder Vorschriften nicht durchgreifend beeinflussbar sind.

G3. *Impulsivität:* Mindestens sechs Monate lang bestand mindestens eines der folgenden Symptome von Impulsivität in einem mit dem Entwicklungsstand des Kindes nicht zu vereinbarenden und unangemessenen Ausmaß. Die Kinder:

1. platzen häufig mit der Antwort heraus, bevor die Frage beendet ist
2. können häufig nicht in einer Reihe warten oder warten, bis sie bei Spielen oder in Gruppensituationen an die Reihe kommen
3. unterbrechen und stören andere häufig (z. B. mischen sie sich ins Gespräch oder Spiel anderer ein)
4. reden häufig exzessiv, ohne angemessen auf soziale Beschränkungen zu reagieren.

G4. Beginn der Störung vor dem siebten Lebensjahr.

G5. *Symptomausprägung:* Die Kriterien sollten in mehr als einer Situation erfüllt sein, z. B. sollte die Kombination von Unaufmerksamkeit und Überaktivität sowohl zuhause als auch in der Schule bestehen oder in der Schule und an einem anderen Ort, wo die Kinder beobachtet werden können, z. B. in der Klinik. (Der Nachweis situationsübergreifender Symptome erfordert normalerweise Informationen aus mehr als einer Quelle. Elternberichte über das Verhalten im Klassenraum sind z. B. meist unzureichend.)

G6. Die Symptome von G1.–G3. verursachen deutliches Leiden oder Beeinträchtigung der sozialen, schulischen oder beruflichen Funktionsfähigkeit.

G7. Die Störung erfüllt nicht die Kriterien für eine tiefgreifende Entwicklungsstörung (F84), eine manische Episode (F30), eine depressive Episode (F32) oder eine Angststörung (F41).

Kommentar: Viele Experten beschreiben auch Zustände, die unter der Schwelle der hyperkinetischen Störung liegen. Kinder, die Kriterien in gewisser Weise erfüllen, aber keine Auffälligkeiten i. S. von Überaktivität und Impulsivität zeigen, leiden an einem *Aufmerksamkeitsdefizit;* umgekehrt zeigen Kinder, die keine Aufmerksamkeitsprobleme haben und dennoch Kriterien aus den anderen Bereichen erfüllen eine *Aktivitätsstörung*. In gleicher Weise kann die Störung als *spezifisch für zuhause* oder als *schulspezifisch* angesehen werden, wenn die Kriterien nur in einer Situation erfüllt werden. Diese Störungsbilder wurden bis jetzt noch nicht in die Hauptklassifikation aufgenommen, da die empirische prädiktive Validierung noch unzureichend ist und weil Kinder mit «Subgruppen»störungen noch andere Symptome zeigen (wie z. B. eine Störung des Sozialverhaltens mit oppositionellem, aufsässigen Verhalten, F91.3) und in der entsprechenden Kategorie klassifiziert werden sollten.

F90.0 einfache Aktivitäts- und Aufmerksamkeitsstörung

Die allgemeinen Kriterien für eine hyperkinetische Störung (F90) müssen erfüllt sein, aber nicht die für eine Störung des Sozialverhaltens (F91).

F90.1 hyperkinetische Störung des Sozialverhaltens

Sowohl die allgemeinen Kriterien für die hyperkinetische Störung (F90) als auch für eine Störung des Sozialverhaltens (F91) müssen erfüllt sein.

F90.8 sonstige hyperkinetische Störungen

F90.9 nicht näher bezeichnete hyperkinetische Störung

Diese Restkategorie wird nicht empfohlen und sollte nur verwendet werden, wenn die allgemeinen Kriterien zwar erfüllt sind, aber eine Unterscheidung zwischen F90.0 und F90.1 nicht möglich ist.

F9 Störungen mit Beginn in der Kindheit und Jugend

F91 Störungen des Sozialverhaltens

G1. Vorliegen eines wiederholten, persistierenden Verhaltensmusters, bei dem entweder die Grundrechte anderer oder die wichtigsten altersentsprechenden sozialen Normen oder Gesetze verletzt werden, mindestens sechs Monate anhaltend, mit einigen der unten angegebenen Symptome (weitere Vorgaben und geforderte Zahl der Symptome siehe unter den Subkategorien).

Beachte: Die Symptome 11., 13., 15., 16., 20., 21., 23. brauchen nur einmal aufgetreten zu sein, um das Kriterium zu erfüllen.

1. für das Entwicklungsalter ungewöhnlich häufige und schwere Wutausbrüche
2. häufiges Streiten mit Erwachsenen
3. häufige aktive Verweigerung von Forderungen Erwachsener und Hinwegsetzen über Regeln
4. häufiges, offensichtlich wohl überlegtes Handeln, das andere ärgert
5. häufig verantwortlich machen anderer, für die eigenen Fehler oder für eigenes Fehlverhalten
6. häufige Empfindlichkeit oder Sichbelästigtfühlen durch andere
7. häufiger Ärger oder Groll
8. häufige Gehässigkeit oder Rachsucht
9. häufiges Lügen oder Brechen von Versprechen, um materielle Vorteile und Begünstigungen zu erhalten oder um Verpflichtungen zu vermeiden
10. häufiges Beginnen von körperlichen Auseinandersetzungen (außer Geschwisterauseinandersetzungen)
11. Gebrauch von möglicherweise gefährlichen Waffen (z. B. Schlagholz, Ziegelstein, zerbrochene Flasche, Messer, Gewehr)
12. häufiges Draußenbleiben in der Dunkelheit, entgegen dem Verbot der Eltern (beginnend vor dem 13. Lebensjahr)
13. körperliche Grausamkeit gegenüber anderen Menschen (z. B. Fesseln, ein Opfer mit einem Messer oder mit Feuer verletzen)
14. Tierquälerei
15. absichtliche Zerstörung des Eigentums anderer (außer Brandstiftung)
16. absichtliches Feuerlegen mit dem Risiko oder der Absicht, ernsthaften Schaden anzurichten
17. Stehlen von Wertgegenständen ohne Konfrontation mit dem Opfer, entweder Zuhause oder außerhalb (z. B. Ladendiebstahl, Einbruch, Unterschriftenfälschung)

18. häufiges Schuleschwänzen, beginnend vor dem 13. Lebensjahr
19. Weglaufen von den Eltern oder elterlichen Ersatzpersonen, mindestens zweimal oder einmal länger als eine Nacht (außer dies geschieht zur Vermeidung körperlicher oder sexueller Misshandlung)
20. eine kriminelle Handlung, bei der das Opfer direkt angegriffen wird, (einschließlich Handtaschenraub, Erpressung, Straßenraub)
21. Zwingen einer anderen Person zu sexuellen Aktivitäten
22. häufiges Tyrannisieren anderer (z. B. absichtliches Zufügen von Schmerzen oder Verletzungen - einschließlich andauernder Einschüchterung, Quälen oder Belästigung)
23. Einbruch in Häuser, Gebäude oder Autos

G2. Die Kriterien für eine dissoziale Persönlichkeitsstörung (F60.2), eine Schizophrenie (F20), eine manische Episode (F30), eine depressive Episode (F32), eine tiefgreifende Entwicklungsstörung (F84) oder eine hyperkinetische Störung (F90) werden nicht erfüllt. (Werden Kriterien für eine emotionale Störung (F93) erfüllt, ist die Diagnose «gemischte» Störung des Sozialverhaltens und der Emotionen (F92) zu stellen).

Der Störungsbeginn kann näher gekennzeichnet werden:

Beginn in der Kindheit: Auftreten eines Symptoms der Störung des Sozialverhaltens vor dem 10. Lebensjahr.

Beginn in der Adoleszenz: Keine Symptome einer Störung des Sozialverhaltens vor dem 10. Lebensjahr.

Mögliche Untergruppen:

Fachleute stimmen darin überein, dass die Störungen des Sozialverhaltens heterogen sind; die Art und Weise, wie in Untergruppen eingeteilt wird, ist jedoch unterschiedlich. Für die Prognose ist die Schwere (Zahl der Symptome) eine bessere Richtlinie als ein bestimmter Typ der Symptomatologie. Die am besten validierte Unterscheidung ist die zwischen Störungen des *Sozialverhaltens bei fehlenden oder vorhandenen sozialen Bindungen* definiert nach dem Vorhandensein oder dem Fehlen andauernder Freundschaften mit Gleichaltrigen. Die auf den familiären Rahmen beschränkten Störungen scheinen jedoch ebenfalls eine wichtige Untergruppe zu bilden. Für diese Fälle ist eine eigene Kategorie vorgesehen. Natürlich ist weitere Forschung notwendig, um die Validität aller vorgeschlagenen Untergruppen der Störung des Sozialverhaltens zu überprüfen.

Es wird vorgeschlagen, zusätzlich zu diesen Kategorien die Fälle entsprechend dem Störungsausmaß in den folgenden drei Bereichen näher zu beschreiben:

1. *Hyperaktivität* (Unaufmerksamkeit, unruhiges Verhalten)
2. *emotionale Störung* (Angst, Depression, Zwanghaftigkeit, Hypochondrie)
3. Schweregrad der *Störung* des *Sozialverhaltens*:
   a. *leicht:* keine oder nur wenige Symptome, neben denen, die für die Diagnose gefordert werden; die Verhaltensprobleme verursachen anderen nur geringen Schaden
   b. *mittelgradig:* die Zahl der Symptome und der Schaden für andere liegt zwischen leicht und schwer
   c. *schwer:* es finden sich viele Verhaltensprobleme über die für die Diagnose geforderten Symptome hinaus *oder* die Verhaltensprobleme verursachen bei anderen Personen beträchtlichen Schaden, z. B. bei schwerer körperlicher Gewalt, Vandalismus oder Diebstahl.

F91.0 auf den familiären Rahmen beschränkte Störung des Sozialverhaltens

A. Die allgemeinen Kriterien für eine Störung des Sozialverhaltens (F91) müssen erfüllt sein.

B. Drei oder mehr der unter F91, G1., genannten Symptome müssen vorliegen, davon mindestens drei Symptome von 9.–23.

C. Mindestens ein Symptom von 9.–23. muss mindestens sechs Monate lang vorgelegen haben.

D. Die Störung der Sozialverhaltens beschränkt sich auf den familiären Rahmen.

F91.1 Störung des Sozialverhaltens bei fehlenden sozialen Bindungen

A. Die allgemeinen Kriterien für eine Störung des Sozialverhaltens (F91) müssen erfüllt sein.

B. Drei oder mehr der unter F91, G1., genannten Symptome müssen vorliegen, davon mindestens drei von 9.–23.

C. Mindestens ein Symptom von 9.–23. muss mindestens sechs Monate lang vorgelegen haben.

D. Eindeutig wenig Beziehungen zu Gleichaltrigen mit Isolation, Zurückweisung oder Unbeliebtheit, Fehlen länger dauernder enger gegenseitiger Freundschaften.

F91.2 Störung des Sozialverhaltens bei vorhandenen sozialen Bindungen

A. Die allgemeinen Kriterien für eine Störung des Sozialverhaltens (F91) müssen erfüllt sein.

B. Drei oder mehr der unter F91, G1. genannten Symptome müssen vorliegen, davon mindestens drei von 9.–23.

C. Mindestens ein Symptom von 9.–23. muss mindestens sechs Monate lang vorgelegen haben.

D. Die Störung des Sozialverhaltens muss auch außerhalb von zuhause oder außerhalb des familiären Rahmens auftreten.

E. Beziehungen zu Gleichaltrigen im normalen Ausmaß.

F91.3 Störung des Sozialverhaltens mit oppositionellem, aufsässigen Verhalten

A. Die allgemeinen Kriterien für eine Störung des Sozialverhaltens (F91) müssen erfüllt sein.

B. Vier oder mehr der unter F91, G1., angegebenen Symptome müssen vorliegen, aber nicht mehr als zwei Symptome von 9.–23.

C. Die Symptome des Kriterium B. müssen für das Entwicklungsalter unpassend und unangemessen sein.

D. Mindestens vier Symptome müssen mindestens sechs Monate vorgelegen haben.

F91.8 sonstige Störungen des Sozialverhaltens

F91.9 nicht näher bezeichnete Störung des Sozialverhaltens

Diese Restkategorie wird nicht empfohlen und sollte nur für Störungen verwendet werden, die zwar die allgemeinen Kriterien für F91 erfüllen, die aber nicht so genau beschrieben sind, dass sie einer Subgruppe zugeordnet werden könnten oder die die Kriterien einer der Subgruppen nicht erfüllen.

F92 kombinierte Störung des Sozialverhaltens und der Emotionen

F92.0 Störung des Sozialverhaltens mit depressiver Störung

A. Die allgemeinen Kriterien für eine Störung des Sozialverhaltens (F91) müssen erfüllt sein.

B. Die Kriterien für eine affektive Störung (F3) müssen erfüllt sein.

F92.8 sonstige kombinierte Störungen des Sozialverhaltens und der Emotionen

A. Die allgemeinen Kriterien für eine Störung des Sozialverhaltens (F91) müssen erfüllt sein.

B. Die Kriterien der neurotischen, Belastungs- oder somatoformen Störung (F40–F48) oder für eine emotionale Störung mit Beginn in der Kindheit (F93) müssen erfüllt sein.

F92.9 nicht näher bezeichnete kombinierte Störung des Sozialverhaltens und der Emotionen

F93 emotionale Störungen des Kindesalters

Kommentar: Die phobische Störung des Kindesalters (F93.1), die Störung mit sozialer Ängstlichkeit des Kindesalters (F93.2) und die generalisierte Angststörung des Kindesalters (F93.80) haben eindeutig Ähnlichkeiten mit Störungen des Abschnittes F4. Die gegenwärtige Auffassung ist jedoch, dass die Unterschiede in der Art und Weise, wie sich Angststörungen im Kindesalter äußern, eigene Kategorien dafür rechtfertigen. In weiteren Studien sollte untersucht werden, ob Beschreibungen und Definitionen erarbeitet werden können, die sowohl für Erwachsene als auch für Kinder geeignet sind oder ob die Trennung beibehalten werden sollte.

F93.0 emotionale Störung mit Trennungsangst des Kindesalters

A. Mindestens drei der folgenden Merkmale:

   1. unrealistische und anhaltende Besorgnis über mögliches Unheil, das der Hauptbezugsperson zustoßen könnte oder über den möglichen

Verlust solcher Personen (z. B. Furcht, dass sie weg gehen und nicht wieder kommen könnten, oder dass das Kind sie nie mehr wiedersehen wird) oder anhaltende Sorge um den Tod von Bezugspersonen

2. unrealistische und anhaltende Besorgnis, dass ein unglückliches Ereignis das Kind von einer Hauptbezugsperson trennen werde (z. B., dass das Kind verloren gehen, gekidnappt, ins Krankenhaus gebracht oder getötet werden könnte)
3. andauernde Abneigung oder Verweigerung, die Schule zu besuchen aus Angst vor Trennung von einer Hauptbezugsperson oder um zuhause zu bleiben (eher als andere Gründe, z. B. Angst vor bestimmten Ereignissen in der Schule)
4. Trennungsschwierigkeiten am Abend, erkennbar an einem der folgenden Merkmale:
    a. anhaltende Abneigung oder Weigerung, Schlafen zu gehen, ohne dass eine Hauptbezugsperson dabei oder in der Nähe ist
    b. häufiges Aufstehen nachts, um die Anwesenheit der Bezugsperson zu überprüfen oder bei ihr zu schlafen
    c. anhaltende Abneigung oder Weigerung, auswärts zu schlafen
5. anhaltende, unangemessene Angst davor, allein zu sein, oder tagsüber ohne die Hauptbezugsperson zu Hause zu sein
6. wiederholte Albträume zu Trennungsthemen
7. wiederholtes Auftreten somatischer Symptome (Übelkeit, Bauchschmerzen, Kopfschmerzen oder Erbrechen) bei Gelegenheiten, die mit einer Trennung von einer Hauptbezugsperson verbunden sind, wie beim Verlassen des Hauses, um zur Schule zu gehen oder bei anderen Gelegenheiten, die mit einer Trennung verbunden sind (z. B. Urlaub, Ferienlager)
8. extremes und wiederholtes Leiden in Erwartung, während oder unmittelbar nach der Trennung von einer Hauptbezugsperson; dieses zeigt sich in Angst, Schreien, Wutausbrüchen, in der anhaltenden Weigerung, von zuhause wegzugehen, in dem intensiven Bedürfnis, mit den Eltern zu reden oder in dem Wunsch, nach Hause zurückzukehren, ferner in Unglücklichsein, Apathie oder sozialem Rückzug.

B. Fehlen einer generalisierten Angststörung des Kindesalters (F93.80).

C. Beginn vor dem sechsten Lebensjahr.

D. Die Störung tritt nicht im Rahmen einer umfassenderen Störung der Emotionen, des Sozialverhaltens oder der Persönlichkeit auf oder bei einer tiefgreifenden Entwicklungsstörung, einer psychotischen Störung oder einer durch psychotrope Substanzen bedingten Störung.

E. Dauer mindestens vier Wochen.

F93.1 phobische Störung des Kindesalters

A. Eine anhaltende oder wiederkehrende Angst (Phobie), die zwar entwicklungsphasenspezifisch ist (oder zum Zeitpunkt des Beginns war), die aber übermäßig ausgeprägt und mit deutlichen sozialen Beeinträchtigungen verbunden ist.

B. Fehlen einer generalisierten Angststörung des Kindesalters (F93.80).

C. Die Störung tritt nicht auf im Rahmen einer umfassenderen Störung der Emotionen, des Sozialverhaltens oder der Persönlichkeit oder bei einer tiefgreifenden Entwicklungsstörung, einer psychotischen Störung oder einer durch psychotrope Substanzen bedingten Störung.

D. Dauer mindestens vier Wochen.

F93.2 Störung mit sozialer Ängstlichkeit des Kindesalters

A. Anhaltende Ängstlichkeit in sozialen Situationen, in denen das Kind auf fremde Personen, auch Gleichaltrige, trifft, mit vermeidendem Verhalten.

B. Befangenheit, Verlegenheit oder übertriebene Sorge über die Angemessenheit des Verhaltens fremden Personen gegenüber.

C. Deutliche Beeinträchtigung und Reduktion sozialer Beziehungen (einschließlich zu Gleichaltrigen), die infolgedessen vermindert sind; in neuen oder erzwungenen sozialen Situationen deutliches Leiden und Unglücklichsein mit Weinen, Fehlen von spontanen Äußerungen oder Rückzug aus der Situation.

D. Befriedigende soziale Beziehungen zu Familienmitgliedern und zu gut bekannten Gleichaltrigen.

E. Die Störung beginnt im allgemeinen in der Entwicklungsphase, in der diese ängstlichen Reaktionen als angemessen angesehen werden. Die übermäßige Ausprägung, das zeitliche Überdauern und die begleitenden Beeinträchtigungen müssen vor dem sechsten Lebensjahr manifest werden.

F. Fehlen einer generalisierten Angststörung des Kindesalters (F93.80).

G. Die Störung tritt nicht im Rahmen einer umfassenderen Störung der Emotionen, des Sozialverhaltens oder der Persönlichkeit auf oder bei einer tiefgreifenden Entwicklungsstörung, einer psychotischen Störung oder einer substanzbedingten Störung.

H. Dauer mindestens vier Wochen.

F93.3 emotionale Störung mit Geschwisterrivalität

A. Auffällige, intensive negative Gefühle gegenüber einem unmittelbar jüngeren Geschwister.

B. Emotionale Störung mit Regression, Wutausbrüchen, Verstimmung, Schlafstörungen, oppositionellem oder Aufmerksamkeit suchenden Verhalten gegenüber einem oder beiden Elternteilen (zwei oder mehr dieser Merkmale müssen vorliegen).

C. Beginn innerhalb von sechs Monaten nach der Geburt eines unmittelbar jüngeren Geschwisters.

D. Dauer mindestens vier Wochen.

F93.8 sonstige emotionale Störungen des Kindesalters

F93.80 *generalisierte Angststörung des Kindesalters*

> *Beachte:* Kinder und Jugendliche klagen meist weniger über die für die generalisierte Angststörung typischen Beschwerden (siehe F41.1) als Erwachsene und die spezifischen Symptome der vegetativen Stimulierung stehen oft weniger im Vordergrund. Für diese Betroffenen können folgende alternative Kriterien verwendet werden.
> A. Intensive Ängste und Sorgen (ängstliche Erwartung) über einen Zeitraum von mindestens sechs Monaten an mindestens der Hälfte der Tage. Die Ängste und Sorgen beziehen sich auf mindestens einige Ereignisse und Aktivitäten (wie Arbeits- oder Schulleistungen).
> B. Die Betroffenen finden es schwierig, mit den Sorgen fertig zu werden.
> C. Die Ängste und Sorgen sind mit mindestens drei der folgenden Symptome verbunden (mindestens zwei Symptome an mindestens der Hälfte der Tage):
>   1. Ruhelosigkeit, Gefühl überdreht, nervös zu sein (deutlich z. B. durch das Gefühl geistiger Anstrengung zusammen mit der Unfähigkeit, sich zu entspannen)
>   2. Gefühl von Müdigkeit, Erschöpfung oder leicht ermattet zu sein durch die Sorgen und Ängste

3. Konzentrationsschwierigkeiten oder Gefühl, der Kopf sei leer
4. Reizbarkeit
5. Muskelverspannung
6. Schlafstörung (Ein- und Durchschlafstörungen, unruhiger oder schlechter Schlaf) wegen der Ängste und Sorgen.

D. Die vielfältigen Ängste und Befürchtungen treten in mindestens zwei Situationen, Zusammenhängen oder Umständen auf. Die generalisierte Angststörung tritt nicht in einzelnen paroxysmalen Episoden (wie eine Panikstörung) auf, die Hauptsorgen beziehen sich auch nicht auf ein einzelnes Hauptthema (wie bei der Störung mit Trennungsangst oder der phobischen Störung des Kindesalters). (Treten bei einer generalisierten Angststörung auch häufiger fokussierte Ängste auf, hat die generalisierte Angststörung Vorrang vor der Diagnose einer anderen Angststörung.)

E. Beginn in der Kindheit oder in der Adoleszenz (vor dem 18. Lebensjahr).

F. Die Ängste, Sorgen oder körperlichen Symptome verursachen eindeutiges Leiden oder Beeinträchtigungen in sozialen, beruflichen und in anderen wichtigen Lebens- und Funktionsbereichen.

G. Die Störung ist keine direkte Folge einer Substanzaufnahme (z. B. psychotrope Substanzen, Medikamente) oder einer organischen Krankheit (wie z. B. Hyperthyreose) und tritt auch nicht ausschließlich im Rahmen einer affektiven oder psychotischen Störung auf oder bei einer tiefgreifenden Entwicklungsstörung.

F93.9 nicht näher bezeichnete emotionale Störung des Kindesalters

F94 Störungen sozialer Funktionen mit Beginn in der Kindheit und Jugend

F94.0 elektiver Mutismus

Beachte: Diese Störung wird auch selektiver Mutismus genannt.

A. Sprachausdruck und Sprachverständnis, beurteilt in einem individuell angewandten standardisierten Test, innerhalb von zwei Standardabweichungen entsprechend dem Alter des Kindes.

F94 Störungen sozialer Funktionen mit Beginn in der Kindheit und Jugend

B. Nachweisbare beständige Unfähigkeit, in bestimmten sozialen Situationen, in denen erwartet wird, dass das Kind redet (z. B. in der Schule), zu sprechen; in anderen Situationen ist das Sprechen jedoch möglich.

C. Dauer des elektiven Mutismus länger als vier Wochen.

D. Es liegt keine tiefgreifende Entwicklungsstörung (F84) vor.

E. Die Störung beruht nicht auf fehlenden Kenntnissen der gesprochenen Sprache, die in den sozialen Situationen, in denen das Kind nicht spricht, erwartet werden.

F94.1 reaktive Bindungsstörung des Kindesalters

A. Beginn vor dem fünften Lebensjahr.

B. Deutlich widersprüchliche oder ambivalente soziale Reaktionen in verschiedenen sozialen Situationen (mit Variationen von Beziehung zu Beziehung).

C. Emotionale Störung mit Verlust emotionaler Ansprechbarkeit, sozialem Rückzug, mit aggressiven Reaktionen auf eigenes Unglücklichsein oder das anderer und/oder ängstliche Überempfindlichkeit.

D. Nachweis, dass soziale Gegenseitigkeit und Ansprechbarkeit möglich ist, durch Elemente normalen Bezogenseins in Interaktionen mit gesunden Erwachsenen.

E. Die Kriterien für eine tiefgreifende Entwicklungsstörung (F84) werden nicht erfüllt.

F94.2 Bindungsstörung des Kindesalters mit Enthemmung

A. Diffuse Bindungen sein ein anhaltendes Merkmal während der ersten fünf Lebensjahre (nicht notwendigerweise bis in die mittlere Kindheit andauernd).
Die Diagnose fordert ein relatives Fehlen selektiver sozialer Bindungen mit:
1. der normalen Tendenz, beim Unglücklichsein Trost bei anderen zu suchen
2. abnorme (relative) Wahllosigkeit bezüglich der Personen, bei denen Trost gesucht wird.

B. Wenig modulierte soziale Interaktionen mit unvertrauten Personen.

C. Die Diagnose erfordert mindestens eines der folgenden Merkmale:

1. allgemeines Anklammerungsverhalten in der Kleinkindzeit
2. aufmerksamkeitsheischendes und unterschiedslos freundliches Verhalten in der frühen oder der mittleren Kindheit.

D. Eindeutig keine Situationsspezifität der oben angegebenen Merkmale. Die Diagnose fordert, dass sich die beiden Merkmale A. und B. in einem großen Bereich des sozialen Umfelds des Kindes manifestieren.

F94.8 sonstige Störungen sozialer Funktionen des Kindesalters

F94.9 nicht näher bezeichnete Störung sozialer Funktionen des Kindesalters

F95 Ticstörungen

Beachte: Ein Tic ist eine unwillkürliche, plötzliche, schnelle, wiederholte, nicht-rhythmische, stereotype Bewegung oder Vokalisation.

F95.0 vorübergehende Ticstörung

A. Einzelne oder multiple motorische oder sprachliche Tics treten viele Male am Tag auf, an den meisten Tagen in einem Zeitraum von mindestens vier Wochen.

B. Dauer zwölf Monate oder weniger.

C. In der Anamnese kein Tourette Syndrom, kein Hinweis auf eine organische Verursachung oder eine Medikamentennebenwirkung

D. Beginn vor dem 18. Lebensjahr.

F95.1 chronische motorische oder vokale Ticstörung

A. Motorische oder vokale Tics (aber nicht beides) treten viele Male am Tag auf, an den meisten Tagen in einem Zeitraum von mindestens zwölf Monaten.

B. Im gegebenen Jahr keine Remission, die länger als zwei Monate andauerte.

C. In der Anamnese kein Tourette-Syndrom, kein Hinweis auf eine organische Verursachung oder eine Medikamentennebenwirkung.

D. Beginn vor dem 18. Lebensjahr.

F95.2 kombinierte vokale und multiple motorische Tics (Tourette-Syndrom)

A. Während der Störung haben multiple motorische Tics und ein oder mehrere vokale Tics eine Zeit lang bestanden, aber nicht notwendigerweise gleichzeitig.

B. Die Tics treten viele Male am Tag auf, fast jeden Tag länger als ein Jahr, ohne Remission im gegebenen Jahr, die länger als zwei Monate dauerte.

C. Beginn vor dem 18. Lebensjahr.

F95.8 sonstige Ticstörungen

F95.9 nicht näher bezeichnete Ticstörung

Nicht empfohlene Restkategorie für eine Störung, die die allgemeinen Kriterien für eine Ticstörung erfüllt, für welche die Subkategorie jedoch nicht näher gekennzeichnet ist oder deren Merkmale nicht die Kriterien für F95.0, F95.1 oder F95.2 erfüllen.

F98 andere Verhaltens- und emotionale Störungen mit Beginn in der Kindheit und Jugend

F98.0 nichtorganische Enuresis

A. Das betroffenen Kind ist nach Lebens- und geistigem Alter mindestens fünf Jahre alt.

B. Unwillkürliche oder beabsichtigte Harnentleerung in das Bett oder die Kleidung mit einer Häufigkeit von mindestens zweimal im Monat bei Kindern unter sieben Jahren, mindestens einmal im Monat bei siebenjährigen oder älteren Kindern.

C. Die Enuresis ist nicht Folge epileptischer Anfälle, einer neurologisch bedingten Inkontinenz, einer anatomischen Abweichung des Urogenitaltraktes oder Folge irgendeiner anderen nichtpsychiatrischen, medizinischen Erkrankung.

D. Es liegen keine psychiatrischen Störungen vor, die die Kriterien für eine andere ICD-10-Kategorie erfüllen.

E. Dauer der Störung mindestens drei Monate.

Mit der fünften Stelle kann die Enuresis näher gekennzeichnet werden:

F98.00 *nur Enuresis nocturna*
F98.01 *nur Enuresis diurna*
F98.02 *Enuresis nocturna et diurna*

F98.1 nichtorganische Enkopresis

A. Wiederholtes willkürliches oder unwillkürliches Absetzen von Faeces an dafür nicht vorgesehene Stellen (z. B. Kleidung, Fußboden). (Die Störung kann auch als Überlaufinkontinenz infolge eines funktionellen Stuhlverhalts auftreten.)

B. Chronologisches und geistiges Alter von mindestens vier Jahren.

C. Mindestens ein Einkoten pro Monat.

D. Dauer von mindestens sechs Monaten.

E. Fehlen einer organischen Krankheit, die einen ausreichenden Grund für das Einkoten darstelt.

Mit der fünften Stelle kann die Enkopresis näher gekennzeichnet werden:

F98.10 *mangelhafte Entwicklung der physiologischen Darmkontrolle*
F98.11 *Absetzen normaler Faeces an unpassenden Stellen bei adäquater physiologischer Darmkontrolle*
F98.12 *Einkoten mit sehr flüssigen Faeces* (wie Überlaufeinkoten bei Retention)

F98.2 Fütterstörung im Säuglings- und Kindesalter

A. Anhaltende Unfähigkeit, adäquat zu essen oder anhaltende Rumination oder Regurgitation von Speisen.

B. Mangelnde Gewichtszunahme, Gewichtsverlust oder andere eindeutige Gesundheitsstörungen über einen Zeitraum von mindestens einem Monat (in Anbetracht der Häufigkeit vorübergehender Essstörungen, können die Untersucher bei bestimmten Fragestellungen eine Mindestzeitdauer von drei Monaten bevorzugen).

C. Beginn der Störung vor dem sechsten Lebensjahr.

D. Keine anderen psychischen oder Verhaltensstörungen der ICD-10 (außer Intelligenzminderung, F7).

E. Keine organische Krankheit, die die Essstörung erklären könnte.

F98.3 Pica im Kindesalter

A. Anhaltender oder wiederholter Verzehr nicht essbarer Substanzen mit einer Häufigkeit von mindestens zwei mal pro Woche.

B. Dauer von mindestens einem Monat (für bestimmte Fragestellungen können die Untersucher eine Mindestdauer von drei Monaten bevorzugen).

C. Keine anderen psychischen oder Verhaltensstörungen der ICD-10 (außer Intelligenzminderung, F7).

D. Chronologisches und geistiges Alter von mindestens zwei Jahren.

E. Das Essverhalten ist nicht Teil eines kulturell akzeptierten Brauches.

F98.4 stereotype Bewegungsstörungen

A. Stereotype Bewegungen, die in einem solchen Ausmaß auftreten, dass sie entweder körperliche Verletzungen hervorrufen oder normale Aktivitäten beträchtlich behindern.

B. Dauer von mindestens einem Monat.

C. Keine anderen psychischen oder Verhaltensstörungen der ICD-10 (außer Intelligenzminderung, F7).

Mit der fünften Stelle kann die Bewegungsstörung näher gekennzeichnet werden:

F98.40 *ohne Selbstverletzungen*
F98.41 *mit Selbstverletzungen*
F98.42 *gemischt*

F98.5 Stottern

A. Anhaltendes oder wiederholtes Stottern (d. h. eine Sprache mit häufigen Wiederholungen oder Dehnungen von Lauten, Silben oder Wörtern, oder auch häufiges Zögern oder Pausen beim Sprechen) in einem so schweren Ausmaß, dass der Sprachfluss deutlich unterbrochen wird.

B. Dauer mindestens drei Monate.

F98.6 Poltern

A. Anhaltendes oder wiederholtes Poltern (d. h. hohe Sprachgeschwindigkeit mit Abbrüchen des Sprachflusses, aber keine Wiederholungen oder

Verzögerungen) in einem so schweren Ausmaß, dass es zu einer deutlich beeinträchtigten Sprachverständlichkeit kommt.

B. Dauer mindestens drei Monate.

F98.8 sonstige näher bezeichnete Verhaltens- und emotionale Störungen mit Beginn in der Kindheit und Jugend

F98.9 nicht näher bezeichnete Verhaltens- und emotionale Störung mit Beginn in der Kindheit und Jugend

F99 Nicht näher bezeichnete psychische Störung

Nicht empfohlene Restkategorie für Störungen, bei denen keine andere Kodierung von F00–F98 verwendet werden kann.

Anhang I

Vorläufige Kriterien für ausgewählte Störungen

Dieser Anhang enthält Kriterien für einige Störungen, deren klinische und wissenschaftliche Bedeutung als unsicher angesehen werden. Es sind weitere Untersuchungen notwendig, bevor die Akzeptanz ausreicht, um sie in das Kapitel V(F) der ICD-10 aufzunehmen. Die in diesem Anhang aufgeführten vorläufigen Kriterien werden die Forschung zum Wesen und zur Bedeutung dieser Störungen hoffentlich anregen.

Saisonale affektive Störung *(z. B. F38.80)*[1/2]

(Diese Störung könnte den affektiven Störungen, Kategorie F30, F31, F32 oder F33, zugeordnet werden.)

A. Drei oder mehr Episoden einer affektiven Störung mit einem Beginn innerhalb desselben 90-Tage-Zeitraumes in drei oder mehr aufeinander folgenden Jahren.

B. Remissionen ebenfalls innerhalb eines bestimmten 90-Tage-Zeitraumes.

C. Die Zahl saisonaler Episoden übertrifft eindeutig die Zahl eventuell auftretender nichtsaisonaler Episoden der betroffenen Person.

Bipolare II Störung *(z. B. F31.80)*[1/2]

(Diese Störung könnte den bipolaren affektiven Störungen, Kategorie F31.0, F31.3–F31.5, F31.7, zugeordnet werden.)

A. Eine oder mehrere depressive Episoden (F32).

B. Eine oder mehrere hypomanische Episoden (F30.0).

C. Keine manischen Episoden (F30.1, F30.2).

---

[1] *Tentative Kodenummer für die deutschsprachige Übersetzung.*
[2] *Gegebenenfalls zusätzlich Kodierung der Art bzw. Polarität der aktuellen Episode.*

Bipolare Störung mit schnellem Phasenwechsel (Kurzzykler, rapid cycler) *(z. B. F31.81)*[1/2]

(Diese Störung könnte den bipolaren affektiven Störungen, Kategorie F31.0 bis F31.7, zugeordnet werden.)

A. Die Kriterien für eine bipolare affektive Störung, F31.0–F31.7, müssen erfüllt sein.

B. Mindestens vier Episoden einer bipolaren affektiven Störung innerhalb von 12 Monaten.

Beachte: Die Episoden sind abgegrenzt durch einen Wechsel zu einer Episode des entgegengesetzten affektiven Poles oder zu einer gemischten Episode oder durch Remission.

Narzisstische Persönlichkeitsstörung *(z. B. F60.80)*[1]

A. Die allgemeinen Kriterien für eine Persönlichkeitsstörung (F60) müssen erfüllt sein.

B. Mindestens fünf der folgenden Merkmale:

1. Größengefühl in Bezug auf die eigene Bedeutung (z. B. die Betroffenen übertreiben ihre Leistungen und Talente, erwarten, ohne angemessene Leistungen, als überlegen angesehen zu werden)
2. Beschäftigung mit Fantasien über unbegrenzten Erfolg, Macht, Brillianz, Schönheit oder idealer Liebe
3. Überzeugung, «besonders» und einmalig zu sein und nur von anderen besonderen Menschen oder solchen mit hohen Status (oder von entsprechenden Institutionen) verstanden zu werden oder mit diesen zusammen sein zu können
4. Bedürfnis nach übermäßiger Bewunderung
5. Anspruchshaltung; unbegründete Erwartungen besonders günstiger Behandlung oder automatische Erfüllung der Erwartungen
6. Ausnutzung von zwischenmenschlichen Beziehungen, Vorteilsnahme gegenüber anderen, um eigene Ziele zu erreichen
7. Mangel an Empathie; Ablehnung, Gefühle und Bedürfnisse anderer anzuerkennen oder sich mit ihnen zu identifizieren

---

[1] *Tentative Kodenummer für die deutschsprachige Übersetzung.*
[2] *Gegebenenfalls zusätzlich Kodierung der Art bzw. Polarität der aktuellen Episode.*

8. häufiger Neid auf andere oder Überzeugung, andere seien neidisch auf die Betroffenen
9. arrogante, hochmütige Verhaltensweisen und Attitüden.

Passiv-aggressive (negativistische) Persönlichkeitsstörung (z. B. F60.81)[1]

A. Die allgemeinen Kriterien für eine Persönlichkeitsstörung (F60) müssen erfüllt sein.

B. Mindestens fünf der folgenden Merkmale:
 1. Verzögerung und Verschleppung bei der Beendigung grundlegender Routineaufgaben, vor allem, wenn andere darum bitten
 2. ungerechtfertigter Protest gegen gerechtfertigte Forderungen anderer
 3. Trotz, Reizbarkeit oder Streitlust, wenn die Betroffenen gebeten werden, etwas zu tun, was sie nicht wollen
 4. ungerechtfertigte Kritik an oder Verachtung für Autoritätspersonen
 5. absichtlich langsame oder schlechte Arbeit an unliebsamen Aufgaben
 6. Behinderung von Bemühungen anderer, dadurch dass der eigene Anteil an der Arbeit nicht geleistet wird
 7. Vermeidung von Verpflichtungen durch die Behauptung, sie vergessen zu haben.

---

[1] *Tentative Kodenummer für die deutschsprachige Übersetzung.*

Anhang II

Kulturspezifische Störungen[1]

Kulturspezifische Störungen können sehr unterschiedlich sein, ihnen gemeinsam sind jedoch zwei prinzipielle Merkmale:

1. sie passen nur schlecht in die Kategorien der internationalen psychiatrischen Klassifikationen
2. sie wurden zuerst in einer bestimmten Population oder in einem bestimmten kulturellen Bereich beschrieben und waren dann mit diesen Bedingungen eng oder ausschließlich verbunden.

Einige dieser Syndrome wurden auch als kulturgebunden oder kulturreaktiv bezeichnet, sowie als ethnische oder exotische Psychosen. Einige sind selten, andere sind vergleichsweise häufig; viele sind akut und vorübergehend, was ihre systematische Untersuchung besonders erschwert.

Die Bedeutung dieser Störungen wird kontrovers diskutiert. Viele Wissenschaftler meinen, dass sie sich nur im Schweregrad von den bereits in den vorhandenen Klassifikationen aufgeführten Störungen unterscheiden, z. B. Angststörungen und Belastungsreaktionen. Deshalb sollten sie am besten als lokale Variationen längst bekannter Störungen aufgefasst werden. Das exklusive Auftreten in spezifischen Populationen oder kulturellen Bereichen wurde ebenfalls in Frage gestellt.

Es gibt einen großen Forschungsbedarf, um zuverlässige klinische Beschreibungen dieser Störungen zu etablieren und um ihre Verteilung, ihre Häufigkeit und ihren Verlauf aufzuklären. In der Hoffnung, Forschung anzuregen und zu erleichtern, entwickelte die WHO ein Glossar mit lexikalischen Definitionen der in der transkulturellen und anthropologischen psychiatrischen Forschung verwendeten Begriffe. In diesem Anhang werden *zwölf häufige «kulturspezifische» Störungen* beispielhaft aufgeführt, mit ihren klinischen Charakteristika – zusammengestellt aus der anthropologischen und medizinischen Literatur – und mit Vorschlägen, wo die Störungen in der ICD-10 eingeordnet werden könnten.

---

[1] Verfasst von Dr. Ruthbeth Finerman, Associate Professor, Department of Anthropology, Memphis, TN, USA.

Es wurde nicht der Versuch unternommen, genaue diagnostische Kriterien für diese Störungen zu formulieren. Dies wird hoffentlich möglich, wenn zuverlässige klinische, anthropologische, epidemiologische und biologische Daten zur Verfügung stehen.

Die Zuordnung der Störungen zu Kategorien des Kapitels V(F) der ICD-10 ist als Versuch anzusehen. In einzelnen Fällen gibt es für die einzelnen Störungen eine große Variationsbreite des klinischen Erscheinungsbildes; dann wurde mehr als eine Kodierungsmöglichkeit angegeben.

Literatur

Lebra W.P. ed.: Culture-bound syndromes, ethnopsychiatry, and alternate therapies. Honolulu, University of Hawaii, 1976.
Simons R.C., Hughes C.C. eds.: The culture-bound syndromes. Dordrecht, Reidel, 1985.
Yap Pow-Meng (1951): Mental diseases peculiar to certain cultures: a survey of comparative psychiatry. Journal of Mental Science, 97, 313–327.

Amok
(Indonesien, Malaysia)

Eine willkürliche, anscheinend nicht provozierte Episode mörderischen oder erheblich destruktiven Verhaltens, gefolgt von Amnesie oder Erschöpfung. Viele Episoden gipfeln im Suizid. Die meisten Ereignisse treten ohne Vorwarnung auf; einigen geht ein Zeitraum mit intensiver Angst oder Feindseligkeit voraus. Einige Studien lassen daran denken, dass diese Fälle im Zusammenhang stehen mit einer traditionell hohen Wertschätzung extremer Aggression und suizidaler Attacken im Rahmen von Kriegshandlungen.

mögliche ICD-10 Kodierung:

F68.8 sonstige näher bezeichnete Persönlichkeits- und Verhaltensstörung

wahrscheinlich verwandte Syndrome:
- Ahade idzi be (Neu Guinea)
- Benzi mazurazura (Südafrika, bei den Shona und verwandten Gruppen)
- Berserkergang (Skandinavien)
- Cafard (Polynesien)
- Colerina (in den Anden von Bolivien, Kolumbien, Equador und Peru)
- Hwa-byung (koreanische Halbinsel)
- Iich'aa (Ureinwohner des Südwesten der USA)

Literatur

Lin Keh-Ming (1983): Hwa-byung: a Korean culture-bound syndrome? American Journal of Psychiatry, 140(1), 105–107.
Newman P. (1964): «Wild man» behavior in New Guinea Highlands community. American Anthropologist, 66, 1–19.
Simons R.C., Hughes C.C. (eds.): The culture-bound syndromes. Dordrecht, Reidel, 1985, 197–264.
Spores J.: Running amok: an historical inquiry. Athens, OH, Ohio University, Center for International Studies, 1988 (Southeast Asia Series, No. 82).
Yap Pow-Meng: The culture-bound reactive syndromes. In: Caudill W., Tsungyi Lin (eds.): Mental health research in Asia and the Pacific. Honolulu, East West Center Press, 1969, 33–53.

Dhat, Dhatu, Jiryan, Shen-k'uei, Shen-kui
(Indien, China (Taiwan))

Angst und somatische Beschwerden, wie Erschöpfung und Muskelschmerzen, im Zusammenhang mit der Furcht vor Spermaverlust bei Männern oder Frauen (Annahme, dass Frauen ebenfalls Sperma sezernieren). Vorläufer sollen exzessiver Koitus, Blasenstörungen, Störungen des Gleichgewichtes von Körperflüssigkeiten und Diät sein. Das Hauptsymptom ist ein weißlicher Ausfluss im Urin, interpretiert als Spermaverlust. Traditionelle Heilmittel sind vor allem pflanzliche Stärkungsmittel zur Wiederherstellung des Sperma oder der humoralen Balance.

mögliche ICD-10 Kodierungen:

F48.8   sonstige näher bezeichnete neurotische Störungen
F45.34 somatoforme autonome Funktionsstörung des Urogenitalsystems (kann verwendet werden, wenn vegetative Angstsymptome im Vordergrund stehen)

wahrscheinlich verwandte Syndrome:

– Koro (China)
– Rabt (Ägypten)

Literatur

Bhatia M.S., Malik S.C. (1991): Dhat syndrome – a useful diagnostic entity in Indian culture. British Journal of Psychiatry, 159, 691–695.
Malhotra M., Wig N. (1975): Dhat syndrome: a culture-bound sex neurosis of the Orient. Archives of Sexual Behavior, 4, 519–528.

Singh S.P. (1992): Is Dhat culture bound? British Journal of Psychiatry, 160, 280–281.

Wen Jung-Kwang, Wang Ching-Lun: Shen-k'uei syndrome: a culture-specific sexual neurosis in Taiwan. In: Kleinman A., Lin Tsung-yi (eds.): Normal and abnormal behavior in Chinese culture. Dordrecht, Reidel, 1981, 357–369.

Koro, Jinjin bemar, Suk yeong, Suo-Yang
(Südost-Asien, Südchina, Indien)

Panik oder Angst aus Furcht vor einer Retraktion des Genitales. In schweren Fällen sind Männer der Überzeugung, dass der Penis sich sofort in das Abdomen zurückziehen wird. Frauen glauben, ihre Brüste, Labien oder die Vulva werden eingezogen werden. Die Betroffenen erwarten fatale Folgen. Studien führen Krankheit, Kälte und exzessiven Koitus als belastende Faktoren an, aber zwischenmenschliche Konflikte, soziokulturelle Anforderungen haben, so wird berichtet, einen noch größeren Einfluss auf diesen Zustand. Die Störung beginnt plötzlich, intensiv und unerwartet. Die Reaktionen darauf sind unterschiedlich, sie umfassen das Festhalten der Genitalien durch die Betroffenen oder ein Familienmitglied, die Anbringung von Schienen oder Geräten zur Verhinderung der Retraktion, Naturheilmittel, Massage und Fellatio.

mögliche ICD-10 Kodierungen:

F48.8 sonstige näher bezeichnete neurotische Störungen
F45.34 somatoforme autonome Störung des Urogenitalsystems (kann verwendet werden, wenn vegetative Angstsymptome im Vordergrund stehen)

wahrscheinlich verwandte Syndrome:

– Dhat (Indien)
– Rabt (Ägypten)

Literatur

Adityanjee, Zain A.M., Subramaniam M. (1991): Sporadic koro and marital dysharmony. Psychopathology, 24, 1, 49–52.
Bernstein R.L., Gaw A.C. (1990): Koro: proposed classification for DSM-IV. American Journal of Psychiatry, 147, 1670–1674.
Nandi D.N. et al. (1983): Epidemic koro in West Bengal, India. International Journal of Social Psychiatry, 29, 265–268.
Simons R.C., Hughes C.C. (eds.): The culture-bound syndromes. Dordrecht, Reidel, 1985.

Turnier L., Chouinard G. (1990): Effet anti-koro d'un antidepresseur tricyclique. Canadian Journal of Psychiatry, 35, 331–333.

Latah
(Indonesien, Malaysia)

Weit übertriebene Reaktion auf eine ängstigende Situation oder ein Trauma gefolgt von unwillkürlicher Echolalie, Echopraxie oder trance-ähnlichen Zuständen. Studien interpretieren diese Fälle unterschiedlich als neurophysiologische Reaktion, als hypersuggestiblen Zustand oder einen Mechanismus, mit dem ein niedriges Selbstbewusstsein ausgedrückt wird. Beobachter finden solche Episoden mit imitierendem Verhalten meist amüsant, die Betroffenen fühlen sich jedoch gedemütigt.

mögliche ICD-10 Kodierungen:

F48.8 sonstige näher bezeichnete neurotische Störungen

F44.88 sonstige näher bezeichnete dissoziative Störung (Konversionsstörung)

wahrscheinlich verwandte Syndrome:

- Amurakh (Sibirien)
- Bah-tsi (Thailand)
- Imu (Ainu: Ureinwohner Japans)
- Jumping Frenchmen (Kanada)
- Lapp Panic (Lappland)
- Mali-mali (Philippinen)
- Piblotoq (Inuits)
- Susto (Mexiko, Zentral- und Südamerika)
- Yaun (Myanmar, früher Burma)

Literatur

Jenner J.A. (1990): Latah as coping: a case study offering a new paradox to solve the old one. International Journal of Social Psychiatry, 36, 194–199.

Jenner J.A. (1991): A successfully treated Dutch case of latah. Journal of Nervous and Mental Disease, 179, 636–637.

Murphy H.B.M.: Notes for the theory an latah. In: Lebra W.P. (ed.): Culture-bound syndromes, ethnopsychiatry, and alternate therapies. Honolulu, University of Hawaii, 1976, 3–21.

Simons R.C., Hughes C.C. (eds.): The culture-bound syndromes. Dordrecht, Reidel, 1985, 41–113.

Nerfiza, Nerves, Nevra, Nervios
(Ägypten, Nordeuropa, Griechenland, Mexiko, Zentral- und Südamerika)

Häufige, oft chronifizierte Episoden ausgeprägten Unglücklichseins oder Ängstlichkeit mit somatischen Beschwerden wie Kopf- und Muskelschmerzen, herabgesetzter Reaktionsbereitschaft, Übelkeit, Appetitverlust, Schlaflosigkeit, Müdigkeit und Unruhe. Dieses Syndrom ist bei Frauen häufiger als bei Männern. In wissenschaftlichen Untersuchungen wird ein Zusammenhang mit Stress, Ärger, emotionaler Belastung und vermindertem Selbstbewusstsein hergestellt. Die Behandlung umfasst traditionellerweise Kräutertees, «Nervenpillen», Ruhe, Rückzug und familiäre Unterstützung.

mögliche ICD-10 Kodierungen:

F32.11 mittelgradige depressive Episode mit somatischem Syndrom
F48.0 Neurasthenie
F45.1 undifferenzierte Somatisierungsstörung

wahrscheinlich verwandte Syndrome:

- Anfechtung (Hutterer)
- Brain fag (Nigeria)
- Colerina, Pension, Bilis (Mexiko, Zentral- und Südamerika)
- Hsieh-ging (Taiwan)
- Hwa-byungg (koreanische Halbinsel)
- Narahati-e a sab, Maraz-e a sab (Iran)
- Qissaatuq (Inuits)

Literatur

Historical and cross-cultural perspectives on nerves. Social Science and Medicine, 1988, 26, 1197–1259.

Davis D.L., Low S.M. (eds.): Gender, health and illness: the case of nerves. New York, Hemisphere, 1989.

Good B., Good M.J.D., Moradi R.: The interpretation of Iranian depressive illness and dysphoric affect. In: Kleinman A., Good B. (eds.): Culture and depression. Berkeley, University of California, 369–428, 1985.

Low S.M. (1985): Culturally interpreted symptoms or culture-bound syndromes: a cross-cultural review of nerves. Social Science and Medicine, 21, 187–196.

Pa-leng, Frigophobie
(China (Taiwan), Südostasien)

Angstzustand mit ausgeprägter Angst vor Kälte und Wind, wegen der Überzeugung, diese verursachen Müdigkeit, Impotenz oder Tod. Die Betroffenen tragen zwanghaft schwere und übermäßige Kleidung. Die Ängste werden durch die kulturelle Auffassung, es handele sich um eine tatsächliche humorale Störung, verstärkt.

mögliche ICD-10 Kodierung:

F40.2 spezifische Phobie

wahrscheinlich verwandte Syndrome:

– Agua frio, Aire frio, Frio (Mexiko, Zentral- und Südamerika)

Literatur

Kiev A.: Transcultural psychiatry. New York, Free Press, 1972.
Lin Keh-Ming, Kleinman A., Lin Tsung Yi: Overview of mental disorders in Chinese cultures: review of epidemiological and clinical studies. In: Kleinman A., Lin Tsung Yi, eds.: Normal and abnormal behavior in Chinese culture. Dordrecht, Reidel, 237–272, 1981.

Pibloktoq, arktische Hysterie
(Inuits)

Prodromalsymptome sind Müdigkeit, Depressivität oder Verwirrtheit. Es folgt ein «Anfall» von gestörtem Verhalten mit Ausziehen oder Herunterreißen der Kleidung, hektischem Laufen, Rollen im Schnee, Glossolalie oder Echolalie, Echopraxie, Zerstörung von Eigentum und Koprophagie. Die meisten Episoden dauern nur wenige Minuten, es folgt ein Bewusstseinsverlust, Amnesie und vollständige Remission. Verletzungen sind selten. Einige Studien stellen eine Verbindung mit der hypokalzämischen Tetanie her, die meisten Wissenschaftler sehen jedoch einen Zusammenhang mit zwischenmenschlichen Ängsten und kulturellen Belastungen.

mögliche ICD-10 Kodierungen:

F44.7   gemischte dissoziative Störungen (Konversionsstörungen)
F44.88 sonstige näher bezeichnete dissoziative Störungen (Konversionsstörungen)

wahrscheinlich verwandte Syndrome:

- Amok (Indonesien, Malaysia)
- Banga, Misala (Kongo, Malawi)
- Ebenzi (Südafrika, bei den Shona und verwandten Gruppen)
- Grisi siknis (Miskito, Ureinwohner von Honduras)
- Imu (Ainu, Ureinwohner Japans)
- Latah (Indonesien, Malaysia)
- Mali-mali (Philippinen)
- Nangiarpok, Kayakangst, Quajimaillituq (Inuits)
- Ufufuyane (Südafrika, besonders bei den Bantu, Zulu und verwandten Gruppen)

Literatur

Parker S. (1962): Eskimo psychopathology in the context of Eskimo personality and culture. American Anthropologist, 64, 76–96.
Simons R.C., Hughes C C. (eds.): The culture-bound syndromes. Dordrecht, Reidel, 267–326, 1985.
Wallace A.: Mental illness, biology and culture. In: Hsu F.L.K. (ed.): Psychological Anthropology. Cambridge, MA, Schenkmann, 363–402, 1972.

Susto, Espanto
(Mexiko, Zentral- und Südamerika)

Sehr verschiedene, chronische Beschwerden, die einem «Verlust der Seele» nach einem heftigen, meist übernatürlichen Schrecken, zugeschrieben werden. In einigen Fällen werden die traumatischen Ereignisse nicht selbst erlebt; die Betroffenen erkranken auch, wenn andere, meist Verwandte, ein Erschrecken erleben. Symptome sind Agitiertheit, Anorexie, Insomnie, Fieber, Diarrhoe, Verwirrtheit, Apathie, Depression und Introversion. Studien führen die Störung unterschiedlich auf Hypoglykämie, unspezifische organische Erkrankungen, generalisierte Angst und Stress auf Grund von sozialen Konflikten und vermindertem Selbstwertgefühl zurück.

mögliche ICD-10 Kodierungen:

F45.1   undifferenzierte somatoforme Störung
F48.8   sonstige näher bezeichnete neurotische Störungen

wahrscheinlich verwandte Syndrome:

- Lanti (Philippinen)
- Latah (Indonesien, Malaysia)
- Malgri (Ureinwohner Australiens)

Anhang

- Mogo laya (Neu Guinea)
- Narahati (Iran)
- Saladera (Amazonasgebiet)

Literatur

Good B., Good M.J.D.: Toward a meaning-centered analysis of popular illness categories: fright illness and heart distress in Iran. In: Marsella A.J., White G. M. (eds.): Cultural conceptions of mental health and therapy. Dordrecht, Reidel, 1982, 150–158.

Houghton A., Boersma F. (1988): The grief-loss connection in susto. Ethnology, 27, 145–154.

Lipp F. (1989): The study of disease in relation to culture – the susto complex among the Mixe of Oaxaca. Dialectical Anthropology, 12, 435–443.

Rubel A.J., O'Nell C.W., Collado-Ardon R.: Susto, a folk illness. Berkeley, University of California Press, 1984.

Simons R.C., Hughes C.C. (eds.): The culture-bound syndromes. Dordrecht, Reidel, 1985, 329–407.

Taijin kyofusho, Shinkeishitsu, Anthropophobie
(Japan)

Angst oder Phobie meist bei Männern und jungen Erwachsenen. Die Störung ist gekennzeichnet durch eine Angst vor sozialen Kontakten (vor allem mit Freunden), durch eine extreme Gehemmtheit (Sorgen wegen der körperlichen Erscheinung, dem Körpergeruch und wegen des Errötens) und durch Angst, sich eine Krankheit zuzuziehen. Somatische Symptome umfassen Kopf-, Körper- und Bauchschmerzen, Müdigkeit und Insomnie. Die Betroffenen, meist hochintelligent und kreativ, können perfektionistische Tendenzen zeigen. Studien weisen darauf hin, dass kulturelle Werte, die eine «Übersozialisation» bei einigen Kindern fördern, Gefühle von Unterlegenheit und Angst in sozialen Situationen hervorrufen.

mögliche ICD-10 Kodierungen:

F40.1   soziale Phobien
F40.8   sonstige Phobien (wenn viele verschiedene Ängste vorliegen)

wahrscheinlich verwandte Syndrome:

- Anfechtung (Hutterer)
- Itiju (Nigeria)

Literatur

Lock M.: East Asian medicine in urban Japan. Berkeley, University of California Press, 222–224, 1980.

Tanaka-Matsumi J. (1979): Taijin kyofusho. Culture, Medicine and Psychiatry, 3, 231–245.

Prince R., Techeng-Laroche F. (1987): Culture bound syndromes and international classification of disease. Culture, Medicine and Psychiatry, 11, 3–20.

Reynolds D.: Morita therapy. Berkeley, University of California Press, 1976.

Ufufuyane, Saka
(Südafrika, bei Bantu, Zulu und verwandten Gruppen; Kenia)

Angstzustand, der im allgemeinen auf magische Getränke, die von zurückgewiesenen Geliebten verabreicht werden, zurückgeführt wird oder auf Besessenheit. Merkmale sind Schreien, Schluchzen, wiederholte Neologismen, Lähmung, Krämpfe und ein tranceähnlicher Stupor oder Bewusstseinsverlust. Die meisten Betroffenen sind junge, unverheiratete Frauen. Einige erleben Albträume mit sexuellen Inhalten oder selten Episoden vorübergehender Blindheit. Die gelegentlich Tage oder Wochen anhaltenden Attacken können durch den Anblick von Männern oder Fremden ausgelöst werden.

mögliche ICD-10 Kodierungen:

F44.3   Trance und Besessenheitszustände

F44.7   gemischte dissoziative Störungen (Konversionsstörungen)

wahrscheinlich verwandte Syndrome:

– Aluro (Nigeria)
– Phii pob (Thailand)
– Zar (Ägypten, Äthiopien, Sudan)

Literatur

Harris G. (1957): Possession «hysteria» in a Kenya tribe. American Anthropologist, 59, 1046–1066.

Loudon J.B.: Psychogenic disorder and social conflict among the Zulu. In: Opler M.K. (ed.): Culture and mental health. New York, Macmillan, 351–369, 1959.

Uqamairineq
(Inuits)

Plötzliche Lähmung verbunden mit Schlafübergangszuständen mit Angst, Agitiertheit oder Halluzinationen. Prodromalzeichen können ein tatsächliches, aber vorübergehendes Geräusch oder ein Geruch sein. Während die Reaktionsbereitschaft chronisch sein und leicht zu Panik führen kann, dauern die meisten Attacken jedoch nur einige Minuten und remittieren vollständig. Die Störung ist ziemlich häufig, sie wird traditionellerweise in Zusammenhang gebracht mit dem Verlust der Seele, Seelenwanderung oder Besessenheit. Studien beschreiben den Zustand als dissoziative, hysterische Reaktion und eventuelle Variante des Narkolepsie-, Kataplexiesyndroms.

mögliche ICD-10 Kodierungen:

F44.88 sonstige näher bezeichnete dissoziative Störungen (Konversionsstörungen)
F47.4 Narkolepsie und Kataplexie, einschließlich: Schlaflähmung

wahrscheinlich verwandte Syndrome:

– Aluro (Nigeria)
– Old Hag (Neufundland)
– Phii pob (Thailand)

Literatur

Hufford D.: The terror that comes in the night. Philadelphia, University of Pennsylvania, 1982.
Parker S. (1962): Eskimo psychopathology in the context of Eskimo personality and culture. American Anthropologist, 64, 76–96.
Simons R.C., Hughes C.C. (eds.): The culture-bound syndromes. Dordrecht, Reidel, 1985, 115–148.

Windigo (verschiedene Schreibweisen)
(Ureinwohner in Nordostamerika)

Seltene, historische Berichte von kannibalistischen Zwangshandlungen. Traditionellerweise werden die Fälle als Besessenheit beschrieben, wobei sich die Betroffenen (meist Männer) in kannibalistische Monster verwandeln. Symptome sind Depression, Mord- oder Selbstmordgedanken und ein wahnhafter, zwanghafter Wunsch, Menschenfleisch zu essen. Die meisten Betroffenen werden sozial geächtet oder getötet. Frühe Untersuchungen beschreiben die Episoden als hysterische Psychose, ausgelöst durch chronischen Nahrungsmangel und kulturelle Mythen von Hunger und Windigomonstern.

Einige neuere Studien bezweifeln die Existenz dieses Syndroms. Sie behaupten, die Fallgeschichten seien ein Produkt feindlicher Beschuldigungen, erfunden, um die Ächtung oder Tötung des Betroffenen zu rechtfertigen.

mögliche ICD-10 Kodierung:

Die vorliegenden Informationen sind zu ungenau, um einen passenden Kode vorzuschlagen. Falls dennoch eine Kodierung benötigt wird:
F68.8   sonstige näher bezeichnete Persönlichkeits- und Verhaltensstörungen

wahrscheinlich verwandte Syndrome:

- Amok (Malaysia)
- Hsieh-ping (China (Taiwan))
- Zar (Ägypten, Äthiopien, Sudan)

Literatur

Bishop C.: Northern Algonkian cannibalism and windigo psychosis. In: Williams T. (ed.): Psychological anthropology, The Hague, Mouton, 1975, 237–248.

Hay T. (1971): The windigo psychosis. American Anthropologist, 73, 1–19.

Parker S. (1960): The wiitiko psychosis in the context of Ojibwa personality and culture. American Anthropologist, 62, 603–623.

Simons R.C., Hughes C.C. (eds.): The culture-bound syndromes. Dordrecht: Reidel, 1985, 409–465.

Liste der Experten

In der folgenden Liste sind die Namen der Experten aufgeführt, die diesen Text entworfen haben oder deren Kommentare für die Überarbeitung und Fertigstellung der Forschungskriterien sehr hilfreich waren.

Dr. G. Andrews, Darlinghurst, Australien
Dr. J. Angst, Zürich, Schweiz
Dr. T. Babor, Farmington, CT, USA
Dr. J. Bancroft, Edinburgh, Schottland
Dr. F. Benson, Los Angeles, CA, USA
Dr. F. Bianco, Caracas, Venezuela
Dr. J. Burke, Temple, TX, USA
Dr. D. Cantwell, Los Angeles, CA, USA
Dr. S. M. Channabasavanna, Bangalore, Indien
Dr. H. Christensen, Canberra, Australien
Dr. A. Clare, London, England
Dr. W. Compton, St. Louis, MO, USA
Dr. J. E. Cooper, Nottingham, England
Dr. J. A. Corbett, London, England
Dr. L. Cottler, St. Louis, MO, USA
Dr. W. Eicher, Mannheim, Deutschland
Dr. J. Escobar, Farmington, CT, USA
Dr. W. Feuerlein, Munich, Deutschland
Dr. R. Garcfa, Santo Domingo, Dominikanische Republik
Dr. M. G. Gelder, Oxford, England
Dr. R. Giel, Groningen, Niederlande
Dr. J. Glatzel, Mainz, Deutschland
Dr. A. Gögüs, Ankara, Türkei
Dr. D. Goldberg, Manchester, England
Dr. M. Gossop, London, England
Dr. P. Graham, London, England
Dr. J. Griffith Edwards, London, England
Dr. L. Gustafson, Lund, Sweden
Dr. S. Guze, St. Louis, MO, USA
Dr. H. Häfner, Mannheim, Deutschland
Dr. B. Hagberg, Gothenburg, Schweden
Dr. J. Helzer, St. Louis, MO, USA
Dr. A.S. Henderson, Canberra, Australien
Dr. R.M. Hirschfeld, Galveston, TX, USA
Dr. P. Holzman, Cambridge, MA, USA
Dr. Y. Honda, Tokyo, Japan
Dr. M. Isaac, Bangalore, Indien
Dr. A. Janca, Geneva, Schweiz
Dr. R. Jegede, Ibada, Nigeria
Dr. A.F. Jorm, Canberra, Australien
Dr. E.G. Karam, Beirut, Libanon
Dr. R.E. Kendell, Edinburgh, Schottland
Dr. A. Kleinman, Cambridge, MA, USA
Dr. G.-E. Kühne, Jena, Deutschland
Dr. D.J. Kupfer, Pittsburgh, PA, USA
Dr. W.A. Lishman, London, England
Dr. Z. Lipowski, Toronto, Kanada
Dr. J. Lokar, Ljubljana, Slovenien
Dr. A.W. Loranger, White Plains, NY, USA
Dr. U. Malt, Oslo, Norwegen
Dr. M. Maj, Naples, Italien
Dr. I. Marks, London, England
Dr. V. Mavreas, Athens, Griechenland
Dr. J. Mezzich, Pittsburgh, PA, USA
Dr. R. Mises, Paris, France
Dr. R.A. Nadzharov, Moscow, Russian Federation
Dr. J.S. Neki, Dar es Salaam, United Republic of Tanzania
Dr. R. Onyango Sumba, Nairobi, Kenya
Dr. J. Orley, Geneva, Schweiz
Dr. E.S. Paykel, Cambridge, England
Dr. C. Perris, Umea, Schweden
Dr. L. Robins, St. Louis, MO, USA
Dr. M. Rubio-Stipec, San Juan, Puerto Rico
Dr. G. Russel, London, England
Dr. M. Rutter, London, England
Dr. B.J. Sacks, London, England
Dr. J.B. Saunders, Sydney, Australien
Dr. C. Scharfetter, Zürich, Schweiz
Dr. P. Sindclar, Geneva, Schweiz
Dr. M.A. Schuckit, San Diego, CA, USA
Dr. Shen Yu-cun, Beijing, China

Expertenliste

Dr. M. Shepherd, London, England
Dr. Shu Liang, Beijing, China
Dr. R. Smeets, Amsterdam, Niederlande
Dr. A.B. Smulevitch, Moscow, Russische Föderation
Dr. C.R. Soldatos, Athens, Griechenland
Dr. R. Spitzer, New York, NY, USA
Dr. E. Strömgren, Aarhus, Dänemark
Dr. H. Strotzka, Vienna, Österreich
Dr. E. Taylor, London, England
Dr. M. Thorpy, Dunedin, Neuseeland
Dr. C. Torres de Mirando, Sao Paulo, Brasilien
Dr. G.J. Tucker, Seattle, WA, USA
Dr. T.B. Üstün, Geneva, Schweiz
Dr. J.L. Vazquez-Barquero, Santander, Spanien
Dr. J.K. Walsh, Rochester, MN, USA
Lord Walton of Detchant, Oxford, England
Dr. D.J. West, Cambridge, England
Dr. J. Wing, London, England
Dr. L. Wing, London, England
Dr. H.-U. Wittchen, Munich, Deutschland
Dr. Xu You-xin, Beijing, China

Liste der Koordinationszentren und der beteiligten Referenzzentren für die Feldstudien

Die Namen der Koordinationszentren für die Feldstudien wurden nach ihrem Standort alphabetisch aufgeführt (Bangalore, Cairo etc.). Die einem bestimmten Koordinationszentrum zugeordneten Feldstudienzentren wurden nach dem Land und dann nach der Stadt alphabetisch aufgeführt. Die Namen der Direktoren der Feldstudienzentren wurden mit einem Stern versehen.

Koordinationszentrum Bangalore, Indien

National Institute of Mental Health and Neurosciences, Bangalore
   Dr. C. R. Chandrashekar
* Dr. S. Channabasavanna
   Dr. S. Chatterji
   Dr. S. Girimaji
   Dr. M.K. Isaac
   Dr. S. Jain
   Dr. S. Khanna
   Dr. K. Kumar
   Dr. R. Mehta
   Dr. R.S. Murthy
   Dr. R. Raghuram
   Dr. S. Rao
   Dr. C. Shamsundar
   Dr. S. Sheshadri
   Dr. R. Srinath
   Dr. T.G. Sriram
   Dr. M. Verghese

Referenzzentren

All-Indien Institute of Medical Sciences, New Delhi, Indien
   Dr. K. Chandirami
   Dr. S. Dube
   Dr. V. Kapur
   Dr. R. Lal
   Dr. D. Mohan
* Dr. S. Saxena

Burnpur Hospital, West Bengal, Indien
* Dr. B. Sen
Christian Medical College, Vellore, Indien
* Dr. J. John
   Dr. T.M. Kumar
King George's Medical College, Lucknow, Indien
   Dr. A. K. Agarwal
   Dr. M. Katiyar
   Dr. S. Kumara
   Dr. P. Silhatey
   Dr. H. Singh
   Dr. J.K. Trivedi
RNT Medical College, Udaipur, Indien
* Dr. L.N. Gupta
   Dr. D.M. Mathur

Koordinationszentrum Cairo, Ägypten

Institute of Psychiatry, Ain Shams University, Kairo, Ägypten
   Dr. S. Effat
   Dr. M.R. El Fiki
   Dr. M. Ghanem
   Dr. A.H. Khalil
   Dr. N. Mahawalli
* Dr. A. Okasha
   Dr. M. Refaat
   Dr. A. Seif El Dawla
   Dr. A. Shohdi

Referenzzentren
Ägypten
East Town Hospital, Alexandria
  Dr. N. Fouda
  Dr. M. Mickael
* Dr. S. Nicolas
Maamoura Psychiatric Hospital,
Alexandria
  Dr. E.K. Ahmed
* Dr. K. El Fawal
  Dr. M.F. Wagdi
Bahrain
Psychiatric Hospital, Manama
* Dr. M.K. Al Haddad
  Dr. C. Kamel
  Dr. M.A. Karim
  Dr. M. Kashaba
  Dr. A. Nabi
  Dr. O. Saleh
  Dr. A. Shooka
Libanon
St. George's Hospital, Beirut
* Dr. E.G. Karam
  Dr. P.E. Yabroudi
Marokko
Centre Psychiatrique, Universitaire Ibn Roshd, Casablanca
  Dr. N. Kadri
* Dr. D. Moussaoui
  Dr. M. Touhaii
Tunesien
Centre Hôpital-Universitaire, Monastir
  Dr. B. Hatem
* Dr. T. Skihiri
Vereinigte Arabische Emirate
U.A.E. University, Al Ain
* Dr. T.K. Daradhek
  Dr. A. Saad
  Dubai
  Rashid Hospital
  Dr. A.S. El Din
* Dr. E.H. Ghoz

Koordinationszentrum Lübeck, Deutschland
Klinik für Psychiatrie der Medizinischen Universität zu Lübeck
  Dr. G. Arentewicz
  Dr. V. Arolt
  Dr. A. Behnisch
  Dr. H.-G. Brinkmann
  Dr. B. Dierse
* Dr. H. Dilling
  Dr. M. Drießen
  Dr. H.J. Freyberger
  Dr. U. John
  Dr. R.-D. Kanitz
  Dr. S. Kleinschmidt
  Dr. U. Krippendorf
  Dr. C. Malchow
  Dr. R. Michels
  Dr. T. Müller-Thomsen
  Dr. H. Müssigbrodt
  Dr. H. Neubauer
  Dr. S. Nowak
  Dr. E. Schulte-Markwort
  Dr. A. Schürmann
  Dr. W. Seibert
  Dr. U. Siebel
  Dr. D. Steege
  Dr. C. Veltrup
  Dr. T. Wetterling

Referenzzentren
Deutschland
Psychiatrische Klinik der Rhein.-Westf. Techn. Hochschule, Aachen
  Dr. H. Ebel
  Dr. S. Herpertz
  Dr. C. Menges
  Dr. A. Pirad
* Dr. H. Sass
  Dr. H. Zimmer
  Dr. J. Zimmermann
Abt. für Gerontopsychiatrie der Psychiatrischen Klinik und Poliklinik der Freien Universität Berlin
* Dr. H. Gutzmann
  Dr. H. Krüger
Psychiatrische Klinik und Poliklinik der Freien Universität Berlin
  Dr. A. Aggias
  Dr. M. Bauer
  Dr. F. Bögner
  Dr. D. Bolk Weischedel
  Dr. C. Brockhaus
  Dr. Carstens
  Dr. T.R. Drochner

Koordinationszentren

Dr. J.S. Englert
Dr. S. Englert
Dr. Frota
Dr. W. Gaebel
Dr. R. Gebhardt
Dr. Geiselmann
Dr. Gruneberg
Dr. R. Hellweg
* Dr. H. Helmchen
Dr. Hosten
Dr. M. Lemke
Dr. M. Linden
Dr. Loos
Dr. A. Mackert
Dr. C. Nehrig
Dr. M. Otto
Dr. A. Pietzcker
Dr. J. Podschos
Dr. U. Polzer
Dr. F. Reischeis
Dr. A. Rolfs
Dr. T. Sander
Dr. L. Schmidt
Dr. T. Steckler
Dr. R.-D. Stieglitz
Dr. B. Stotzek
Dr. M. Stöver
Dr. G. Streb
Dr. K. Thies
Dr. M. Ufert
Dr. T. Wernicke
Dr. C. Wildgrube
Dr. T. Wünscher
Klinik für Psychosomatik und
Psychotherapie der Westfälischen Klinik
für Psychiatrie Dortmund
Dr. H. Bast
Dr. M. Becker
Dr. P. Bösser
* Dr. P. Janssen
Dr. K. Martin
Dr. H. Rath
Dr. K. Rodewig
Dr. W. Schneider
Dr. M. Tetzlaff
Dr. W. Wach
Allgemeine Psychiatrie der Landes- und
Hochschulklinik Essen
* Dr. M. Gastpar
Dr. C. Rösinger

Klinik für Psychotherapie und
Psychosomatik der Rheinischen Landes-
und Hochschulklinik Essen
* Dr. G. Heuft
Dr. J. van Wyk
Abt. für Kinder- und Jugendpsychiatrie am
Zentrum Psychiatrie Johann-
Wolfgang-Goethe-Universität
Frankfurt/Main
Dr. S. Denner
Dr. E. Englert
Dr. K. Koepsell
* Dr. B. Meyenburg
Dr. E. Poustka
Dr. D. Rühl
Dr. S. Schlüter-Müller
Dr. K. Schmeck
Dr. G. Schmötzer
Gelderlandklinik, Fachklinik für
Psychotherapie und Psychosomatik,
Geldern
* Dr. R. Kriebel
Klinik für Psychosomatik und
Psychotherapie Justus-Liebig- Universität
Gießen
* Dr. B. Brosig
Dr. R. Woidera
Abt. für Psychosomatik und Psycho-
therapie der Universität Göttingen
Dr. C. Breuer
Dr. A. Eckhof
Dr. J. Konemann
Dr. E. Leibing
* Dr. U. Rüger
Dr. H. Schauenburg
Dr. G. Schüssler
Dr. M. Wächter
Dr. A. Weddige-Diederichs
Psychiatrische Klinik der Universität
Göttingen
* Dr. J. Grefe
Dr. E. Rüther
Dr. A. Thiel
Abt. für Psychosomatik der Medizi-
nischen Hochschule Hannover
Dr. B. Albert
Dr. U. Gast
Dr. A. Kersting
Dr. H.-W. Künsebeck
Dr. W. Lempa

* Dr. R. Liedtke
Dr. L. Reimer
Dr. G. Schmidt
Psychosomatische Klinik der
Ruprecht-Universität Heidelberg
* Dr. G. Heuft
Dr. A. Öri
Klinik für Psychiatrie und Neurologie
«Hans Berger» Jena (in Zusammenarbeit mit der Psychiatrie Hildburghausen und Mühlhausen
   Dr. Aber
   Dr. Auert
   Dr. Barnstorf
   Dr. Bauer
   Dr. Bertram
   Dr. Dietrich
   Dr. Dörz
   Dr. Fehlow
   Dr. Fischer
   Dr. Franke
   Dr. Fritzschke
   Dr. Fröhlich
   Dr. Häger
   Dr. Heins
   Dr. Hoffmann
   Dr. Johns
   Dr. H. Kozian
   Dr. Krause
* Dr. G.-E. Kühne
   Dr. Lagmann
   Dr. Langbein
   Dr. Lemke
   Dr. Lesser
   Dr. Lobenstein
   Dr. Misselwitz
   Dr. Otto
   Dr. Peter
   Dr. Reitler
   Dr. Roselt
   Dr. Schmidt
   Dr. Schuber
   Dr. Schwertfeger
   Dr. Seelisch
   Dr. Siegel
   Dr. Tawana
   Dr. Tschiersch
   Dr. Warnke
   Dr. Wünscher
Klinik für Kinder- und Jugendpsychiatrie der Medizinischen Universität Lübeck
   H. Cyganek-Hartwig
   A. Harmani-Ochynski
* Dr. R. Hoppenkamps
   Dr. U. Knölker
   M. Lücke
   Dr. M. Neuhauss
   Dr. G. Roosen-Runge
   W. Ruhlender
   A. Schneider
   Dr. M. Schulte-Markwort
   E. Sochaczewsky
   Dr. T. Zenkl
Klinik für Psychosomatik der Medizinischen Universität Lübeck
   Dr. H. Federschmidt
   Dr. H. Feiereis
* Dr. G. Jantschek
   Dr. I. Jantschek
   Dr. H.-G. Kollra
   Dr. K. Langner
   Dr. S. Marks-Mitusch
   Dr. B. Mensing
   Dr. M. Pollak
   Dr. B. Probst
   Dr. J. Redmann
   Dr. B. Scheferling
   Dr. R. Schichtling
   Dr. M. Sudeck
   Dr. I. Trotno
   Dr. J. von Wietersheim
   Dr. E. Wilke
   Dr. R. Zehendner
Klinik für Psychosomatische Medizin und Psychoanalyse am Zentralinstitut für Seelische Gesundheit Mannheim
   Dr. M. Frans
   Dr. H. Käfer
   Dr. H.-D. Kortendick
   Dr. A. Kriebel
   Dr. K. Lieberz
   Dr. M. Markstein
* Dr. A. Muhs
* Dr. H. Schepank
   Dr. M. Schierer
   Dr. A. Schiller
   Dr. Weber
Klinik für Kinder- und Jugendpsychiatrie Universität Marburg

* Dr. B. Herpertz-Dahlmann
  Dr. K. Quaschner
* Dr. H. Remschmidt
  Dr. E. Schulz
Poliklinik der Max-Planck-Instituts für Psychiatrie München
  Dr. J. Guldner
* Dr. E. Helgenberger
  Dr. W. Mombour
  Dr M. Oachsner
  Dr. T. Pätzold
  Dr. T. Schier
  Dr. E.-E. Seier
  Dr. H. Unland
  Dr. T. Wetter
Psychiatrische Abt. Krankenhaus München/Haar
* Dr. M. Albus
  Dr. J. Baruth-Krischel
  Dr. E. Dietzfelbinger
  Dr. C. Hummel
  Dr. P. Lauer
  Dr. G. Scheibe
  Dr. E. Stiasny
Psychiatrische Klinik u. Poliklinik, Ludwig-Maximilians-Universität München
* Dr. P. Hoff
Abt. Kinderneuropsychiatrie der Universitätsnervenklinik Rostock
  Dr. R. Winter
* Dr. H. Camman
Psychiatrische Klinik Universität Rostock
  Dr. B. Dreves
  Dr. K. Ernst
  Dr. K. Friemert
  Dr. C. Lehmann
  Dr. R. Mau
  Dr. C. Rehn
  Dr. D. Roether
  Dr. D. Schläfke
Psychotherapeutische Klinik, Krankenhaus für Analytische Psychotherapie und Psychosomatik Stuttgart
  Dr. K.-U. Adam
  Dr. J. Dittert
  Dr. W. Ehlers
  Dr. G. Eichner
  Dr. R. Hettinger

  Dr. I. Rothe-Kirchberger
  Dr. T. Seifert
* Dr. G. Schmitt
  Dr. J.-M. Voigtländer
Klinik Berus – Zentrum für Psychosomatik und Verhaltensmedizin, Überherrn-Berus
  Dr. W. Bürger
  Dr. A. Dinger-Broda
  Dr. W. Engelhardt
  Dr. A. Herrmann
* Dr. W. Köhl
  Dr. W. Miller
  Dr. P. Osterziel
  Dr. S. Rittmann
  Dr. J. Schwickerath
  Dr. J. Seifert-Haves
  Dr. T. Stau
* Dr. C. Thissen
  Dr. S. Tonscheidt
  Dr. P. Zenner

Österreich
Universitätsklinik für Neuropsychiatrie des Kindes- und Jugendalters, Wien
* Dr. E. Resch

Schweiz
Psychiatrische Klinik der Universität Basel
  Dr. V. Dittmann
Poliklinik für Kinder und Jugendliche Zürich
* Dr. H. C. Steinhausen

Koordinationszentrum Luxemburg

Neuropsychiatrie, Zentral Hospital Luxemburg
  Dr. C. Chaillet
* Dr. C. Pull

Referenzzentren
Belgien
Hôspital Erasme, Brüssel
  Dr. P. Hubain
* Dr. I. Ramallo Pallast
  Dr. L. Staner

Frankreich
Clinique Psychiatrique Jérome Bosch Armentières

Dr. V. Garcin
Dr. C. Gignac
Dr. M. Gomes
Dr. A. Gurdal
Dr. D. Ochin
Dr. B. Parmentier
* Dr. J.-L. Roelandt
Dr. C. Vosgien
Centre Hospitalier de Cayenne, Cayenne
* Dr. E. Aroncia
Dr. G. Simart
Centre Hospitalier Spécialisé Le Vinatier, Lyon
Dr. T. Faivre
Dr. N. Georgieff
Dr. J.M. Guillaud-Bataille
* Dr. M. Marie-Cardine
Dr. G. Mecheri
* Dr. J.L. Terra
Centre Hospitalier Spécialisé La Verriere Le Mesnil-St.-Denis
* Dr. V. Kovess
Centre Hospitalier Specialise de Colson, Fort-de-France Martinique
Dr. A. Bottius
Dr. X. Bouveresse
Dr. P. Guillard
Dr. G. Gruel
* Dr. G. Ursulet
Clinique de Psychiatrie, Nizza
Dr. B. Bensmail
Dr. T. Braccini
* Dr. G. Darcourt
Clinique des Maladies Mentales, Paris
Dr. V. Gaillac
* Dr. J.D. Guelfi
Dr. M.L. Seror
Hôspital Necker, Paris
Dr. X. Abilon
* Dr. B. Granger
Hôspital Robert Debré Paris
Dr. A. M. Badoal
Dr. M. Bouvard
* Dr. M. Dugas
Dr. X. George
Dr. C. Gerrard
Dr. M. Legendreux
Dr. M.F. Le Heuzey
Hôspital de la Salpetrière Paris

* Dr. U. Barua
Dr. A. Lazartigues
Dr. H. Morales
Centre Hospital Spécialisé du Rouvray, Rouen
Dr. F. Besse
Dr. P. Brazo
* Dr. S. Dollfus
Dr. P. Preterre
Hôspital de Bellevue, Saint-Etienne
Dr. C. Digonnent
Dr. D. G. Froissart
Dr. A. Guillot
Dr. F. Lang
Dr. F. Manipoud
Dr. M. Marcon
* Dr. J. Pellet
Dr. M. Pichon
Dr. M.G. Pichon
Dr. C. Rascle
Dr. X. Tatu
Centre Medico-Psychologique, Saint-Germain-en-Laye
Dr. U. Barua
* Dr. A.-P. Van Amerongen
Dr. S. Virecoulon
Centre Hospitalier Universitaire, Strasbourg
Dr. S. Peretti
* Dr. L. Singer
Dr. M.A. Zimmermann

Israel
Hôspital Psychiatrique Geha, Tel Aviv
Dr. M. Danon
Dr. M. Granek
* Dr. M. Radwan
Dr. S. Tyano

Schweiz
Clinique de Psychiatrie, Genf
Dr. E. Bishara
Dr. P. Juguelet
* Dr. I. Zabala
Clinique Psychiatrique, Lausanne
Dr. D. Baettig
Dr. J. Besson
Dr. C. Bryois
* Dr. F. Ferrero
Dr. C. Schnyder

Koordinationszentrum Madrid, Spanien

Clinica López-Ibor, Madrid
  Dr. M. Crespo
  Dr. E. Ferre
* Dr. J.J. López-Ibor Jr
  Dr. L.I. Jordá
  Dr. J. Safz Ruiz
  Dr. M. Vega

Referenzzentren
Chile

Clinica Psiquiátrica Universitaria, Universidad de Chile, Santiago
  Dr. R. Chaparro
  Dr. B. Díaz Vargas
* Dr. E. Lolas
  M. Montenegro
  Dr. L. Risco
  Dr. C. Tchimino
  Dr. C. Téllez
  E. Varela
  S. Véliz

Spanien

Servicio di Psiquiatría, Hospital del Valle de Hebrón, Barcelona
  Dr. E. Miró
  Dr. L.A. Morales
  Dr. E. Rojo
  Dr. P. Salgado
  Dr. J.A. Sanz
  Dr. J. Serrallonga
* Dr. J. Vallejo

Psychiatric Unit, Hospital de la Santa Creu y Sant Pau, Barcelona
* Dr. J.C. Pérez de los Cobos
  Dr. C. Pinet
  Dr. M.L. Soto

Servicio de Psychiatria, Ciudad Sanitaria La Paz, Madrid
  Dr. M.C. Bayón
  Dr. J. Bellot
  Dr. F. Cañas
  Dr. M.C. Culebro Fernández
  Dr. C. de Dios
  Dr. B. Franco
  Dr. R. García Pérez
  Dr. G. Gómez Mújica
  Dr. F.R. González-Nicolás
  Dr. M. Graell
  Dr. J.J. Martínez García
  Dr. F. Orengo
  Dr. B. Ridriguez Vega
* Dr. J. Santo Domingo
  Dr. M.L. Soto

Servicio de Salud Mental, Communidad de Madrid
  Dr. A. Castano Romero
* Dr. V. Corces Pando
  Dr. C. González
  Dr. R. Gutierrez Labrador
  Dr. M.I. López Girones
  Dr. C. Polo Usaola
  Dr. A. Roig Moliner
  Dr. A. Tejeda Rivas
  Dr. B. Viar Lahera

Servicio de Salud Mental, Principado de Asturias, Oviedo
* Dr. V. Aparicio
  Dr. B. Cid
  Dr. G. García
  Frau S. García Tardón
  Dr. A. González
  Dr. F. González Aria
  Dr. S. Ocio Léon
  Dr. C. Pedrero
  Dr. E. Penuela
  Dr. A. Rincón

Servicio de Psiquiatría, Universidad de Oviedo, Oviedo
* Dr. J. Bobes García
  Dr. P. Gonzáles G. Portilla

Koordinationszentrum Moskau, Russland

Institute of Psychiatry, Academy of Medical Sciences, Moskau
  Dr. K. Kostyukova
* Dr. S. Tzirkin
  Dr. O. Valova

Koordinationszentrum Nagasaki, Japan

Nagasaki University, Nagasaki
  Dr. J. Kubota
* Dr. Y. Nakane
  Dr. Y. Okazaki
  Dr. K. Takada

Referenzzentren

Fukui Medical School, Fukui
  Dr. T. Hayashi
* Dr. K. Isaki
  Dr. Y. Koshino
  Dr. S. Madokoro
  Dr. R. Matsubara
  Dr. K. Misaki
  Dr. I. Murata
  Dr. M. Oomori
Kyushu University, Fukuoka
  Dr. K. Hirata
* Dr. H. Ninomiya
  Dr. T. Saito
  Dr. T. Tanaka
Fukushima Medical College, Fukushima
* Dr. M. Kaneko
  Dr. K. Takahagi
Hirosaki University, Hirosaki
* Dr. Y. Fukushima
  Dr. K. Hashimoto
  Dr. S. Kaneko
  Dr. K. Otani
  Dr. E. Saito
  Dr. H. Tasaki
  Dr. H. Yabe
  Dr. I. Yoshimura
Hiroshima University Hospital, Hiroshima
  Dr. Y. Ishida
* Dr. M. Osada
Teikyo University, Ichihara Hospital, Ichihara
  Dr. M. Hasegawa
  Dr. R. Hayashi
  Dr. K. Hoshino
  Dr. M. Ikeda
  Dr. Y. Kim
  M. Matsumori
  Dr. T. Nemoto
* Dr. T. Takahashi
  Dr. T. Takeuchi
Kanazawa University Hospital, Kanazawa
  Dr. H. Arai
  Dr. T. Asano
  Dr. T. Fukushima
  Dr. H. Hasegawa
  Dr. I. Jibiki
  Dr. H. Kido
  Dr. Y. Kiyota
  Dr. K. Kosaka
  Dr. Y. Koyama
  Dr. T. Maeda
  Dr. K. Miyazu
  Dr. K. Nakagawa
  Dr. H. Sakamoto
  Dr. T. Sumiyoshi
  Dr. K. Terai
  Dr. K. Urata
  Dr. K. Urasaki
  Dr. K. Ueno
* Dr. N. Yamaguchi
  Dr. M. Yuasa
Tokio Jukeikai University, Kashiwa Hospital, Kashiwa
  M. Kan
* Dr. H. Kasahara
  Dr. S. Kishita
  Dr. H. Nishimura
  Dr. K. Nukariya
  Dr. M. Onda
  Dr. T. Shinozaki
University of Occupational and Environmental Health, Kitakyushu
  Dr. O. Ohmori
* Dr. T. Shiratsuchi
  Dr. R. Yoshimura
Kurume University School of Medicine, Kurume
  Dr. Y. Ida
  Dr. T. Kotorii
  Dr. H. Mukasa
  Dr. J. Makamura
* Dr. Y. Nakazawa
  Dr. T. Sakamoto
  Dr. K. Takamuki
  Dr. S. Tsujimaru
Kyoto University, Kyoto
  Dr. S. Hamagaki
  Dr. Y. Inoue
  Dr N. Marui
* Dr. K. Nakayama
  Dr. A. Okae
  Dr. T. Yamashita
Miyazaki Medical College, Miyazaki
  Dr. O. Arakawa
  Dr. K. Hara
* Dr. T. Ikeda

Kochi Medical School, Nangoku
   Dr. H. Hashizume
* Dr. S. Inoue
   Dr. H. Sato
Hyogo Medizin College, Nishinomiya
   Dr. K. Hori
   Dr. ew. Hashiyama
   Dr. S. Hayashi
   Dr. S. Ikegami
   Dr. B. Iwamoto
   Dr. N. Kawasaki
   Dr. S. Komai
   Dr. H. Makihara
   Dr. M. Matsui
   Dr. K. Miki
   Dr. M. Miyamoto
* Dr. K. Miyoshi
   Dr. Y. Morita
   Dr. Y. Nakai
   Dr. M. Sato
   Dr. Y. Shinoda
   Dr. S. Takauchi
   Dr. T. Takeda
   Dr. K. Tankiguchi
   Dr. S. Yamauchi
   Dr. A. Yoshikawa
Medical College of Oita, Oita
   Dr. J. Ando
* Dr. I. Fujii
   Dr. N. Hasama
   Dr. J. Ihara
   Dr. H. Naganuroa
   Dr. T. Yanagisawa
Okayama University Medical School, Okayama
   Dr. K. Akiyama
* Dr. Y. Fujiwara
University of the Ryuku Hospital, Okinawa
   Dr. N. Kunimoto
   Dr. H. Nakamata
   Dr. H. Nakamoto
* Dr. C. Ogura
   Dr. T. Uema
   Dr. K. Yamamoto
Shiga University of Medical Sciences, Ootsu
   R. Atsukawa
   Dr. K. Daimon
   Dr. K. Hanada
   Herr H. Iida
   Dr. K. Ikemoto
   Dr. N. Kato
   Dr. T. Kato
   Dr. H. Kanai
   Dr. T. Noguchi
   Dr. K. Satoh
   Dr. T. Shioiri
   Dr. M. Shibasaki
   Dr. T. Smeya
* Dr. S. Takahashi
Kinki University, Osaka
* Dr. M. Hanada
   Dr. T. Kusube
   Dr. A. Okada
   Dr. D. Takahashi
   Dr. H. Tazoe
   Dr. K. Yamaguchi
   Dr. T. Yokouchi
Osaka University Medical School, Osaka
   Dr. H. Sato
   Dr. A. Sekiyama
* Dr. A. Yamamoto
Kitasato University, Sagamihara
   Dr. T. Arai
   Dr. J. Ishigooka
   Dr. T. Kasahara
   Dr. Y. Oguchi
* Dr. Y. Ohtani
Hokkaido University, Sapporo
   Dr. K. Denda
   Dr. T. Kasahara
* Dr. I. Yamashita
Keio University, Tokyo
* Dr. M. Asai
   Dr. S. Kanba
   Dr. H. Kashima
   Dr. M. Mizuno
   Dr. A. Nishizono-Maher
   Dr. Y. Ono
   Dr. G. Yagi
Showa University, Tokyo
   Dr. F. Arakawa
   Dr. T. Hashimoto
   Dr. U. Inamoto
* Dr. K. Kamijima
   Dr. M. Kawai
   Dr. N. Sakanishi
   Dr. I. Tadama

Tokyo Medizical College Hospital,
Tokyo
  Dr. S. Hikiba
  Dr. R. Ikeda
  Dr. M. Kato
  Dr. S. Koretsune
  Dr. T. Maruta
  Dr. S. Nagura
  Dr. N. Sakaue
* Dr. M. Shimiz
Tokyo Medical and Dental University,
Tokyo
  Dr. T. Kojima
  Dr. M. Matsuura
  Dr. Y. Okubo
* Dr. M. Toru
Yamagata University Hospital,
Yamagata
* Dr. T. Nadaoka
  Dr. T. Tanaka

Koordinationszentrum Oxford, England

Department of Psychiatry, Oxford
University Hospital, Oxford
* Dr. M. Gelder

Referenzzentren
Tschechoslowakai

Charles University, Hradec Kralove
* Dr. M. Zaplatalek
Postgraduate Medical and Pharmaceutical Institute, Prag
  Dr. J. Beran
  Dr. K. Chromy
  Dr. K. Dusek
  Dr. D. Friedlova
  Dr. M. Hessler
  Dr. A. Janik
  Dr. N. Kubickova
  Dr. P. Pavlovsky
  Dr. P. Popov
* Dr. P. Smolik
Prague Psychiatric Centre
  Dr. P. Baudis
  Dr. E. Bendova
  Dr. M. Benes
  Dr. I. Klar
* Dr. D. Seifertova

England

Children's Hospital, Birmingham
* Dr. R. Harrington
  Dr. P. Vostanis
Queen Elizabeth Psychiatric Hospital,
Birmingham
  Dr. M. Baxter
  Dr. D. Clarke
* Dr. J. Corbett
* Dr. S. Cumella
  Dr. J. Langton
  Dr. V. Prasher
  Dr. A. Roy
  Dr. M. Roy
  Dr. K. Thinn
Ida Darwin Hospital, Cambridge
  Dr. S.J. Barnett
* Dr. G. O'Brien
General Infirmary at Leeds, Leeds
* Dr. L. Berg
  Dr. C. Lucas
  Dr. R. Sims
  Dr. A. Worrall
Department of Psychiatry, University
of Leicester, Leicester
* Dr. T.S. Brugha
Mossley Hill Hospital, Liverpool
  Dr. J. Copeland
  Dr. P. Saunders
* Dr. K.C.M. Wilson
Guy's Hospital, London
* Dr. T. Craig
* Dr. K. Sutherby
Institute of Psychiatry, London
* Dr. A. Mann
  Dr. M. Phelan
  Dr. J. Rutherford
Maudsley Hospital, London
  Dr. G.O. Donoghue
  Dr. G.F.M. Russell
  Dr. J. Rutherford
  Dr. U. Schmidt
  Dr. J. Tiller
* Dr. J. Treasure
MRC Social and Community Psychiatric
Unit, Institute of Psychiatry, University of
London
* Dr. P. Bebbington
St. Bartholomew's Hospital, London
* Dr. P.D. White

St. Charles Hospital, London
  Dr. P. Duke
  F. Henderson
  Dr. S. Merson
* Dr. P. Tyrer
St. Mary's Hospital, London
  Dr. D. Baldwin
  Dr. D. Montgomery
* Dr. S.A. Montgomery
Worcester Royal Infirmary, Worcester
* Dr. G. Milner
  Dr. R. Sheen
  Dr. J. Tarry
  Dr. G. Wainscott

Irland
St. Loman's Hospital, Dublin
  Dr. B. Murphy
Dr. A. O'Grady Walsh
  Dr. D. Walsh

Türkei
Hacettepe University, Ankara
  Dr. M. Gürsoy
  Dr. A. Gögüs
  Dr. I. Kaplan
  Dr. R. Özbayrak
  Dr. G. Özgen
* Dr. O.M. Öztürk
  Dr. M. Rezaki
  Dr. A. Sagduyu
  Dr. B. Ulug
  Dr. A. Ulusahin

Koordinationszentrum Risskov, Dänemark
Psychiatric University Hospital in Aarhus, Risskov
* Dr. A. Bertelsen
  Dr. R. Licht
  Dr. S. Straarup

Referenzzentren
Dänemark
Psychiatric Hospital, Aafhus
* Dr. N.C. Gulmann
Hvidovre Hospital, Kopenhagen
* Dr. M. Kastrup
  Dr. K. Maarbjerg
  Dr. E. Simonsen

Frederiksberg Hospitel, Frederiksberg, Kopenhagen
  Dr. O. Jogensen
  Dr. J.K. Larsen
  Dr. K. Olafsson
  Dr. H. Raben
  Dr. H. R. Vinding
Randers Centralsygehus, Randers
  Dr. T. Mathiesen
* Dr. J.A. Nielsen

Israel
«Talbieh» Mental Health Centre, Jerusalem
  Dr. R. Aronzon
  Dr. P. Brown
  Dr. N. Cividali
  Dr. R. Durst
* Dr. M. Fliman
  Dr. Y. Ginath
  Dr. E. Perl
  Dr. M. Ritsner
  Dr. K.J. Rubin
  Dr. H. Schonfeld
  Dr. L. Zilberman
The Gehah Psychiatric Hospital, Petah-Tiqua, Tel-Aviv
  Dr. Z. Marom
* Dr. H. Munitz
  Dr. G. Retzoni
  Dr. J. Sever

Polen
Department of Psychiatry I, Institute of Psychiatry and Neurology, Sobieskiego, Warschau
  Dr. A. Chojnowska
  Dr. I. Stanikowska
* Dr. J. Wciórka
Department of Psychiatry IV, Institute of Psychiatry and Neurology, Brodno General Hospital, Warschau
  Dr. A. Bialjszewski
  Dr. A. Piotrowski
  Dr. M. Zaluska

Rumänien
Psychiatric Department, Faculty of Medicine, University of Timisoara
  Dr. M. Dehelean
  Dr. P. Dehelean
  Dr. M. Ienciu
* Dr. M. Lazarescu

Dr. O. Nicoara
Dr. F. Romosan

Koordinationszentrum Rockville, USA

Division of Clinical Research, National of Mental Health, Rockville
* Dr. G. Regier

Referenzzentren

Kanada

Alberta Hospital, Edmonton
Dr. M. Cummins
* Dr. P. Flor-Henry
Dr. D. Spaner
Dr. A. Van Zyl

London Psychiatric Hospital, London
Dr. A. Hinsberger
* Dr. D. Mazmanian
Dr. E. Persad
Dr. V. Sharma

University Hospital of Western Ontario, London
* Dr. H. Merskey
Dr. P. Monahar
Dr. R. Manchanda

Douglas Hospital Research Center, Montreal
Dr. S. K. Ahmed
* Dr. H.E. Lehmann
Dr. J. Martial
Dr. A. Skorzewsky

Korea

Kyung-pook National University Hospital, Daegu
Dr. Kim Hyun-Joon
* Dr. Lee Zuk Nae

ASAN Medical Center, Seoul
Dr. Han Oh-Su
Dr. Kim Chang Yoon
* Dr. Lee Chul
Dr. Park In Ho

Gyeongsang National University, Chinju
* Dr. Hahn Kyu Hee
Dr. Woo Sung II

Hallym University Hospital, Seoul
Dr. Ahn Dong Hyun
* Dr. Ahn Seok Cheo

Kangdong Sacred Heart Hospital, Seoul
Dr. Park Yu Moon
* Dr. Suk Jae Ho
Dr. Yeon Byeong Kil

Kangnam St. Mary's Hospital, Seoul
Dr. Chae Young Lae
Dr. Choi Bo Moon
Dr. Lee Chul
* Dr. Paik In Hol

Seoul National Mental Hospital, Seoul
Dr. Baek Ki-Cheong
* Dr. Kwack Young Sok

Seoul National University Hospital for adult patients, Seoul
Dr. Jeong Do-Un
Dr. Kim Do-Kwan
Dr. Kim Yong-Sik
Dr. Kwon Jun-Soo
* Dr. Rhi Bou Young
Dr. Suh Tong Woo

Seoul National University Hospital for Paediatric Patients, Seoul
Dr. Cho Soo-Churl
Dr. Choi Jin Sook
* Dr. Hong Kang E.M.

University Hospital, Seoul
* Dr. Lee Jeong Ho
Dr. Lee Ki-Cheol

Soonchunhyang University Hospital, Seoul
* Dr. Han Sun Ho
Dr. Jung Han Yong
Dr. Kim Seung Hyun

Yonsei University, Seoul
Dr. Jim Jie Hong
Dr. Kim Young Shin
Dr. Lee Bun Yong
Dr. Lee Hea Sang
Dr. Lee Ho Young
Dr. Lee Jco-Hun
Dr. Lee Man-Hong
Dr. Oh Byoung Hoon
Dr. Shin Eui Jin

USA

Mc Lean Hospital, Belmont
* Dr. S. Frazier
Dr. K. Phillips
Dr. J. Samson
Dr. C.S. Thomas

Index

Hinweis: Bei den mit einem # markierten diagnostischen Begriffen, sind die Kodierungsmöglichkeiten mit der 4., 5. und 6. Stelle zu beachten. Die kursiv gedruckten Begriffe sind nur in den klinischen Beschreibungen und diagnostischen Leitlinien zu finden.

Abhängigkeit (siehe Abhängigkeitssyndrom)
Abhängigkeitssyndrom F1x.2
– Alkohol F10.2#
– Cannabinoide F12.2#
– flüchtige Lösungsmittel F18.2#
– Halluzinogene F16.2#
– Hypnotika F13.2#
– Koffein F15.2#
– Kokain F14.2#
– multiple Substanzen F19.2#
– Opioide F11.2#
– Sedativa F13.2#
– Stimulanzien, sonstige F15.2#
– Tabak F17.2#
– psychotrope Substanzen, sonstige F19.2#
Aerophagie, psychogene F45.31
Affektive Störung F30–F39
– anhaltende F34
– organische F06.3
– saisonale F30–F33, Anhang I
– sonstige F38
– sonstige einzelne F38.0
– sonstige näher bezeichnete F39
– sonstige rezidivierende F38.1
Agnosie, entwicklungsbedingte F88
Agoraphobie
– mit Panikstörung F40.01
– ohne Panikstörung F40.00
AIDS-Demenz-Komplex F02.4#

Akalkulie, entwicklungsbedingte F81.2
Akrophobie F40.2
Aktivitäts- und Aufmerksamkeitsstörung, einfache F90.0
Akustische Wahrnehmung, fehlende angeborene F80.2
Alkohol
– Abhängigkeitssyndrom F10.2#
– amnestisches Syndrom F10.6
– Entzugssyndrom F10.3#
– mit Delir F10.4#
– *Halluzinose (akute) F10.5#*
– *Psychose F10.5#*
– *Rausch, akuter F10.0#*
Alkoholisch
– *Eifersuchtswahn F10.51*
– *Paranoia F10.51*
Alkoholismus, chronischer F10.2#
Albträume F51.5
Alzheimer-Krankheit
– Demenz bei F00#
– atypische Form F00.2#
– früher Beginn F00.0#
– gemischte Form F00.2#
– *präsenil F00.0#*
– *senil F00.1#*
– später Beginn F00.1#
– *Typ 1 F00.1#*
– *Typ 2 F00.2#*
Amnesie, dissoziative F44.0

Index

Amnestisches Syndrom (siehe Syndrom, amnestisches)
- durch psychotrope Substanzen bedingt F1x.6
  - Alkohol F10.6
  - Cannabinoide F12.6
  - flüchtige Lösungsmittel F18.6
  - Halluzinogene F16.6
  - Hypnotika F13.6
  - Koffein F15.6
  - Kokain F14.6
  - multiple Substanzen F19.6
  - Opioide F11.6
  - Sedativa F13.6
  - Stimulantien, sonstige F15.6
  - Tabak F17.6
  - psychotrope Substanzen, sonstige F19.6
- organisch, nicht durch psychotrope Substanzen bedingt F04

Amok Anhang II

Angst
- -attacke F41.0
- *Depression, ängstliche F41.2*
- *episodisch paroxysmale F41.0*
- *-hysterie F41.8*
- *-neurose F41.1*
- *-reaktion F41.1*
- *-traum F51.5*
- Trennungsangst des Kindesalters F93.0
- *-zustand F41.1*

Angststörung
- generalisierte F41.1
- nicht näher bezeichnete F40.9, F41.9
- sonstige F40.8, F41
- sonstige gemischte F41.3
- sonstige spezifische F41.8
- und depressive Störung, gemischt F41.2

Anhedonie, sexuelle F52.11
Anorexia nervosa F50.0
- atypische F50.1

Anorgasmie, psychogene F52.3
Anpassungsstörung F43.2
- Angst und depressive Reaktion gemischt F43.22
- kurze depressive Reaktion F43.20
- längere depressive Reaktion F43.21
- mit gemischter Störung von Gefühlen und Sozialverhalten F43.25
- mit vorwiegender Beeinträchtigung von sonstigen Gefühlen F43.23
- mit vorwiegender Störung des Sozialverhaltens F43.24
- sonstige spezifische F43.28

Anthropophobie F40.1, Anhang II

Aphasie
- erworbene, mit Epilepsie F80.3
- *entwicklungsbedingte*
  - *expressive F80.1*
  - *rezeptive F80.2*
  - *Wernicke-Aphasie F80.2*

Aphonie, psychogene F44.4
Appetitverlust, psychogener F50.8
Artifizielle Störung F68.1

Artikulationsstörung
- *entwicklungsbedingte F80.0*
- *funktionelle F80.0*

Asperger-Syndrom F84.5
Asthenie, neurozirkulatorische F45.30
Asthma F54

Aufmerksamkeits(defizit)störung
- einfache F90.0
- mit Hyperaktivität F90.0
- ohne Hyperaktivität F98.8

Autismus
- atypischer F84.1
- frühkindlicher F84.0
- *infantiler F84.0*

Autistische
- *Psychopathie F84.5*
- *Störung F84.0*
Aversion, sexuelle F52.10

Bandenmitgliedschaft, Vergehen im Rahmen einer F91.2
Behinderung, geistige
- leichte F70
- mittelgradige F71
- nicht näher bezeichnete F79
- schwere F72
- schwerste F73
Belastungsreaktion
- akute F43.1
- nicht näher bezeichnete F43.9
- sonstige F43.8
Belastungsstörung, posttraumatische F43.1
Beschäftigungsneurose F48.8
Beschwerdesyndrom, multiples F45.0
Besessenheitszustand F44.3
Bewegungsstörung
- dissoziative F44.4
- stereotype F98.4
Beziehungsstörung, sexuelle F66.2
Beziehungswahn, sensitiver F22.0
Bindungsstörung des Kindesalters
- mit Enthemmung F94.2
- reaktiv F94.1
Bipolare Störung mit schnellem Phasenwechsel F31, Anhang I
Bipolare II Störung F31.8, Anhang I
Bipolare affektive Störung F31
- einzelne manische Episode F30.–
- gegenwärtige Episode
  - gemischt F31.6
  - hypomanisch F31.0
  - manisch
    - mit psychotischen Symptomen F31.2

  - ohne psychotische Symptome F31.1
- mittelgradig oder leicht depressiv F31.3
  - *mit* somatischen Symptomen F31.31
  - ohne somatische Symptome F31.30
- remittiert F31.7
- schwer depressiv
  - mit psychotischen Symptomen F31.5
  - ohne psychotische Symptome F31.4
- nicht näher bezeichnete F31.9
- organische F06.31
- sonstige F31.8
Borderline Persönlichkeit(sstörung) F60.31
Bouffée delirante F23
Brandstiftung, pathologische F63.1
Briquet-Syndrom F48.8
Bulimia nervosa F50.2
- atypische F50.3
- *mit Normalgewicht F50.3*

Cannabinoide, Störung durch F12.x
Charakterstörung, nicht näher bezeichnete F68.8
Colitis ulcerosa F54
Colon irritabile, psychogenes F45.32
Creutzfeldt-Jakob-Krankheit F02.1#

Da-Costa-Syndrom F45.30
Dämmerzustand
- *psychogener F44.88*
- *organischer F06.2*
Dhat Anhang II
Daumenlutschen F98.8
Debilität F70
Delir
- alkoholbedingt F10.4#

- bei Demenz F05.1
- entzugsbedingt F1x.4
- gemischten Ursprungs F05.8
- nicht näher bezeichnetes F05.9
- ohne Demenz F05.01
- sonstige Formen F05.8

Delirium tremens F10.4#
Dementia infantilis F84.3

Demenz (bei)
- Alzheimer-Krankheit F00# (siehe Alzheimer-Krankheit)
- andernorts klassifizierten Krankheiten F02.8#
- *arteriosklerotische F01#*
- Creutzfeldt-Jakob-Krankheit F02.1#
- HIV-Krankheit (Humanes-Immundefizienz-Virus) F02.4#
- Huntington-Krankheit F02.2#
- *infantile F84.3*
- *Paralysis agitans F02.3#*
- *Parkinsonismus F02.3#*
- Parkinson-Krankheit F02.3#
- Pick-Krankheit F02.0#
- *präsenile*
  - *nicht näher bezeichnete F03#*
  - *vom Alzheimer-Typ F00.0#*
- *primär degenerative, nicht näher bezeichnete F03#*
- *senile*
  - *nicht näher bezeichnete F03#*
  - *vom Alzheimer-Typ F00.1#*
- vaskuläre F01#
  - sonstige F01.8#
  - gemischte (kortikale und subkortikale) F01.3#
  - mit akutem Beginn F01.0#
  - Multiinfarktdemenz F01.1#
  - nicht näher bezeichnete F01.9#
  - *subkortikale F01.2#*
  - *vorwiegend kortikal F01.1#*

Depersonalisations-/Derealisationssyndrom F48.1

Depression
- *agitierte F32.2#*
- *ängstliche, leichte oder nicht anhaltende F41.2*
- *ängstliche, anhaltende F34.1*
- *atypische F32.8*
- *endogene F33#*
- *larvierte F32.8*
- *majore F32.2#, F33#*
- *monopolare, nicht näher bezeichnete F33.9*
- *neurotische F34.1*
- *nicht näher bezeichnete F32.9*
- *postnatale F53.0*
- *postpartum F53.0*
- *postschizophrene F20.4#*
- *psychogene F32#, F33#*
- *psychotische F32.3, F33.3*
- *reaktive F32#, F33#*
- *vitale F33#*

Depressive Episode (siehe Episode, depressive)

Depressive Störung
- nicht näher bezeichnete F32.9
- organische F06.32
- rezidivierende F33#
  - sonstige F33.8
  - gegenwärtige Episode
    - leicht F33.0
      - mit somatischen Symptomen F33.01
      - ohne somatische Symptome F33.00
    - mittelgradig F33.1
      - mit somatischen Symptomen F33.11
      - ohne somatische Symptome F33.10
  - nicht näher bezeichnete F33.9
  - remittiert F33.4
  - schwer mit psychotischen Symptomen F33.3#

- schwer ohne psychotische Symptome F33.2
- kurze F38.1

Derealisation F48.1
Dermatitis F54
Dermatozoenwahn F06.0
Deviation, sexuelle, nicht näher bezeichnete F65.9
Dhat-Syndrom F48.8
Diarrhoe, psychogene F45.32
Dipsomanie F10.2#
Dissoziative Störung F44
- Amnesie F44.0
- Bewegungsstörungen F44.4
- Fugue F44.1
- gemischt F44.7
- Krampfanfälle F44.5
- nicht näher bezeichnete F44.9
- Sensibilitäts- und Empfindungsstörungen F44.6
- sonstige F44.8#
- Stupor F44.2
- Trance- und Besessenheitszustände F44.3
- vorübergehende in der Kindheit und Jugend F44.82

Drogensucht, nicht näher bezeichnete F1x.2
Dyskalkulie F81.2
Dyslalie F80.0
Dyslexie F81.0
Dysmenorrhoe, psychogene F45.8
Dysmnesie F04
Dysmorphophobie
- nicht wahnhafte F45.2
- *wahnhafte F22.8*

Dyspareunie, nichtorganische F52.6
Dyspepsie, psychogene F43.31
Dysphasie, entwicklungsbedingte
- *expressiver Typ F80.1*
- *rezeptiver Typ F80.2*

Dysphonie, psychogene F44.4
Dyspraxie, entwicklungsbedingte F82
Dyssomnie F51
Dysthymia F34.1
Dysurie, psychogene F45.34

Eifersucht
- -swahn, alkoholbedingt F10.5
- *Geschwister- F93.3*

Ejaculatio praecox F52.4
Ekzem F54
Emotional(e)
- labile (asthenische) Störung, organische F06.6
- Störung des Kindesalters
  - mit Geschwisterrivalität F93.3
  - nicht näher bezeichnete F93.9
  - sonstige

Enkopresis F98.1
Entwicklung körperlicher Symptome aus psychischen Gründen F68.0
Entwicklungsdyslexie F81.0
Entwicklungsdyspraxie F82
Entwicklungsstörung
- nicht näher bezeichnete F89
- phonologische F80.0
- sexuelle F66#
  - sonstige F66.8#
  - nicht näher bezeichnete F66.9#
- sonstige F88
- tiefgreifende F84
- umschriebene, kombinierte F83
- umschriebene, der motorischen Funktionen F82
- umschriebene, des Rechnens F81.2
- umschriebene, des Sprechens und der Sprache F80
- umschriebene, schulischer Fertigkeiten F81

Entzugssyndrom F1x.3#
- mit Delir F1x.4#

Enuresis F98.0#
- *funktionelle F98.0*
- *primäre F98.0*
- *psychogene F98.0*
- *sekundäre F98.0*
  Enzephalitis, subakute, HIV F02.4
Enzephalopathie
- *HIV bedingt F02.4*
- *postkontusionelle F07.2*
Episode
- depressive F32
  - sonstige F32.8
  - leichte F32.0
    - mit somatischem Syndrom F32.01
    - ohne somatisches Syndrom F32.00
  - mittelgradige F32.1
    - mit somatischem Syndrom F32.11
    - ohne somatisches Syndrom F32.10
  - nicht näher bezeichnete F32.9
  - schwere, mit psychotischen Symptomen F32.3
  - schwere, ohne psychotische Symptome F32.2
- gemischte affektive F38.00
- hypomanische F30.0
- manische F30
  - sonstige F30.8
  - nicht näher bezeichnete F30.9
  - rezidivierende manische F31.8
- sonstige einzelne F38.0
Erbrechen
- bei sonstigen psychischen Störungen F50.5
- *psychogenes F50.5*
Erektionsstörung F52.2
Erschöpfungssyndrom F48.0
Essattacken bei sonstigen psychischen Störungen F50.4
Essstörung F50
- nicht näher bezeichnete F50.9
- sonstige F50.8
Examensangst F40.2
Exhibitionismus F65.2

Faktoren, psychologische und Verhaltens-
- bei andernorts klassifizierten Krankheiten F54
- die körperliche Störungen bewirken F54
Fetischismus F65.0
- transvestitischer F65.1
Flatulenz, psychogene F45.32
Folie à deux F24
Fremdneurose F43.1
Frigidität F52.0
Frontalhirnsyndrom F07.0
Fugue, dissoziative F44.1
Funktionsstörung
- somatoforme autonome (siehe somatoform)
- sexuelle (siehe sexuelle)
Fütterstörung im frühen Kindesalter F98.2

Ganser-Syndrom F44.80
Gebrauch, schädlicher F1x.1, F55
Gerstmann-Syndrom, entwicklungsbedingtes F81.2
Geschlechtsidentität, Störung der F64
- des Kindesalters F64.2
- in der Adoleszenz oder im Erwachsenenalter, nicht transsexueller Typ F64.1
- nicht näher bezeichnete F64.9
- sonstige F64.8
Geschwisterrivalität, emotionale Störung mit F93.3
Geschwistereifersucht F93.3

Gewohnheiten, abnorme und Störungen der Impulskontrolle F63
- nicht näher bezeichnete F63.9
- sonstige F63.8
Gilles-de-la-Tourette-Syndrom F95.2
Globus hystericus F45.8
Glücksspiel, pathologisches F63.0
Grenzschizophrenie F21
Grübelzwang F42.0
Gruppendelinquenz F91.2

Halluzinogene, Störung durch F16.x#
Halluzinose
- *alkoholbedingte F10.5*
- *organische F06.0*
Hebephrenie F20.1
Heller-Syndrom F84.3
Herzneurose F45.30
HIV-Krankheit
- Demenz bei F02.4
- *Enzephalopathie F02.4*
Horrortrip (bei halluzinogenen Substanzen) F16.0
Hospital-hopper-Syndrom F68.1
Hospitalismus bei Kindern F43.28
Huntington Chorea oder Krankheit F02.2
Hyperemesis gravidarum, psychogene F50.5
Hyperkinetische Störung F90
- des Sozialverhaltens F90.1
- mit Intelligenzminderung und Bewegungsstereotypien F84.4
- nicht näher bezeichnete F90.9
- sonstige F90.8
Hyperorexia nervosa F50.2
Hypersomnie, psychogene F51.1
Hyperventilation, psychogene F45.33
Hypnotika, Störung durch F13.x#
Hypoaktivität, sexuelle F52.0

Hypochondrie F45.2
Hypomanie F30.0
Hysterie F44

Identitätsstörung des Kindesalters F93.8
Idiotie F73
Imbezillität F71
Impotenz (sexuelle, psychogene) F52.2
Impulskontrolle, Störungen der und abnorme Gewohnheiten F63
- nicht näher bezeichnete F63.9
- sonstige F63.8
Inkontinenz, nichtorganische
- *Stuhl- F98.1*
- *Urin- F98.0*
Insomnie, nichtorganische F51.0
Intelligenzminderung
- dissoziierte F74#
- leichte F70#
- *mit autistischen Zügen F84.1#*
- mittelgradige F71#
- nicht näher bezeichnete F79#
- schwere F72#
- schwerste F73#
- andere F78#
Intoxikation, akute, durch psychotrope Substanzen F1x.0

Kanner-Syndrom F84.0
Klaustrophobie F40.2
Kleptomanie F63.2
Koffein, Störung durch F15.x#
Kognitive Störung, leichte F06.7
Kokain, Störung durch F14.x#
Konversion
- *-shysterie F44.-*
- *-sreaktion F44.-*
- *-sstörung F44.-*
Kopfschmerz, psychogener F45.4
Koro F48.8, Anhang II

Körperliche Symptome, Entwicklung von aus psychischen Gründen F68.0
Korsakov-Syndrom oder -Psychose
– *alkoholbedingt F10.6*
– nicht alkoholbedingt F04
Krampfanfälle, dissoziative F44.5
Kriegsneurose F43.0
Krisenreaktion, akute F43.0
Krisenzustand F43.0
Kulturschock F43.28
Kurzzykler F31, Anhang I

Lallen F80.0
Landau-Kleffner-Syndrom F80.3
Latah F48.8, Anhang II
Lernfähigkeit, mangelnde F81.3
Lernstörung F81.3
Leserückstand F81.0
Lese- und Rechtschreibstörung F81.0
Leukotomiesyndrom F07.0
Lispeln F80.8
Lobotomiesyndrom F07.0
Lösungsmittel, flüchtige, Störung durch F18.x#

Magenneurose F45.31
Magenulkus F54
Mangel oder Verlust von sexuellem Verlangen F52.1
Manie
– mit psychotischen Symptomen F30.2
– ohne psychotische Symptome F30.1
– organische F06.30
Masochismus F65.5
Masturbation, exzessive F98.8
Melancholie F32.2
Miktionshäufigkeit, psychogener Anstieg der F45.34

Missbrauch von (siehe auch Gebrauch, schädlicher)
– Analgetika F55.2
– Antazida F55.3
– Antidepressiva F55.0
  – tetrazyklische F55.0
  – trizyklische F55.0
– Aspirin F55.2
– Diuretika F55.8
– Hormonen F55.5
– Laxantien F55.1
– Monoaminooxidase-Hemmer F55.0
– Naturheilmitteln F55.6
– nicht Abhängigkeit erzeugenden Substanzen F55
  – nicht näher bezeichnete F55.9
  – sonstige F55.8
– Paracetamol F55.2
– pflanzlichen Mitteln F55.6
– Phenacetin F55.2
– Steroiden F55.5
– Vitaminen F55.4
Münchhausen-Syndrom F68.1
Mutismus
– elektiver F94.0
– *selektiver F94.0*

Nacht-Tag-Rhythmus, psychogene Umkehr des F51.2
Nägelkauen F98.8
Nasebohren F98.8
Nekrophilie F65.8
Neurasthenie F48.0
Nerfiza Anhang II
Neurose
– *anankastische F42*
– *Charakter- F60.9*
– *depressive F34.1*
– Herz- F45.30
– *hypochondrische F45.2*
– Magen- F45.31
– *psychasthenische F48.8*

- *Renten- F68.0*
- *soziale F40.1*
- *traumatische F43.1*
- *Zwangs- F42*
Neurotische Störung
- nicht näher bezeichnete F48.9
- sonstige F48.8
Nosophobie F45.2
Nymphomanie F52.7

Oligophrenie
- leichte F70
- mittelgradige F71
- nicht näher bezeichnete 79
- schwere F72
- schwerste F73
Oneirophrenie F23.2
Opioide, Störung durch F11.x#
Organische(s)
- affektive Störung F06.3#
- Angststörung F06.4
- dissoziative Störung F06.5
- emotional labile (asthenische) Störung F06.6
- *Halluzinose F06.6*
- katatone Störung F06.1
- Persönlichkeitsstörung F07.0
- Psychosyndrom F07.2
- wahnhafte (schizophreniforme) Störung F06.2
Orgasmusstörung F52.3
Orientierungsstörung, sexuelle F66#
- ichdystone F66.1#
- nicht näher bezeichnete F66.9#
- sonstige F66.9#

Pädophilie F65.4
Panikattacke F41.0
Panikstörung F41.0
- bei Agoraphobie F40.01
Panikzustand F41.0
Paleng Anhang II

Paranoia F22
- *alkoholische F10.5*
- *querulans F22.8*
Paranoid(e)(s)
- Persönlichkeitsstörung F60.0
- *Psychose F22.0*
- Schizophrenie F20.0#
- Störung, induzierte F24
- *Zustandsbild F22.0*
  - *im Involutionsalter F22.8*
Paraphilie F65.9
Paraphrenie (späte) F22.0
Parasomnie F51
Parkinson-Krankheit F02.3#
Pavor nocturnus F51.4
Peregrinating patient F68.1
Persönlichkeit, pathologische F60.9
Persönlichkeitsänderung
- andauernde F62
  - bei chronischem
Schmerzsyndrom F62.80
  - nach Extrembelastung F62.0
  - nach psychischer Krankheit F62.1
  - nicht näher bezeichnete F62.9
  - sonstige F62.8
- störende F61.1
Persönlichkeitsstörung
- abhängige F60.7
- *aggressive F60.30*
- *affektive F34.0*
- anankastische F60.5
- ängstliche F60.6
- *antisoziale F60.2*
- *asoziale F60.2*
- *asthenische F60.7*
- *bei limbischer Epilepsie F07.0*
- *depressive F34.1*
- dissoziale F60.2
- emotional instabile F60.3
  - Borderline-Typus F60.31
  - impulsiver Typus F60.30
- *exzentrische F60.8*

- *fanatisch expansiv paranoide F60.0*
- *haltlose F60.8*
- *histrionische F60.4*
- *hysterische F60.4*
- *inadäquate F60.7*
- *infantile F60.4*
- kombinierte F61.0
- narzißtische F60.8, Anhang I
- nicht näher bezeichnete F60.9
- paranoide F60.0
- *passive F60.7*
- passiv-aggressive F60.8, Anhang I
- *pseudoretardierte, organische F07.0*
- *psychoneurotische F60.8*
- *psychopathische F60.2*
- *querulatorische F60.0*
- *reizbare F60.30*
- *selbstunsichere F60.6*
- *sensitiv paranoide F60.0*
- schizoide F60.1
- schizotype F21
- spezifische F60
- sonstige F60.8
- *soziopathische F60.2*
- *unreife F60.8*
- vermeidende F60.6
- zwanghafte F60.5
- *zykloide F34.0*
- *zyklothyme F34.0*

Persönlichkeitszüge, akzentuierte F61.1

Phobische Störung F40
- des Kindesalters F93.1

Phobie
- einfache F40.2
- *isolierte F40.2*
- nicht näher bezeichnete F40.9
- soziale F40.1
- spezifische F40.2
- Tier- F40.2

Pibloktoq Anhang II

Pica
- bei Erwachsenen, nicht organischen Ursprungs F50.8
- im Kindesalter F98.3

Pick-Krankheit F02.0#
Poltern F98.6
Postenzephalitisches Syndrom F07.1
Postkommotionelles Syndrom F07.2
Postkontusionelles Syndrom F0Z.2
Postschizophrene Depression F20.4#
Posttraumatisches Psychosyndrom F07.2
Pruritus, psychogener F45.8
Pseudoneurasthenisches Syndrom F06.6
Pseudopsychopathie, organische F07.0
Psychalgie F45.4
Psychasthenie F48.8

Psychische Störung, nicht näher bezeichnete F99

Psychische und Verhaltensstörung (bedingt durch, bei, in Verbindung mit)
- Krankheit, Schädigung oder Funktionsstörung des Gehirns F06, F07
- sexueller Entwicklung und Orientierung F66
- Wochenbett, nicht andernorts klassifizierbar F53
  - leicht F53.0
  - nicht näher bezeichnet F53.9
  - schwer F53.1
  - sonstige F53.8
- psychotrope Substanzen F1x.x#
- organische F06, F07
- nicht näher bezeichnete F09

Psychopathie
- *autistische F84.5*
- *gefühlsarme (im Kindesalter) F94.2*

Psychophysiologische Störung, nicht näher bezeichnet F45.9
Psychose
– *affektive, nicht näher bezeichnete F39*
– *Alkohol- F10.5*
– *atypische kindliche F84.1*
– *chronisch halluzinatorische F28*
– *desintegrative F84.3*
– *epileptische F06.8*
– *frühkindliche F84*
– *gemischte schizophrene und affektive F25.2*
– *hysterische F44.8*
– *induzierte F24*
– *Korsakov- (siehe Korsakov Syndrom)*
– nicht näher bezeichnete F29
– organische, nicht näher bezeichnete F09
– *paranoide F22.0*
– *psychogene*
  – *depressive F32.3*
  – *paranoide F23.3#*
– *Puerperalpsychose, nicht näher bezeichnete F53.1*
– *reaktive F23#*
  – *depressive F32.3*
  – *nicht näher bezeichnete F23.9*
schizoaffektive (siehe schizoaffektiv)
– schizophreniforme
  – *akute F23.2#*
  – *bei Epilepsie F06.2*
  – *depressiver Typ F25.1*
  – *manischer Typ F25.0*
  – *und affektive gemischt F25.2*
– *symbiotische im Kindesalter F48.3*
– *symbiontische F24*
– *symptomatische F09*
– *zykloide F23#*
– *zykloide, länger als ein Monat F28*

Psychosomatische Störung (F54)
– *multiple F45.0*
– *nicht näher bezeichnete F45.9*
– *undifferenzierte F45.1*
Psychosyndrom
– nichtpsychotisches posttraumatisches F07.2
– organisches nach Schädelhirntrauma F07.2
Psychotische Störung
– nicht näher bezeichnete nichtorganische F29
– sonstige nichtorganische F28
– substanzbedingt F1x.5#
– verzögert auftretende substanzbedingte F1x.7
– vorübergehende akute F23
  – nicht näher bezeichnete F23.9#
  – polymorph mit Symptomen einer Schizophrenie F23.1#
  – polymorph ohne Symptome einer Schizophrenie F23.0#
  – schizophreniform F23.2#
  – sonstige F23.8#
  – vorwiegend wahnhaft F23.3#
Puerperalpsychose, nicht näher bezeichnete F53.1
Pylorospasmus, psychogener F45.31
Pyromanie F63.1

Querulantenwahn F22.0

Randneurose F43.1
Rausch
– *akuter, bei Alkoholismus F10.0*
– pathologischer F10.07
Reaktion
– *Angst- F41.1*
– *depressive*
  – Angst und depressiv, gemischt F43.22
  – kurze F43.20

- längere F43.21
- *hyperkinetische, nicht näher bezeichnete F90.9*
- *Krisen-, akute F43.0*
- nicht näher bezeichnete, auf schwere Belastung F43.9
- *paranoide F23.3#*
- *schizophrene F32.2#*
- sonstige, auf schwere Belastung F43.8
- *Trauer- F43.28*

Rechenstörung F81.2
Rechtschreibstörung
- isolierte F81.1
- Lese- und R. F81.0

Reifungskrise, sexuelle F66.0
Rentenneurose F68.0
Restzustand, schizophrener F20.5#
Rett-Syndrom F84.2
Rückenschmerz, psychogener F45.4
Rumination, Störung mit F98.2

Sadismus F65.5
Sadomasochismus F65.5
Saisonale depressive Störung F33
Satyriasis F52.7
Schädlicher Gebrauch psychotroper Substanzen F1x.1
Schädlicher Gebrauch von nicht abhängigkeitserzeugenden Substanzen (siehe auch Missbrauch) F55
Schizoaffektive Störung F25
- schizodepressiv F25.1
- schizomanisch F25.0
- gemischt F25.2
- nicht näher bezeichnete F25.9
- sonstige F25.8
Schizoide
- Persönlichkeitsstörung F60.1
- *Störung des Kindesalters F84.5*

Schizophrene(r)
- *Katalepsie F20.2#*
- Katatonie F20.2#
- Flexibilitas cerea F20.2#
- *Reaktion, latente F21*
- *Restzustand F20.5#*
Schizophrenie
- *akute (undifferenzierte) F23.2*
- *atypische F20.3#*
- *Borderline- F21*
- chronische undifferenzierte F20.5#
- *coenästhetische F20.8#*
- *desorganisierte F20.1#*
- *einfache F20.6#*
- hebephrene F20.1#
- katatone F20.2#
- *latente F21*
- nicht näher bezeichnete F20.9#
- paranoide F20.0#
- *paraphrene F20.0#*
- *präpsychotische F21*
- *prodromale F21*
- *pseudoneurotische F21*
- *pseudopsychopathische F21*
- *residuale F20.5*
- simplex F20.6#
- sonstige F20.8#
- undifferenzierte F20.3#
- *zyklische F25.2*
Schizophreniforme
- akute vorübergehende Störung F23.2
- *Attacke F23*
- *Psychose F23*
- organische Psychose F06.2
Schizotype (Persönlichkeits)Störung F21
Schizotypie F21
Schlafstörung F51
- nichtorganische F51
- *emotional bedingte, nicht näher bezeichnete F51.9*
- sonstige F51.8

Schlafumkehr, psychogene F51.2
Schlafwandeln F51.3
Schmerzstörung, anhaltende somatoforme F45.4
Schmerzsyndrom, Persönlichkeitsänderung bei F62.80
Schock
– *Kultur- F43.28*
– *psychischer F43.0*
Schreibkrämpfe F48.8
Schulschwänzen F91.2
Schulische Fertigkeiten
– kombinierte Störungen F81.3
– nicht näher bezeichnete Störungen F81.9
– sonstige Störungen F81.8
– umschriebene Entwicklungsstörungen F81
Schwachsinn F70
Sedativa, Störung durch F13.x#
Sensibilitäts- und Empfindungsstörung, dissoziative F44.6
Sexualpräferenz, Störung der F65
– multiple F65.6
– nicht näher bezeichnete F65.9
– sonstige F65.8
Sexuelle(s)
– Aversion F52.10
– Befriedigung, mangelnde F52.11
– Beziehungsstörung F66.2#
– Funktionstörungen F52
– *Hypoaktivität F52.0*
– Orientierungsstörung F66
– Reifungskrise F66.0#
– Verlangen
   – gesteigertes F52.7
   – Mangel oder Verlust von F52.0
Singultus, psychogener F45.31
Sodomie F65.8
Somatisierungsstörung F45.0
– undifferenzierte F45.1
Somatoforme
– Störung, sonstige F45.8
– Störung, nicht näher bezeichnete F45.9
– anhaltende Schmerzstörung F45.4
– autonome Funktionsstörung F45.3
  – kardiovaskuläres System F45.30
  – oberer Gastrointestinaltrakt F45.31
  – respiratorisches System F45.33
  – sonstige Systeme F45.38
  – unterer Gastrointestinaltrakt F45.32
  – urogenitales System F45.34
– Störungen F45
Somnambulismus F51.3
Sozialverhalten, Störung des
– Anpassungsstörung mit gemischter Störung von Gefühlen und S. F43.25
– Anpassungsstörung mit vorwiegender Störung des S. F43.24
– auf den familiaren Rahmen beschränkte F91.0
– bei fehlenden sozialen Bindungen F91.1
– bei vorhandenen sozialen Bindungen F91.2
– hyperkinetische F90.1
– kombinierte F92
– mit depressiver Störung (F30–F39) F92.0
– mit emotionaler Störung (F93.–) F92.8
– mit neurotischer Störung (F40–F48) F92.8
– mit oppositionellem, aufsässigen Verhalten F91.3
– nicht näher bezeichnete F91.9
– nicht näher bezeichnete kombinierte F92.9
– *nichtsozialisierte aggressive F91.1*

- *nur aggressiver Typ F91.1*
- sonstige F91.8
- sonstige kombinierte F92.8

Soziale Funktionen, Störungen der, mit Beginn in der Kindheit und Jugend F94
- *mit Rückzug und Schüchternheit auf Grund von Defiziten in der sozialen Kompetenz F94.8*
  - nicht näher bezeichnete F94.9
- sonstige F94.8

Sprachstörung, nicht näher bezeichnete F80.9

Spielen, pathologisches F63.0

Spielsucht F63.0

Stehlen
- *gemeinsames F91.2*
- pathologisches F63.2

Stimulantien, Störung durch F15.x#

Störung
- der sexuellen Erregung (bei der Frau) F52.2
- körperdysmorphe F45.2
- kognitive, leichte F06.7
- *mit intermittierend auftretender Reizbarkeit F63.8*
- mit Rumination F98.2
- mit sozialer Überempfindlichkeit des Kindesalters F93.2
- *schizoide, des Kindesalters F84.5*
- sonstige desintegrative des Kindesalters F84.3
- *vermeidende in der Kindheit und Jugend F93.2*
- *zwischenmenschlicher Beziehung, nicht näher bezeichnete F68.8*

Stottern F98.5

Stupor
- depressiver F32.3
- dissoziativer F44.2
- katatoner F20.2

- *manischer F30.2*

Susto Anhang II

Syndrom
- *des ungeschickten Kindes F82*

Synkope, psychogene F48.8

Tabak, Störung durch F17.x#

Taijin kyofusho Anhang II

Taubheit, psychogene F44.6

Ticstörung F95
- chronische
  - motorische F95.1
  - vokale F95.1
- kombinierte vokale und motorische F95.2
- nicht näher bezeichnete F95.9
- sonstige F95.8
- vorübergehende F95.0

Tierphobie F40.2

Torticollis F45.8

Tourette-Syndrom F95.2

Trance- und Besessenheitszustände F44.3

Transvestitismus
- fetischistischer F65.1
- unter Beibehaltung beider Geschlechtsrollen F64.1

Trennungsangst des Kindesalters F93.0

Trichotillomanie F63.3

Überängstlichkeit, Störung mit, des Kindesalters F93.8

Überempfindlichkeit, soziale, des Kindesalters F93.2

Ufufuyane Anhang II

Uqamairineq Anhang II

Urininkontinenz, psychogene F98.0

Urtikaria F54

Vaginismus, nichtorganischer F52.5

Vaskuläre Demenz (siehe Demenz, vaskuläre)

Verhaltensstörung
- des Kindesalters F91.9
- psychische und (siehe psychische und Verhaltensstörungen)

Verlangen, sexuelles, Mangel oder Verlust von F52.0

Verlust
- *Appetit-, psychogener F50.8*
- von sexuellem Verlangen F52.0

Vermeidende Störung in der Kindheit und Jugend F93.2

Versagen genitaler Reaktionen F52.2

Verwirrtheit, psychogene F44.88

Verwirrtheitszustand, nicht alkoholbedingt, akut oder subakut F05

Voyeurismus F65.3

Wahnhafte Störung
- anhaltende F22.0
- induzierte F24
- nicht näher bezeichnete anhaltende F22.9
- organische (schizophreniforme) F06.2
- sonstige anhaltende F22.8

Wernicke-Aphasie, entwicklungsbedingte F80.2

Windigo Anhang II

Worttaubheit F80.2

Zähneknirschen F45.8

Zwangsgedanken F42.0

Zwangshandlungen F42.1

Zwangspersönlichkeit(sstörung) F60.5

Zwangsrituale F42.1

Zwangsneurose F42

Zwangsstörung F42
- gemischt F42.2
- nicht näher bezeichnete F42.0
- sonstige F42.8
- vorwiegend Zwangsgedanken F42.1
  oder Grübelzwang F42.0
- vorwiegend Zwangshandlungen

Zyklothymia F34.0

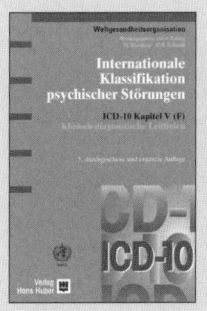

Weltgesundheitsorganisation
Horst Dilling et al. (Hrsg.)

Internationale Klassifikation psychischer Störungen

ICD-10 Kapitel V (F) Klinisch-diagnostische Leitlinien

5., durchges. u. erg. Aufl. 2005. 369 S., Kt
€ 26.95 / CHF 46.90
ISBN-10: 3-456-84124-8
ISBN-13: 978-3-456-84124-3

Die fünfte Auflage der «Leitlinien» wurde erneut durchgesehen, korrigiert und entsprechend der German Modification (GM) 2004/2005 ergänzt.

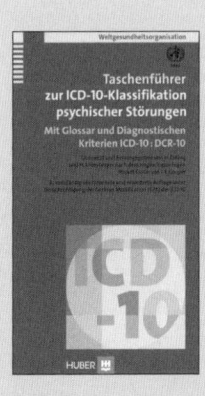

Weltgesundheitsorganisation
Horst Dilling et al. (Hrsg.)

Taschenführer zur ICD-10-Klassifikation psychischer Störungen

Mit Glossar und Diagnostischen Kriterien ICD-10 : DCR-10

3., vollst. überarb. u. erw. Aufl. 2006, unter Berücksichtigung der German Modification (GM) der ICD-10. 528 S., Gb EURO 29.95 / CHF 48.90
ISBN-10: 3-456-84255-4
ISBN-13: 978-3-456-84255-4

Der «Taschenführer» enthält die diagnostischen Kriterien für die einzelnen Störungen und Störungsgruppen in kommentierter Form.

www.verlag-hanshuber.com

HUBER

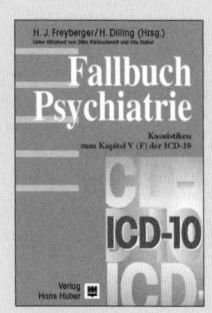

Harald J. Freyberger
Horst Dilling (Hrsg.)
Fallbuch Psychiatrie
Kasuistiken zum Kapitel V (F) der ICD-10

Unter Mitarbeit von Silke Kleinschmidt und Ute Siebe
l. Nachdruck 1999 der 1. Aufl. 1993. 365 S., 65 Tab., Kt € 32.95 / CHF 51.00
ISBN-10: 3-456-82355-X
ISBN-13: 978-3-456-82355-3

Zu den wichtigsten diagnostischen Kategorien finden sich umfassende Falldarstellungen, im Anschluss werden die Diagnosen und Differentialdiagnosen gemäß aktuellen Diagnoseschlüsseln erläutert und vor dem Hintergrund therapeutischer und prognostischer Aspekte diskutiert.

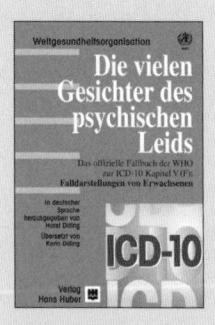

Weltgesundheitsorganisation
Horst Dilling (Hrsg.)
Die vielen Gesichter des psychischen Leids
Das offizielle Fallbuch der WHO zur ICD-10 Kapitel V (F):
Falldarstellungen von Erwachsenen

2000. 336 S., Kt € 32.95 / CHF 51.00
ISBN-10: 3-456-83436-5
ISBN-13: 978-3-456-83436-8

99 Fallgeschichten vermitteln ein farbiges kulturübergreifendes Bild der heutigen globalen Psychiatrie und illustrieren Möglichkeiten der neuen Klassifikation psychischer Störungen.

www.verlag-hanshuber.com

HUBER

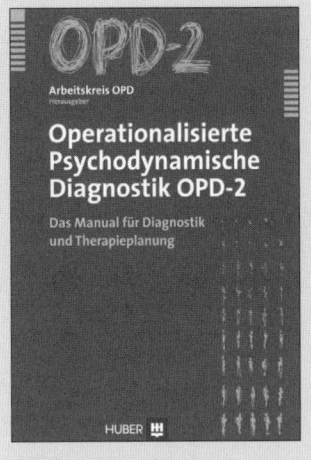

Arbeitskreis OPD (Hrsg.)

Operationalisierte Psychodynamische Diagnostik OPD-2

Das Manual für Diagnostik und Therapieplanung

2006. 493 S., div. Abb., Gb
€ 49.95 / CHF 79.00
ISBN-10: 3-456-84285-6
ISBN-13: 978-3-456-84285-1

Die neue Version OPD-2 wurde von einem rein diagnostischen Instrument zu einem Instrument für die Therapieplanung und die Veränderungsmessung weiterentwickelt. Dazu gehören die Bestimmung von Therapieschwerpunkten und der Entwurf darauf abgestimmter Behandlungsstrategien. Mehr Informationen zur OPD finden Sie unter http://www.opd-online.net/

Ziel der OPD ist es, zwischen ausschließlich deskriptiven Systemen und psychodynamischer Diagnostik zu vermitteln. Die OPD-2 ermöglicht jetzt eine Therapieplanung durch die Bestimmung von Schwerpunkten.

www.verlag-hanshuber.com

HUBER

532 347
879 329.